50만 운동 유튜버 <엄마TV>의
부위별 폭풍 감량 운동 비법

하루 10분,
10kg 빠지는
운동책

<엄마TV> 김영진 지음

길벗

통증 없는 초간단 홈트,
이 책을 손에 든 순간부터 시작됩니다.

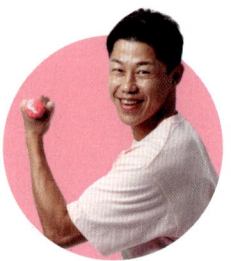

처음 책 출간을 제안받았을 때가 생각납니다. 그때는 "내가 어떻게 책을 내?"하는 생각에 정중히 거절했습니다. 그 후로도 여러 번 출간 제안을 거절하는 사이에, 유튜브 채널은 꾸준히 성장했습니다. 그렇게 여러 번 거절하던 책 출간을 지금은 왜 하게 되었을까요?

저는 평소엔 "내가 무슨 책을 낸다고..."라고 생각할 만큼 자존감이 높지 않습니다. 어려서부터 통통한 몸 때문에 별명이 '돼지'였고, 그 말이 너무 듣기 싫어서 다이어트를 시작했습니다. 그리고 독자 여러분과 마찬가지로 꽤 여러 번(열 번 넘게 요요를 겪었어요) 다이어트에 실패한 끝에 건강한 몸을 가지게 되었습니다. 물론 열 번이 넘는 요요를 겪으면서 심신이 무척 힘들었습니다. 이젠 제 몸을 사랑할 정도로 단단한 마음을 가지게 되었고, "나는 해낼 수 있는 사람이다"라는 자신감이 커지고 자존감도 높아졌습니다.

지금도 누구보다 간절한 마음으로 힘들게 다이어트에 도전하는 수많은 독자에게 전하고 싶었습니다. 어떻게 하면 요요 없이 다이어트에 성공할 수 있는지, 그 답을 찾는 내용을 담아보았습니다. 운동과 몸에 대해 10년간 공부하면서, 어떻게 하면 관절에 무리를 주지 않으면서 건강하게 운동할 수 있는지를 늘 생각했습니다. 그런 운동법을 유튜브를 통해 소개해 왔고, 이제는 글을 통해 더 자세히 알기 쉽게 전하려 합니다. 책에는 좀 더 기본적인 설명이 있어 책을 보고 영상을 따라 해보면 더욱 효과적으로 운동할 수 있습니다.

운동을 통해 제 인생이 180도 바뀌지는 않았습니다. 다만, 좀 더 긍정적인 방향으로 바뀌었습니다. 이전처럼 매번 극단적으로 10kg 빼고 13kg이 찌는 게 아니라, 이제는 먹고 싶은 대로 먹으면서도 몸무게를 일정하게 유지하는 방법을 터득했습니다. 저만의 운동 법과 식단 관리법을 이 책에서 소개합니다. 다이어트를 잘하면 단순히 몸만 변하지 않는 다는 것을 알려주고 싶습니다. 이 책을 통해 당신의 삶이 제가 겪었던 것처럼 긍정적이고 행복한 방향으로 바뀌어 '라이프 스타일' 전체가 변하는 기적이 일어나길 바랍니다.

제가 처음 스포츠 센터에서 일할 때 주로 접한 회원들이 '엄마'였습니다. 이분들이 유 튜브를 보면서 운동할 때마다 관절이 아프다고 말씀하시는 걸 자주 들었습니다. 왜 그러 시나, 뭐가 문제인가 궁금해서 직접 영상을 찾아봤더니 대부분이 강도 높은 동작으로 구성된 걸 알게 됐습니다. 그때 운동이 힘든 엄마들을 위해 효과 좋으면서 초간단한 운 동법을 만들어야겠다고 생각했고, 그것이 <엄마TV> 채널의 시작이었습니다.

스포츠 센터에서 30~70대 엄마들을 보며 깨달은 점이 하나 있습니다. 바로 엄마도 여 자라는 사실입니다. 함께 모여 장난치고 이야기 나누는 모습을 보면 영락없는 소녀였습 니다. 이 책은 '엄마'라는 대명사로 불리기 이전에, 내 이름으로 불리며 한 여자로 사랑받 을 자격이 있는 모든 여성의 몸과 마음을 챙길 수 있는 건강 도서입니다. 또한 지금도 어 디선가 수없이 다이어트에 실패해 좌절하는 사람에게도 이 책을 권합니다. 멋지고 예쁜 사람 따라 하지 말고, 저처럼 평범한 사람이 해내는 방법에 함께 도전해서 인생 마지막 다이어트에 성공하길 바랍니다.

사실 엄마를 위한 운동법을 처음 만들 때는 유튜브도 아니고 그저 휴대폰으로 영상 을 찍어 알려드리려고 했습니다. 저는 유튜브 채널을 운영할 생각이 없었거든요. 그저 우 연히 스포츠 센터에 다니는 엄마들을 위해 영상을 만들어 주고 싶다고 다짐한 어느 주 말, 친구들과 밥을 먹으면서 지나가듯 말했습니다. 그런데 한 친구가 저에게 "그런 좋은 마음이 있다면 더 많은 사람이 볼 수 있게 유튜브에 영상을 올려 봐"라고 말했습니다.

컴퓨터 편집 프로그램은 물론이고 카메라 사용법조차 몰랐는데, 그때는 뭐에 홀린 듯 몇백만 원을 투자해 카메라와 노트북을 샀습니다. 금요일에 퇴근하고 나면 영상 편집을 할 줄 아는 지인 동생을 찾아가 밤 10시부터 12시까지 배웠습니다. 그마저도 서로 사용하는 프로그램이 달라 제가 사용하고 싶은 편집 기술을 말하면 그 동생이 외국 영상을 찾아 보내고, 1초 단위로 영상을 따라 해가며 한 영상을 10시간 넘게 편집하며 <엄마TV> 유튜브 채널을 시작하게 되었습니다. '엄마를 위한 운동 영상을 만들겠다'는 마음 말고는 영상 편집, 촬영 지식, 유튜브를 사용하는 법까지 어느 것 하나 아는 게 없었습니다. <엄마TV> 채널은 그 마음 하나에서 시작됐습니다. 채널명도 엄마들을 위한 채널이니까 '엄마TV'로 정하게 되었습니다.

유튜브 채널을 운영하면서 특히 기억에 남는 댓글은 제 운동 영상을 따라 하다가 "눈물이 나서 울음을 터트렸다"라는 것 같습니다. 홈트 영상을 따라 하다가 갑자기 눈물이 나다니요. 이유가 뭘까요?

1) "네가 살을 뺀다고?"
2) "그냥 먹어. 이거 먹는다고 살 안 쪄."
3) "그만 빼. 지금 딱 보기 좋아."
4) "네가 나랑 같이 맛있는 거 안 먹어서 서운해."

누군가 갑자기 다이어트를 시작하면 쏟아지는 흔한 반응입니다. 응원보다는 도움 안 되는 염려, 군것질 선물, 술 약속 등이 쏟아지기 시작합니다. 왜 이러는 걸까요? 제 경험상 옆 사람이 잘되는 걸 진심으로 축하해 주는 사람은 별로 없습니다. 내 주변 사람은 내가 예뻐지는 게 싫거든요. 그래서 자꾸 "이것만 먹어봐. 살 안 쪄" 등 응원은커녕 방해하는 것이죠. 이런 반응이 나를 더 지치게 만들죠.

그런데 제 경험상, 다이어트에 성공하면 날 방해했던 사람들이 오히려 "살을 어떻게 뺀 거야?"라면서 다이어트 방법을 묻습니다. 아이러니하죠. 무엇보다 온전히 내 몸에 집중하는 시간이 '진짜 친구'를 찾는 계기가 될 수 있습니다. 저 또한 그랬으니까요.

이 책을 손에 든 당신의 도전을 응원합니다. 이 책을 골랐다는 것은 적어도 바뀌고 싶다는 의지가 있고 도전할 생각이 있다는 뜻이니까요. 보통 사람들은 현재에 만족하고 지금 당장 즐거움을 찾습니다. 하지만 당신은 남들이 놀 때 땀 흘리며 운동하고, 맛있는 걸 먹을 때 식단 관리를 하려는 마음으로 이 책을 골랐습니다. 그거면 됩니다. 이미 시작할 마음을 먹었으니 반 이상은 성공한 겁니다. 이제는 그저 묵묵히 이 책 한 권의 마지막 장을 덮고 끝날 때까지 저와 한 걸음 한 걸음 나간다면 뜻깊은 변화를 꼭 얻을 수 있을 것입니다. 저를 믿고 그대로만 실천한다면 이젠 정말 지긋지긋한 다이어트에 성공하고 즐겁게 건강한 몸을 유지할 수 있을 것입니다.

다이어트, 그중에서도 운동을 통해 성공하려면 가장 중요한 덕목은 '꾸준함, 성실'입니다. 10년이라는 시간 동안 운동하면서 느낀 변함없는 원칙이 '꾸준함이 모든 걸 바꾼다'입니다. 꾸준함은 순간적이고 자극적인 것에 비하면 결과가 나오는 속도가 느리고 투박하고 지루해 보일 수도 있습니다. 하지만 하루 10분이라도 꾸준하게 유지한다면 건강을 해치지 않으면서 요요 없이 다이어트 루틴을 만들 수 있습니다.

저는 정말 우연히 유튜브를 시작했습니다. 아직도 저는 '인플루언서'라는 말을 들으면 어색하지만 이제는 구독자를 위해 조금 더 인플루언서다운 모습으로 더 열심히 활동하겠습니다. 최고는 아니지만 늘 최선을 다하겠습니다. 함께 지켜봐 주십시오.

2025년 8월
김영진

Special Thanks to.

이 책이 세상에 나오게 된 것은 모두 <엄마TV> 구독자 여러분 덕입니다. 늘 그 마음으로 채널을 운영하고 있습니다. 구독자 여러분이 제 말과 영상에서 힘을 얻듯이, 저도 구독자의 응원 댓글 덕분에 중간에 포기하지 않고 여기까지 달려오게 되었습니다. 앞으로도 감사하는 마음으로 더 좋은 콘텐츠 만드는 <엄마TV> 채널이 되겠습니다. 사랑하는 가족, 친구, 동료 근육 쌤에게도 늘 함께 해주어 감사하다는 말을 전합니다.

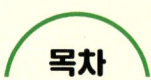

목차

Intro

작가의 말 2

다이어트 식단과 살찌지 않는 습관 8

요일별 운동 루틴 13

다이어트에 대한 오해와 속설들 16

유지어터 비법 대방출 22

다이어트 Before & After 후기 24

독자 분들을 위한 김쌤의 특별 선물! 31

PART 1 체지방 폭파 운동 배우기

Chapter 1 뱃살부터 빼드리겠습니다

서서하는 뱃살 운동 터치 더 니 34 · 터치 더 힙 36 · 예뻐져도 난 몰라 38 · 토 터치 킥 41 · 달려 달려 44

아랫배 집중 공략집 킥&탭 아웃 46 · 하이 니 찹 48 · 옹박 크런치 50 · 손 머리 뒤로 하고 러닝 52 · 스탠딩 레그 레이즈 54

옆구리 살 집중 공략집 사이드 니업 56 · 워킹 스텝&오블리크 58 · 펀치&크로스 킥 61 · 와이드 스탠스 크로스 니업 63 · 스탠딩 토 터치 65

Chapter 2 팔뚝 살부터 빼드리겠습니다

두툼한 팔뚝 살 빨리 빼는 운동 다리 킥백&푸시다운 70 · 팔 뻗고 업다운 72 · 암 서클 74 · 시티드 딥스 76 · 클로즈 그립 니 푸시업 78

Chapter 3 등살부터 빼드리겠습니다

브라 살 집중 공략법 랫 풀다운 82 · 로우 84 · 암풀 86 · 리버스 플라이 88

Chapter 4 허벅지 살부터 빼드리겠습니다

붙어있는 허벅지 살 이별시키기 라잉 이너 타이 92 · 라잉 시저스 킥 94 · 스쿼트 96 · 사이드 레이즈 98

딱 떨어지는 뒤 허벅지 라인 만들기 라잉 백 익스텐션 100 · 원 레그 데드리프트 102 · 브리지 104 · 원 레그 브리지 106 · 네발 기기 자세 힐킥 108

Chapter 5 애플 힙 만들기

엉덩이 주변 지방 타파 운동 프로그 레그리프트 114 · 힙 익스텐션 116 · 힙 서클 118 · 힙 스퀴징 120 · 제자리 서서 힙 수축하기 122

PART 2 탄력 강화 운동 배우기

Chapter 1 처진 뱃살 탄력 있게 만들기 ─────────

군살 없는 11자 복근 만들기 플랭크 126 · 플랭크 사이드 니업 128 · 크런치 130 · 크런치 (상급자 버전) 132 · 원 레그 레이즈 134 · 레그 레이즈 136 · 사이드 플랭크 138 · 사이드 플랭크 업다운 140 · 마운틴 클라이머 142 · 사이드 크런치 144

Chapter 2 흔들리는 팔뚝 살 라인 살리기 ─────────

흔들리지 않는 팔뚝 살 운동 원암 덤벨 킥백 148 · 킥백 150 · 라잉 트라이셉스 익스텐션 152 · 라잉 트라이셉스 익스텐션(팔 위쪽 정리) 154 · 원암 오버헤드 익스텐션 156 · 오버헤드 익스텐션 160 · 해머 컬 162 · 덤벨 컬 164 · 수피네이션 컬 166

Chapter 3 여리여리한 등, 일자어깨·예쁜 쇄골 라인 만들기 ─────────

여리여리한 등 집중 공략법 라잉 백 익스텐션 170 · 덤벨 로우 172

일자어깨·예쁜 쇄골 라인 집중 공략법 레터럴 레이즈 174 · 숄더 프레스 176 · 덤벨 슈러그 178 · 덤벨 스내치 180 · 프런트 레이즈 182 · 벤트오버 레이즈 184 · 아놀드 프레스 186

Chapter 4 울퉁불퉁 겨드랑이 살 정리하기 ─────────

부유방 타파 운동 덤벨 플라이 190 · 덤벨 프레스 192 · 번지 푸시업 194 · 디클라인 덤벨 프레스 196

Chapter 5 통증 없이 건강미 넘치는 하체 근력 만들기 ─────────

튼튼한 하체 근력 만들기 의자 스쿼트 200 · 와이드 스쿼트 202 · 스티프 데드리프트 204 · 스플릿 스쿼트 206 · 터치 백 런지 208 · 컬시 런지 210 · 스케이팅 런지 212 · 으랏차차 스쿼트 214

PART 3 나의 체형 바로 알기

Chapter 1 플랭크 자세로 골반 불균형 확인하기 ─────────

플랭크 218 · 고관절 외회전 스트레칭 220 · 네발 기기 크램셸 엑서사이즈 222

Chapter 2 굽은 등·라운드 숄더 한눈에 확인하기 ─────────

옆 모습 사진 촬영하기 226 · 소흉근 스트레칭 228 · Y레이즈 230

Chapter 3 허리 통증 잡아주는 Best3 운동법 ─────────

네발 기기 자세 흉추 풀기 234 · 복횡근, 골반 기저근 수축 236 · 중둔근 폼롤링 238

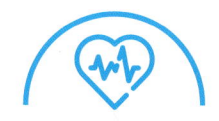

김쌤이 지켜보고 있다!
다이어트 식단과 살찌지 않는 습관

--- 나의 생활 습관 체크 리스트 ---

1 하루 2~3끼를 불규칙한 시간에 불규칙한 양을 먹는다.

○ ✕

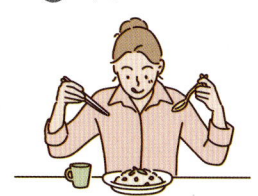

2 배가 불러도 맛있는 음식이 있으면 한 젓가락 더 먹게 된다.

○ ✕

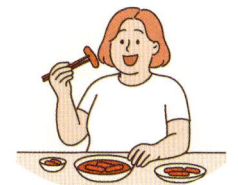

3 밥을 먹은 직후에도 군것질한다.

○ ✕

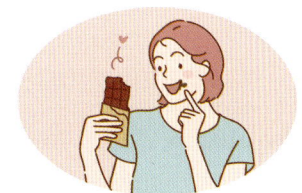

4 주에 1회 이상 술을 마신다.

○ ✕

5 아침에서 저녁으로 갈수록 식사량이 늘어난다.

○ ✕

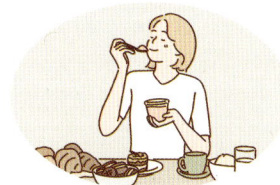

6 단백질 음식을 따로 챙겨 먹지 않는다.

○ ✕

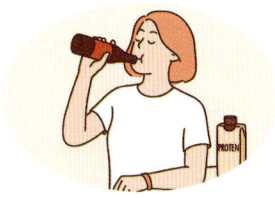

7 요요 현상을 겪어 보았나.

○ ✕

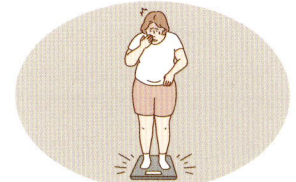

8 살을 빨리 빼시만, 관리하지 않으면 빠르게 다시 찐다.

○ ✕

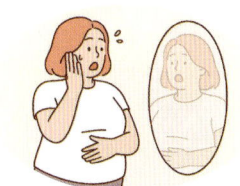

9 수 2회 이상 외식이나 배달 음식을 먹는다.

○ ✕

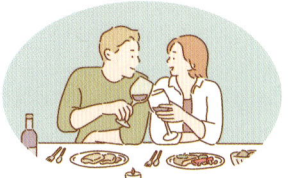

여기서 3개 이상 해당하면 다이어트에 실패할 확률이 100%!
다음에서 소개하는 내용을 토대로 당장 실천할 수 있는 습관부터 바꿔보자.

맛있게 먹으면서 즐겁게!
다이어트 식단과 습관

A. 단백질	B. 탄수화물	C. 과당·단당 탄수화물 * 운동 전 배고플 때 섭취	D. 비타민/무기질
닭가슴살 100g 돼지고기 100g 소고기 100g	고구마 100g 단호박 100g	바나나 1개	야채
두부 1/4모 삶은 달걀(흰자만) 2개	현미밥 150g 잡곡밥 150g 흰쌀밥 150g	과일 주스	샐러드 50g
마일드 참치캔 100g 틸라피아 100g 연어 100g	오트밀 35~40g	이온 음료	
프로틴 음료 단백질 바 1개		방울토마토 5알	

* 돼지고기는 앞다리살, 소고기는 홍두깨살·우둔살 추천
* 고기는 후추, 핑크솔트, 올리브유로 조리 가능

아침	B (고구마 100g or 밥 150g) + A (닭가슴살 100g) + D (야채) [위의 식단이 어려울 때 대체식] 사과 ½개 + 프로틴 음료 or 삶은 달걀(흰자만) 2개
점심	B (밥 150g) + A (단백질 100g) + D (야채) [위의 식단이 어려울 때 대체식] 일반식 (튀김류, 탄수화물 절제)
저녁	아침과 비슷하게
간식 * 오전 10시 or 오후 4시	C(바나나 1개) + A(프로틴 음료 1개) A(단백질 바 1개) A(아몬드 브리즈 or 저지방 두유) + C(방울 토마토 5알)

* 스크램블, 달걀 프라이, 고기 조리 시 올리브유 사용
* 국물, 찌개, 맵고 짠 음식, 밀가루, 튀긴 음식 금지
* 핑크솔트·후추 가능, 케첩은 하겐다즈 노슈거 케첩 사용
* 과식, 간식, 야식은 절대 금지
* 필요 영양제: 멀티비타민, 밀크시슬, 오메가3, 프로틴 WPI(프로틴 음료)
* 카페인 섭취는 믹스커피 금지, 아메리카노, 녹차 가능
* 다이소에서 칼로리 저울을 구입하여 측정해서 드시면 더욱 효과적입니다.

해당 자료는 <엄마TV> 다이어트 챌린지에서 실제 사용하는 식단표입니다. 영양소별로 입맛에 맞춰서 넣으면 됩니다. 여기서 가장 중요한 점 몇 가지 짚고 넘어가겠습니다.

우리는 탄수화물 중독이야! 밥을 줄여야 해!

제 생각에 여성이 중독된 건 탄수화물 중에서도 밥이 아니라 열량이 높은 배달 음식입니다. 쉽게 예를 들어 보죠. 제가 트레이너로 일할 때 회원들의 일상을 주의 깊게 관찰하면서 발견한 건데요, 이를테면 뼈해장국집에서 밥은 반 공기만 먹고 반찬과 국물은 다 먹는 식입니다. 벌써 이 정도만 해도 나트륨이 과다 섭취되면서 몸이 붓는 현상이 나타납니다.

뚱뚱하지는 않은데 부어 보이는 사람을 본 적 있죠? 그런 분들은 밥은 적게 먹고 반찬 종류나 배달 음식을 많이 먹는 습관이 있을 확률이 높습니다.

탄수화물을 무작정 줄이면 3개월 이내에 지쳐서 폭식하는 습관이 생길 수 있고, 다이어트하다가 정체기가 왔을 때 정체기를 뚫어낼 방법이 운동밖에 남지 않습니다. 하지만 이때 운동 강도를 늘리면 몸에 탄수화물이 부족해 어지럼증이 생기고 결국 정체기를 견디지 못하고 다이어트에 실패하게 됩니다. 이건 100% 실패가 정해진 습관입니다.

앞 페이지의 표에 나와 있듯 탄수화물에는 여러 가지 종류가 있습니다. 흰쌀밥을 잡곡밥으로, 잡곡밥을 오트밀이나 고구마, 단호박 등으로 바꾸기만 해도 충분히 큰 효과를 볼 수 있습니다. 무엇보다 운동을 안 하던 사람은 운동만 잘 따라 해도 살이 빠집니다.

다이어트는 장기 레이스입니다. 그래야 유지까지 성공할 수 있습니다. 지금부터 제가 10녀이 넘는 기간 동안 직접 몸으로 겪은 효과 만점 식단 로드맵을 알려드립니다.

① 탄수화물을 줄이기 전에 군것질과 야식부터 피해라.

보통 다이어트를 결심하면 맨 먼저 무작정 탄수화물을 줄입니다. 하지만 탄수화물, 단백질, 지방은 3대 영양소입니다. 그만큼 우리 몸에 중요한 역할을 하며, 몸에 탄수화물이 너무 부족하면 오히려 지방이 덜 연소돼 살이 빠지는 속도가 느려질 수 있습니다. 그러므로 다이어트를 결심했다면 탄수화물을 줄일 게 아니라 내가 평소 먹던 군것질과 야식부터 끊으세요. 군것질 야식만 잘 참고 운동하면 한 달에 2~3kg은 감량할 수 있습니다.

② 아침-점심-저녁으로 갈수록 가볍게 먹어라.

2~3kg 정도 감량했다면 이제 정체기가 올 때가 됩니다. 이때 우리는 김쌤 다이어트 로드맵에 따라 '아침은 제일 든든하게 - 점심은 적당하게 - 저녁엔 제일 가볍게' 방식으로, 처음엔 저녁부터 식단을 관리합니다. 이렇게 저녁 식단을 조절하면서 운동을 계속하면 나를 괴롭히던 정체기를 금방 해결할 수 있습니다. 저녁 식단 관리를 시작한다면 탄수화물을 고구마나 단호박 100~150g으로 변경하고 여기에 닭가슴살 + 샐러드를 조합한 방법을 추천합니다.

③ 식단에 닭가슴살을 추가해서 반찬 섭취량을 줄여라.

저녁 관리를 꾸준히 하면서 추가로 2~3kg 감량에 성공했다면, 이제 점심을 관리할 단계입니다. 점심도 마찬가지로 무작정 양을 줄이기보다는, 밥은 그대로 먹되 양념한 닭가슴살을 추가해서 반찬과 함께 섭취합니다. 닭가슴살을 먹으면서 당연히 다른 반찬 섭취량은 줄입니다. 여기서 추가로 점심 밥의 양을 딱 한 숟가락만 줄여줍니다. 이렇게 하면 두 번째 정체기도 금방 해결되고 추가로 2kg 이상 감량할 수 있습니다.

④ 추가 감량을 원할 땐 점심 양을 조절하고 점심과 저녁 사이에 간식을 추가하라.

4번까지 왔다면 이미 최소한 6~9kg 정도 감량한 상태일 겁니다. 여기서 추가 감량할 욕심이 있다면 점심 탄수화물도 고구마 or 단호박 or 오트밀 등으로 변경합니다. 하지만 이쯤 되면 우리 몸은 항상성(계속 같은 상태를 유지하려는 성질. 평균 근육량과 지방량을 계속 유지하려고 함)이라는 성질 때문에 배고픔이 극대로 커져 자꾸 입맛이 당기고 군것질하고 싶은 생각이 듭니다.

이때 식단에서 섭취량을 무분별하게 줄이게 되면 폭식할 위험이 생기기 때문에 점심도 조절하면서 점심과 저녁 사이에 간식을 먹어 저녁 전에 포만감을 보충합니다. 오른쪽 QR 코드는 실제로 다이어트할 때 추천하는 고단백 다이어트 간식들입니다. 저녁 전 간식을 섭취함으로써 저녁에 폭식하는 것을 예방할 수 있고 체중 감량을 순조롭게 이어갈 수 있습니다.

"엄마, 나 서울대 가고 싶어." 여태 공부 안 하던 자녀가 이런 말을 합니다. 불과 수능을 3개월 앞두고 말이죠. 어떤 생각이 드나요? 세상에 공짜는 없습니다. 부자가 되고 싶다면 그만큼 일을 해야 하고, 좋은 대학에 가고 싶다면 그만큼 공부해야 합니다. 다이어트도 마찬가지죠. 하지만 우리는 대개 다양한 정보를 무분별하게 받아들여, 단기간에 큰 효과를 보고 싶어 합니다.

바로 이 점이 다이어트에 실패하는 이유입니다. 위에 설명했듯, 다이어트할 때 네비게이션을 튼 것처럼 목적지(목표 체중)를 정하고 어떤 길로 갈지(1,2,3,4번) 정확한 경로를 설정해야 합니다. 또 가는 도중 내 차(몸)가 멈추지 않도록 충분한 연료(다양한 영양소)를 내 몸에 넣어줘야 합니다. 목적지까지 가는 과정이 쉽지는 않겠지만, 설명한 방법대로 따라가 목적지에 도착한 후에는 그동안의 노력을 반만 써도 그 건강과 몸매를 충분히 유지할 수 있을 것입니다. 지금, 이 글을 읽는 당신도 성공의 주인공이 될 것이라 믿습니다.

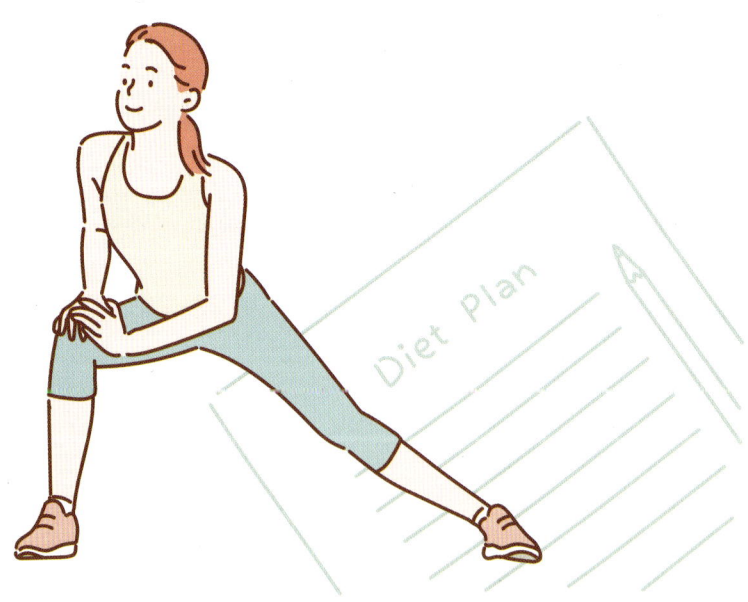

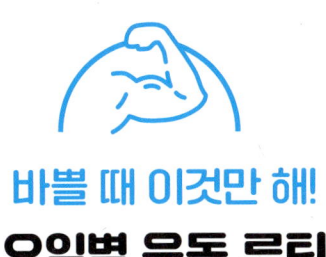

바쁠 때 이것만 해!
요일별 운동 루틴

본문에 있는 동작들로 구성해, 그대로 따라 하면 되는 요일별 운동 루틴을 알려드립니다. 요일마다 1번부터 4번 운동을 쉬는 시간 없이 연속으로 진행하면 근력 증가와 체지방 연소 효과를 한 번에 만들어 낼 수 있습니다.

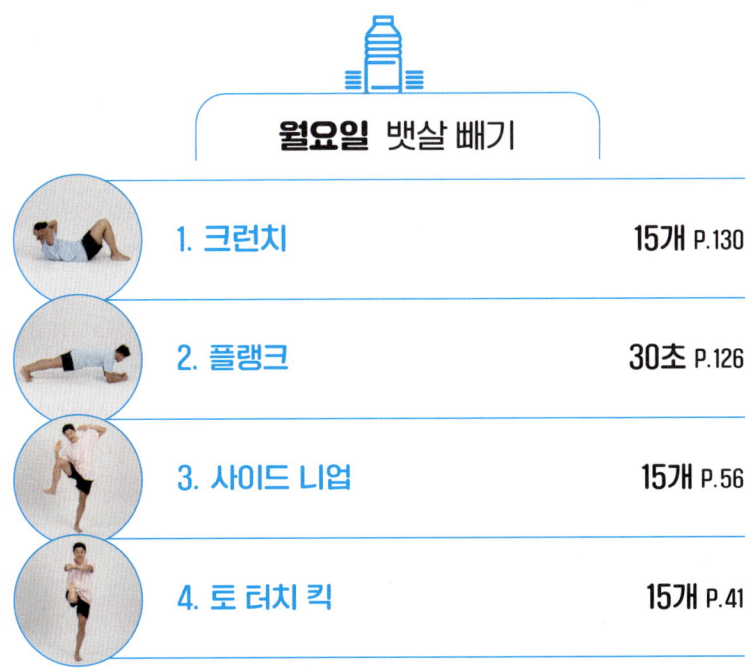

월요일 뱃살 빼기

1. 크런치	15개	P.130
2. 플랭크	30초	P.126
3. 사이드 니업	15개	P.56
4. 토 터치 킥	15개	P.41

2분 휴식 x 3세트

화요일 팔뚝 살 라인 만들기

1. 라잉 트라이셉스 익스텐션	15개	P.152
2. 킥백	20개	P.150
3. 원암 오버헤드 익스텐션	15개	P.156
4. 팔 뻗고 업다운	15개	P.72

2분 휴식 x 3세트

수요일 여리여리한 등 어깨 라인 만들기

1. 레터럴 레이즈	15개	P.174
2. 숄더 프레스	20개	P.176
3. 랫 풀다운	15개	P.82
4. 라잉 백 익스텐션	12개	P.170

2분 휴식 x 3세트

목요일 부유방 겨드랑이 살 정리하기

1. 덤벨 플라이	20개 P.190
2. 덤벨 프레스	15개 P.192
3. 번지 푸시업	12개 P.194
4. 디클라인 덤벨 프레스	15개 P.196

2분 휴식 x 3세트

금요일 탄탄 하체 애플 힙 만들기

1. 프로그 레그리프트	15개 P.114
2. 으랏차차 스쿼트	20개 P.214
3. 터치 백 런지	12개 P.208
4. 힙 익스텐션	15개 P.116

2분 휴식 x 3세트

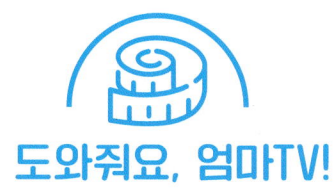

도와줘요, 엄마TV!
다이어트에 대한 오해와 속설들

①

우리는 왜 다이어트에
실패할까요?

간단한 문제를 함께 풀어볼게요. 이 중에서 누가 살이 덜 찌고, 누가 많이 찔까요?

Case.1 평소에 철저한 식단 관리를 하지만 한번씩 폭식하는 A양

Case.2 식단을 따로 관리하지는 않지만 매일 먹고 싶은 음식을 규칙적인 양으로 먹는 B양

Case.3 아침은 안 먹고 점심은 가볍게, 저녁은 행복하게 마음껏 먹는 C양

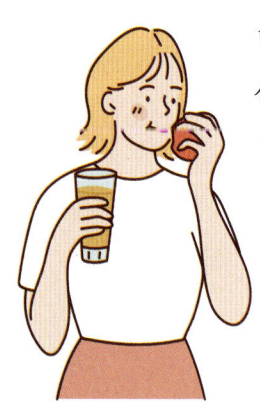

답을 골라 보았나요? 이 중에서 살이 제일 덜 찌는 사람은 B양이에요. 그리고 살이 제일 많이 찌는 사람은 C양입니다. 다이어트할 때 가장 중요한 포인트는 '규칙성'입니다. 다이어트는 운동부터 시작하고, 식단은 먹는 양은 일정하게 유지한 채 음식 종류를 건강한 것으로 바꾸는 것입니다. 이렇게 감량하다가 정체기가 왔을 때는 음식의 양을 일정한 단계대로 줄여야만 요요 현상 없이 건강하게 다이어트에 성공할 수 있어요.

이 중에서 살이 제일 많이 찐 사람은 C양입니다. 보통 폭식을 하면 위가 늘어나서 조금씩 먹는 양이 늘고 불규칙한 식사를 하게 되는데, 이러면 먹는 양을 정확히 파악할 수 없게 되고 이런 분들은 100% 다이어트에 실패하게 됩니다.

무조건 적게 먹는 것이 좋지 않다는 것을 설명했는데요. 다이어트를 어떤 순서로 할 것인가를 명확히 설정하고, 나에게 무리가 되지 않는 선에서 단계별로 꾸준히 하는 게 성공의 핵심이에요!

김쌤! 저는 하루에 만 보씩 걷는데 왜 살이 안 빠져요?

운동에는 '역치'라는 개념이 있습니다. 쉽게 설명하면, 운동 강도가 어느 정도까지는 세야 내 몸에서 그 활동을 운동으로 인지하고 체지방을 태우기 시작합니다. 보통 가볍게 걷는 활동은 그만큼 운동 역치가 낮아서 체지방이 많이 타지 않게 됩니다. <엄마TV> 채널 홈트가 걷기를 기반으로 한 근력 + 유산소 운동이고, 일반 걷기보다 살이 잘 빠지는 이유가 음악에 맞춰 일반 걷기보다 몇 배는 더 빠르게 진행하기 때문입니다.

따라서 체중을 감량하려면 너무 가벼운 강도보다는 어느 정도는 따라 하기 힘든 강도로 운동하는 것이 효과가 더욱 좋습니다.

제로 슈거, 제로 칼로리 제품도 다이어트에 도움이 될까요?

이 질문은 최근 들어 많이 듣는 질문 중 하나입니다. 물론, 가당 제품보다 다이어트에 도움이 된다고도 볼 수 있습니다. 예를 들어 지인과 식사하면서 탄산음료를 마시게 되었을때, 일부러 제로 음료를 골라 마신다면 일반 음료보다 다이어트에 도움이 될 수 있습니다.

다만, 제로 제품이라고 너무 안심하고 먹지는 않는지 그 부분은 점검이 필요한 것 같습니다. 최근 연구 결과에 따르면 음료 한 잔을 마시는 사람은 거의 마시지 않는 사람에 비해 당뇨병 발생 위험이 28% 증가한 반면, 제로 음료는 당뇨병 발생 위험이 38%로 더 높았습니다. 또한 제로 음료에 널리 사용되는 아스파탐은 장내 세균 균형을 무너뜨리고 인슐린 민감도를 높였다는 연구 결과도 있습니다.

아무리 몸에 좋은 음식도 과하면 건강에 해가 될 수 있으므로, 적정한 양을 섭취하시길 권합니다. 제로 슈거, 제로 칼로리 제품을 섭취하는 것은 좋지만 너무 안심하고 자주 먹는 습관은 오히려 몸에 더 해가 될 수 있으니 탄산음료는 가급적 멀리 하길 추천합니다.

4

체중계의 숫자가 줄면
정말 다이어트에 성공한 걸까요?

여러분! 체중계의 숫자가 줄었으니 다이어트에 성공인가요? 답은, X입니다! 우리가 보통 다이어트할 때 가장 중요한 포인트는 몸의 수분량과 근육량을 유지하면서 체지방을 빼는 것입니다. 따라서 체중은 줄었는데, 수분과 근육은 많이 빠지고 체지방은 얼마 안 빠졌다면 건강한 다이어트라고 보기 힘듭니다.

왜 그런 건가요? 다이어트에 성공하고 유지할 때는 몸에 근육량이 많아야 살이 안 찌는 체질로 바뀔 수 있습니다. 그래서 체중을 감량할 때 근육이 많이 빠졌다면 그건 다시 살이 찌기 쉬운 체질이 되었다고 생각해도 됩니다. 어렵게 뺀 살이 쉽게 다시 찐다니, 너무 슬프지 않나요?

맞습니다. 우리가 잦은 다이어트 성공에도 요요 현상을 겪었던 이유이기도 해요. 결국 내 몸의 근육량을 늘리고 또 계속 지켜야만 감량에 더 빨리 성공하고 유지까지 해낼 수 있죠. 하지만 근육은 지방보다 무겁기 때문에 근력 운동을 하면서 감량하게 되면 체중이 더디 빠지는 것처럼 느껴집니다. 바로 이 시점에서 다이어트를 포기하는 분들을 자주 보아왔습니다.

저 또한 처음에 유산소 운동만 하면서 다이어트에 성공했고, 그로 인해 요요 현상도 10번 넘게 겪었죠. 아무리 살을 빼도 탄력 없이 처지는 살을 보면서 좌절도 많이 했습니다.

그래서 이 책에는 체지방을 빠르게 감량하는 유산소 운동과 근육량을 빠르게 늘려 탄력 있는 몸을 만드는 중요 근력 운동들을 모두 담았습니다.

    제가 겪었던 시행착오를 독자 여러분은 겪지 않기를 바라며, 한 동작 한 동작 엄선했으니 김쌤만 믿고 따라와 주시길 바랍니다.

땀을 많이 흘리면
살이 빠진 걸까요?

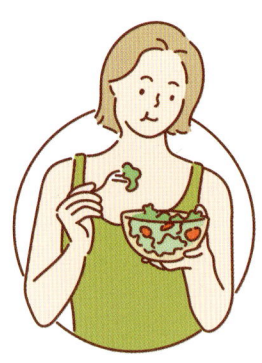

    이 주제에 관해 '효과가 있다 vs. 없다'를 두고 여러 연구 결과가 있습니다. 확실한 것은 땀을 많이 흘리면 그만큼 운동 강도가 높다는 뜻이고, 제가 몸으로 느꼈을때 체중 감량의 속도도 더욱 빨랐습니다. 보통 야외에서 걷기 운동할 때보다 홈트 영상을 따라 할 때 숨이 더 많이 차고 땀이 많이 납니다. 나 혼자 걷기 운동할 때에는 내 속도에 맞춰서 천천히 일정하게 걷지만, 홈트 영상을 따라 하면 강사의 운동 템포에 맞춰서 따라 해야 하고 속도도 일정하지 않기 때문이죠. 이렇듯 운동 강도를 높여 더 많은 땀을 흘리면 살이 더 잘 빠진다고 생각하면 됩니다.

    다만, 사우나에서 땀을 빼거나 날씨가 더워서 흘린 땀은 체지방이 아니고 일시적으로 수분이 빠져나가는 것이라 물을 마시면 체중이 바로 돌아옵니다. 운동해서 흘리는 땀과 단순한 외부 활동, 더워서 흘리는 땀은 다르다는 걸 기억하길 바랍니다.

탄수화물을 거의 안 먹으면
살이 잘 빠질까요?

'지방은 탄수화물 속에서 탄다'는 말이 있습니다. 즉, 탄수화물을 너무 적게 섭취하면 체중은 더 안 빠질 수 있다는 뜻이죠. 또한 몸에 탄수화물이 부족해지면 운동할 때 몸속에서는 단백질을 에너지로 사용하게 됩니다. 내 몸의 단백질은 바로 근육인데, 몸에 탄수화물이 부족해 내 몸에 있는 근육을 분해해 에너지로 사용하는 현상. 이것이 요즘 흔히 말하는 '근손실'입니다. 앞에서 설명했듯 근육은 내 몸의 건강, 다이어트에 밀접한 관련이 있기 때문에 늘리지는 못하더라도 최대한 유지해야 좋습니다.

많은 현대인들이 탄수화물을 무작정 줄이는 경향이 있는데, 수많은 분의 식단을 점검해온 경험상 탄수화물보다 반찬의 양을 줄이는 것이 더 중요하다고 생각합니다.

저희 식단표에도 나왔지만 무작정 탄수화물을 줄인다기보다, 정제된 탄수화물을 멀리하고 GI 지수가 낮은 탄수화물을 섭취하는 것만으로도 충분히 다이어트에 힘을 실어줄 수 있습니다.

다이어트를 하게 되면 늘 찾아오는 것이 바로 정체기. 정체기에 탄수화물을 너무 적게 먹고 있다면 운동할 에너지, 힘이 부족하기 때문에 더 이상 운동 강도를 높일 수 없을 것이고, 식단도 이미 탄수화물을 다 줄인 상태라 더 이상 손 쓸 수가 없어 다이어트에 실패하게 될 것입니다.

부디, 무작정 탄수화물을 줄이지 말고 식단표대로 조금 더 건강한 탄수화물을 적정량으로 섭취해 건강하게 다이어트에 성공하시길 기원하겠습니다.

열심히 운동해도 살이 안 빠진다면,
다이어트 보조제를 먹어도 될까요?

다이어트 보조제는 저도 먹어 보았습니다만, 아무리 좋은 보조제도 나의 식단, 운동의 기초가 잡혀있지 않으면 효과는 미비합니다. 예전에는 다이어트 보조제에 부정적이었지만 이걸 섭취하고 평소보다 더 열심히 운동하고 식단 관리하는 회원님을 많이 보면서 그런 긍정적인 효과라면 섭취해도 된다고 생각합니다. 다만 운동과 식단보다 다이어트 보조제에 의지하는 것은 위험하다고 생각합니다.

또 요즘 많이 나오는 식욕 억제 성분 약에 대해서는 이렇게 묻고 싶습니다. 식욕은 우리 몸의 기본 욕구인데 이걸 약을 통해 강제로 제한하는 게 우리 몸에 좋을까요? 그리고 억지로 제한한다고 한들 그게 평생 갈까요?

제가 지켜본 대다수는 결국 보조제, 약 섭취 기간이 끝나고 살이 더 많이 쪘습니다. 이 또한 관련된 여러 연구 결과가 있지만, 보조제는 말 그대로 보조하는 것이지 다이어트의 주가 되지 않습니다. 독자 여러분이 건강과 체중 감량, 두 가지를 모두 이루고 싶다면 운동 → 식단 → 보조제 순서로 중점을 두어 다이어트하길 바랍니다.

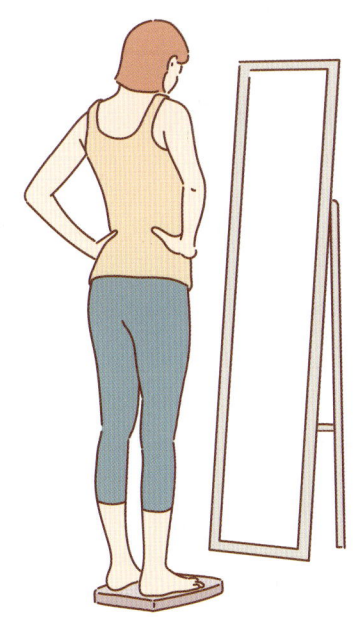

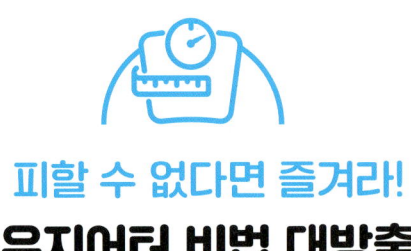

피할 수 없다면 즐겨라!
유지어터 비법 대방출

속세 맛이 너무 그리울 때, 간식이 너무 먹고 싶을 때

다이어트를 하다 보면 정체기가 오기 마련입니다. 또, 앞서 설명한 '항상성'이라는 성질로 인해 우리 몸에서는 더 많은 음식을 섭취하고 싶어 합니다. 이때 열량이 좀 낮은 단백질, 불포화지방, 건강에 좋은 탄수화물 위주의 간식 섭취가 중요한 포인트인데요.

저는 유튜브 링크에 구독자들을 위해 실제로 제가 먹는 다이어트용 간식을 소개했습니다. 11 페이지에 해당 QR 코드를 누르면 실제 김쌤이 먹고 있고 <엄마TV> 다이어트 챌린지 회원들이 먹는 제품을 확인할 수 있습니다.

> *살이 덜 찌는 건강한 간식
> 견과류, 블루베리, 방울토마토, 바나나, 고구마, 두부, 달걀, 단백질 바, 프로틴 음료 등

치팅 데이 활용법과 치팅 데이에 관한 오해

미디어에 자주 오르내리다 보니 '치팅 데이'에 대한 오해가 만연합니다. 본래 '치팅 데이'란 다이어트 기간에 먹는 건강한 음식을 기존 양보다 1.5배 정도 더 섭취하는 것을 뜻합니다. 예를 들어 평소 한 끼에 고구마 1개 + 소고기 1덩이 + 샐러드를 먹었다면, 고구마를 밥으로 바꾸거나 양을 2개로 늘리고 소고기 2덩이 + 샐러드로 진행하는 것이죠. 제가 추천하는 치팅 데이에 먹기 좋은

외식 메뉴는 초밥, 샤부샤부 등이 있습니다. 단백질이면서 양념은 많지 않은 클린한 식단이죠.

만약 다이어트 기간을 끝내고 유지하는 기간이라면 주 5회 운동을 했을 경우 주 1회 먹고 싶은 음식을 마음껏은 아니고 양껏 먹을 수 있습니다. 우리는 어차피 다음 주 주말에 또 먹고 싶은 음식을 먹을 수 있고, 그렇다면 굳이 지금 폭식할 이유는 없죠.

하지만 회식은 다릅니다. 회식, 경조사 등은 다이어트하는 사람에게는 스트레스를 줄 수 있습니다. 제가 이런 상황에서 사용하는 방법은 열량이 낮은 음식부터 먹는 것입니다. 예를 들어 결혼식 식사가 뷔페라면 샐러드부터 시작해 초밥, 회 등을 먹고 양식이나 중식을 마지막에 먹는 것이죠. 이미 열량이 낮은 음식으로 배를 어느 정도 채웠기 때문에 열량 높은 음식을 많이 먹는 것을 예방할 수 있습니다.

또 회식으로 고깃집에 가서 술을 마시게 된다면 물을 많이 먹는 것이 좋습니다. 삼겹살보다는 지방이 적은 목살을 먹고, 눈치가 보이지 않는다면 비계를 잘라 내고 먹는 것도 좋습니다. "이렇게까지 해야 하나?" "이래서 도움이 될까?" 하는 생각이 들겠지만, 의외로 회식은 자주 찾아옵니다. 사소한 습관일지라도 계속 반복하면 한 번도 하지 않은 경우에 비하면 훨씬 건강하고 아름다운 몸을 빨리 만들 수 있을 것입니다. 대개 다이어트에 실패하는 이유는 너무 거창한 목표를 잡아서입니다. 대부분의 이치가 그렇듯, 큰 목표에 다다르는 방법은 작은 실천부터 이루는 것입니다.

정체기 극복법

유튜브를 운영하다 보면 더 이상 살이 빠지지 않는 정체기가 와 힘들어하는 회원을 많이 봅니다. 앞에서 설명한 식단 + 운동 루틴 가이드를 정확히 따라 해야 정체기를 쉽게 이겨낼 수 있습니다. 정말 간단하게 설명하면, 하루 10분 운동하고 저녁만 식단 관리하던 사람이 3kg 감량 후에 정체기가 왔다면 운동 시간을 10분 더 늘리면 바로 정체기를 극복할 수 있습니다. 여기서 운동을 늘리고 점심까지 바로 관리해 버린다면 살은 더 빨리 빠지겠지만 다음 정체기 때 사용할 카드가 없어집니다. 식단을 처음부터 무분별하게 조절하면 그 다음에 운동 강도를 늘려야 할 때 탄수화물 부족으로 어지럼증이 오고 운동 강도를 높일 수 없게 됩니다.

식단과 운동을 하나의 블록처럼 넣었다가 뺐다가 하면서 변화를 체크해 보면 지금 <엄마TV>와 다이어트 챌린지를 진행하는 분들과 함께 다이어트에 완벽하게 성공할 수 있을 것입니다.

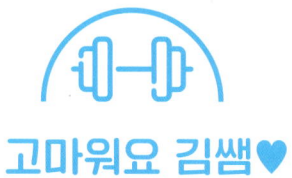

고마워요 김쌤♥
다이어트 Before & After 후기

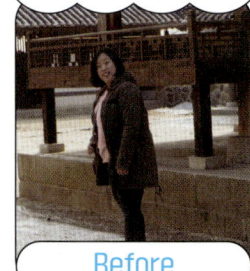

경아 회원님

Before

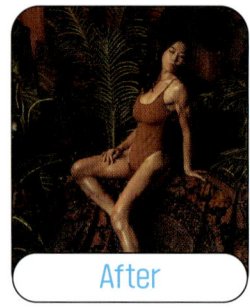

After

안녕하세요. <엄마TV> 구독자 '딸사랑경아'입니다. 저는 20대 초반까지 체격이 통통한 편이었습니다. 남편과 연애하던 때 술, 기름진 음식, 단것을 먹으며 불규칙하게 식사하다 보니 어느새 체중이 90kg까지 나갔습니다. 출산 후 얼마간 감량했으나 육아 스트레스와 갑자기 너무 적게 먹었던 후유증으로 요요를 겪었습니다. 미친 듯이 먹는 데 몰두하다 보니 다시 체중은 90kg이 되었습니다. 그 몸무게가 계속 유지되자, 점점 마음은 닫히고 숨게 되었습니다. 주변에서 하도 "살 빼라"고 얘기하자 자신감도 위축되어 더 밖에 나가지 않게 되고, 몸과 마음을 먹는 데 의지한 것 같습니다. 사진은 당연히 찍기 싫고 눈치도 보였고 사람들이 있는 데는 가기 싫었습니다. 발바닥, 무릎, 허리, 어깨 통증이 생겼고 툭하면 넘어지질 않나 병원에 가면 매번 혈압도 높게 나왔습니다. 그 시절이 15년 정도 지나간 것 같습니다.

그러다 제가 다이어트를 꼭 해야겠다고 다짐했던 계기는 딸 때문입니다. 딸이 다니던 어린이집 행사로 엄마들 모임에 나갔는데, 정말 쥐구멍에 숨고만 싶은 마음이었습니다. 사진에 담긴 내 모습을 보며 밤새 운 기억이 있었습니다. 그러다 어느 밤, 딸을 보면서 딸이 성인이 될 때 내가 무조건 건강해야겠다는 생각이 들었습니다.

딸과 함께 정말 행복하게 당당하게 앞에 나서고 싶더군요. 2020년 8월의 정말 더운 여름날 건강 유튜브를 검색하다 우연히 <엄마TV> 영상을 보게 되었습니다. 너무 재미있게 말씀하는 쌤의 진심을 보고 홀린 듯 10분 영상을 틀었고, 변화는 시작되었습니다. 할 수 있다, 포기하지 말라는 외침과 기분 좋아지는 목소리, 힘이 나는 멘트 덕분에 <엄마TV>는 제가 가장 사랑하는 채널이 되었습니다.

그리고 운동하면서 들었던 "경아야, 잘했어!"라는 쌤의 다정한 멘트가 정말 아직도 잊히질 않습니다. '나 자신을 사랑해야 하는구나.'를 깨달았고 이 믿음 덕분에 포기하지 않았던 것 같습니다.

운동을 갓 시작한 초반에는 헉헉거리며 힘들어서 중간에 쉬기도 하고 끄기도 했지만 포기하지는 않았습니다. 초반에 각종 관절 통증과 근육통에 시달렸지만, 어느 순간 체중이 줄고 운동 능력이 늘면서 통증과 멀어지게 되었습니다. 그리고 매일 꾸준히 하다 보니 20분, 1시간 영상도 해낼 수 있는 체력이 길러지고, 꾸준히 매일 <엄마TV> 영상을 보며 잘 챙겨 먹으니 점차 체중이 줄면서 2021년 9월경 드디어 50kg에 도달했습니다.

지금도 이 몸무게를 유지하며 <엄마TV>는 꾸준히 따라 하고 있습니다. 관절 운동을 제대로 쉽고 재밌게 할 수 있고 운동의 즐거움을 알게 해준 <엄마TV>. 제가 지금도 중요하게 생각하는 부분은 '초심을 잃지 말자'입니다. 처음 내가 가졌던 마음가짐 늘 마음속에 담고 있는데, 그것을 느끼게 해준 <엄마TV> 그리고 쌤 감사합니다. 변함 없이 함께 할게요. ♡

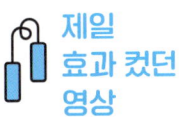
제일
효과 컸던
영상

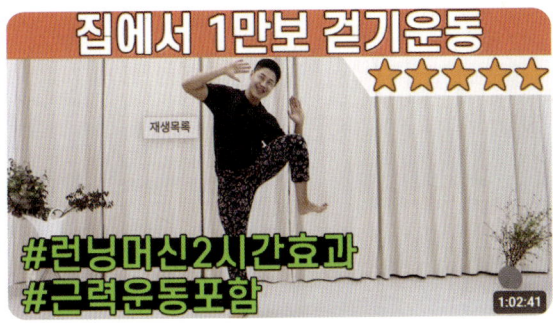

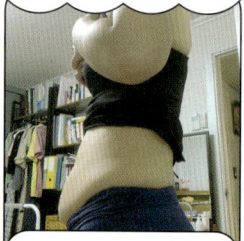

Before

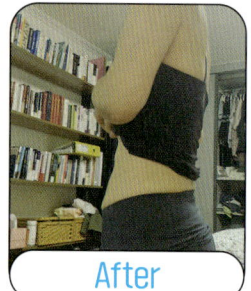

After

저는 지금까지 안 해본 다이어트가 없었어요. 하지만 큰 효과를 본 적도 없었어요. 원래 종일 컴퓨터 앞에 앉아 일하는데다 워낙 운동은 싫어해서 뭐든 일주일을 넘기기가 힘들었죠. 우연히 유튜브에서 김쌤의 운동을 접한 후에는 달라졌죠. 운동을 싫어하던 제가 운동을 즐기는 사람이 되었어요. 보통은 일주일 이상을 못 했는데 제가 30분씩 하루도 빠짐없이 영상을 보면서 따라 하게 된 거예요. 처음에는 '이쁘니들'이라고 부르면서 계속 격려해 주는 선생님의 얼굴이 보고 싶어 매일 영상을 켰고, 동작들이 너무 힘들어서 그만두고 싶은 타이밍에는 꼭 다른 운동으로 넘어가는 센스가 운동을 그만두지 않았던 매력이었던 것 같습니다. 그렇게 3개월간 김쌤 영상을 웃으면서 따라했더니 어느새 몸이 탄탄하고 슬림해졌어요.

선생님의 영상이 좋은 이유는 일단 따라 하기 쉬운 운동인데 땀도 나고 힘들어서 운동한 느낌이 납니다. 전신 운동이라 체지방과 근육도 골고루 잘 만들어지고요. 출산한 엄마들이 하기에 좋은 영상임은 제가 보장합니다. 그리고 챌린지 카톡방이 있어서 나와 비슷한 습관, 비슷한 루틴인 회원들과 교류하면서 격려하는 것이 무엇보다 좋았습니다.

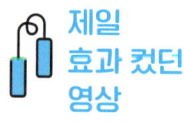
**제일
효과 컸던
영상**

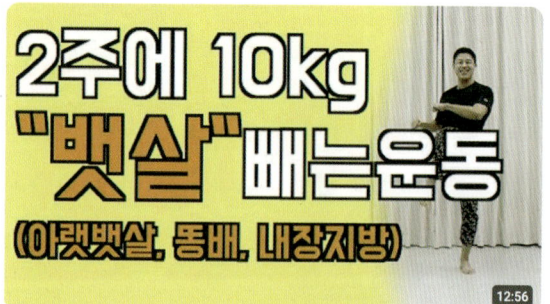

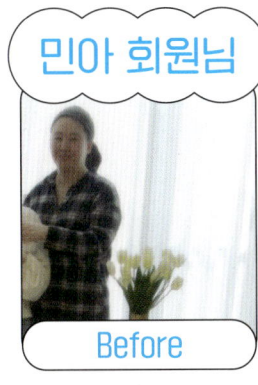

Before

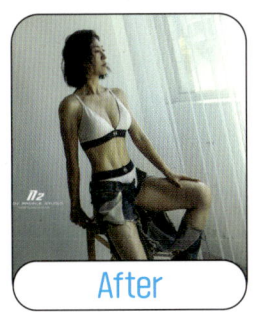

After

민아 회원님

2020년, 우울증과 온몸에 생긴 염증으로 힘들 때였어요. 안 되겠다 싶어 걷기부터 시작해서 8kg 감량했죠. 그리고 김쌤의 <엄마TV> 채널로 본격적인 운동을 시작했어요. 영상을 보며 식사 양을 줄여가며 운동해서 8kg 감량했는데, 다시 오르락내리락 반복하더라고요. 정체기도 7개월이나 갔어요. 김쌤과 챌린지를 시작하고 식단이 잘못되었다는 것을 깨닫고 식단을 바꿨지요. 유산소 운동만 했던 것에서 근력 운동을 추가하자 초창기에 빠지지 않던 살들과 체지방이 두 달 뒤부터 쭉쭉 빠지기 시작하더라고요. 안 좋은 식습관을 고쳐가며 근력+유산소를 병행하고 다이어트에 성공해서 80kg까지 올라갔던 몸무게를 총 30kg 감량했어요. 김쌤과 운동하며 자신감도 붙어 보디프로필도 찍어 봤고요. 디스크가 생겨 고생했는데, '맘즈헬스' 운동을 시작하며 개인 피드백을 받으며 자세를 고치니 아프던 부위들이 많이 나아졌어요. 지금은 운동해도 거의 아프지 않아요. 김쌤께 정말 감사해요. 항상 걱정해 주시고 진심으로 대하는 김쌤! 고맙습니다. <엄마TV> 김쌤은 영원한 스승님입니다. 항상 감사하고 또 감사하는 김쌤. 언제나 같은 자리에 계셔주세요. 쌤 덕분에 다이어트에 성공했어요. 고맙습니다.

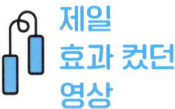

제일
효과 컸던
영상

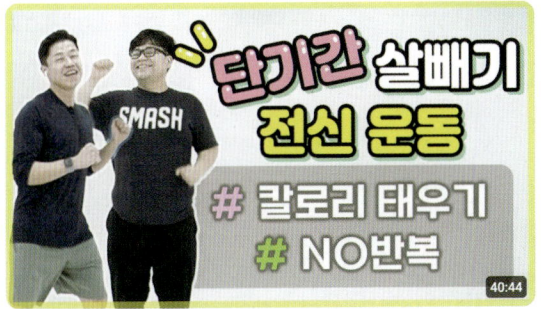

단기간 살빼기
전신 운동
칼로리 태우기
NO반복

40:44

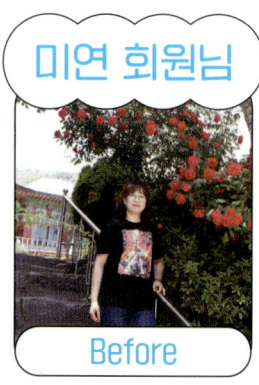

Before

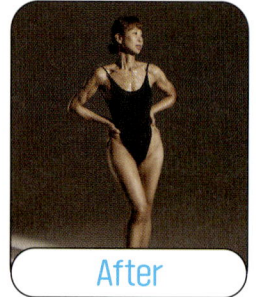

After

두 아이를 낳고 몸무게는 50kg에서 70kg까지 늘었습니다. 한 번은 식사량만 줄여 살을 뺐지만 운동 없는 다이어트는 오래가지 못했고, 금세 다시 찌고 말았죠. 그 후로는 그냥 포기한 채 살았습니다. 스트레스를 음식으로 풀다 보니 하루에 믹스 커피 10잔, 만두 라면과 크림빵을 달고 살았고, 결국 무기력, 우울증, 통증, 불면, 위염까지 찾아오며 '걸어 다니는 병원'이 되었습니다. 그런 제게 회사 동료가 <엄마TV>라는 유튜브 운동을 권했고, 정말 반신반의하며 따라 하기 시작했습니다. 처음엔 3분도 버티기 어려웠지만, 김쌤의 유쾌하고 따뜻한 멘트 덕분에 포기하지 않고 계속할 수 있었습니다.

"끄지 마! 끄지 마! 여기서 끄면 김쌤 삐져요!"

"포기하는 것도 습관이에요."

"운동하는 우리 회원님이 제일 예뻐요."

이렇게 찰떡같은 멘트를 들으며 그렇게 꾸준히 하다 보니 한 달 만에 5kg, 석 달 만에 15kg을 감량했습니다. 무엇보다도 건강이 회복됐고, 식습관도 자연스럽게 바뀌었습니다. 운동이 재미있어졌고, 기초 체력이 붙자 '맘즈헬스' 근력 운동에도 도전했어요. 지금은 김쌤의 PT샵 '오늘핏'에서 본격적인 헬스도 배우며 50대에 보디 프로필도 두 번이나 도전했습니다. 운동은 저에게 삶의 전환점이자 자신감을 되찾아 준 열쇠였습니다. <엄마TV>는 제 몸, 마음, 인생을 세 번이나 바꿔준 고마운 채널입니다.

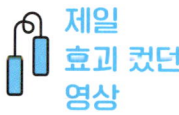

제일
효과 컸던
영상

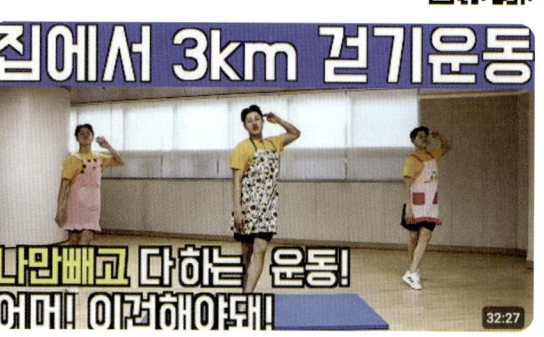

집에서 3km 걷기운동

나만빼고 다하는 운동!
어머! 이건해야돼!

32:27

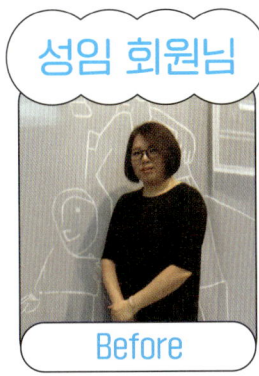

Before

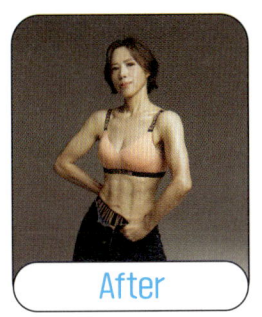

After

2019년 코로나가 한창이던 때, 나는 공황장애와 고혈압, 고지혈, 당뇨 전 단계라는 진단을 받았다. 운동을 시작해야 했다. 유튜브 영상 속의 김쌤을 따라 하다 보니 늘 밝은 에너지가 넘치고 재밌고 쉬우면서도 강도도 제법 세서 1시간을 하다 보면 온몸이 땀으로 흥건하게 젖었다. 시작할 때 몸무게는 69.7kg이었고, 꾸준히 해 온 지금은 51.6kg에 도달했다. 이젠 몸과 마음이 건강해지고, 표정도 밝아졌다는 칭찬을 늘 듣는다. 힘들 때마다 듣는 김쌤의 응원 멘트가 또 일어나 운동을 하게 만들어 주었고, 이젠 <엄마TV>는 나의 주치의가 되었다.

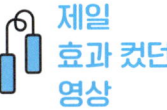

제일 효과 컸던 영상

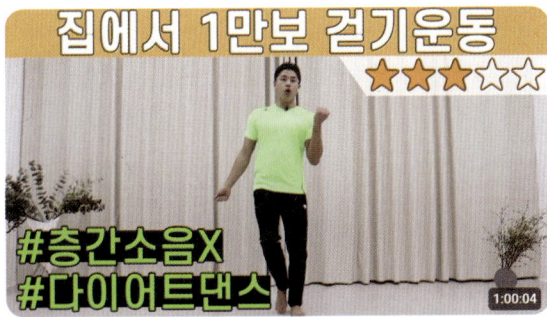

집에서 1만보 걷기운동 ★★★☆☆

#층간소음X
#다이어트댄스

1:00:04

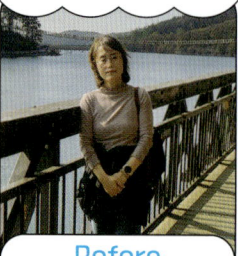

Before

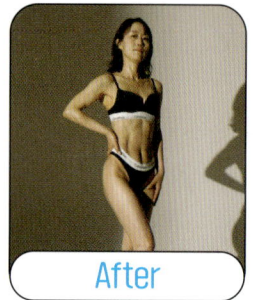

After

안녕하세요? 저는 2024년, 목디스크와 갱년기로 정말 힘들었던 시기에 우연히 <엄마TV>를 알게 되었습니다. 그때는 무엇보다 건강의 소중함을 절실히 느끼고 있던 때라, 혜성처럼 나타난 <엄마TV> 채널이 저에게는 정말 구세주처럼 느껴졌어요. 영상을 보는 순간 '이거다!' 싶더라고요. 딱 보아도 우리 50대 엄마들을 위한 건강 채널이라는 게 한눈에 느껴졌고, 영상을 보자마자 푹 빠졌습니다. 그때부터 <엄마 TV> 채널에서 목디스크에 좋은 폼롤러 스트레칭, 기초부터 근육을 키울 수 있는 상체 운동, 하체 운동 위주의 영상을 꾸준히 따라 하기 시작했어요. 영상들을 매일 따라 하면서 조금씩 어깨도 펴지고 자세도 좋아졌어요. 목디스크로 인한 손 저림과 방사통도 점점 나아지는 걸 몸소 느낄 수 있었고요. 운동을 하고 땀을 흘리다 보니, 갱년기로 우울하고 늘 처져 있던 기분도 좋아지고, 밤에 불면증으로 너무 힘들었는데 잠도 잘 오기 시작했어요. 게다가 복부의 체지방도 조금씩 줄어들더라고요. <엄마TV> 채널은 저에게 목 통증을 줄여주었을 뿐만 아니라, 우울했던 마음마저 긍정적으로 바꿨고 제 일상에 다시 활기를 찾아주었습니다.

50대 갱년기를 겪는 중인 여성들! 세상의 모든 엄마들! 지금부터 새로운 세상이 펼쳐집니다. 힘든 갱년기, <엄마TV> 홈트와 함께 즐겁게 극복해 보세요! 우리 모두 파이팅!

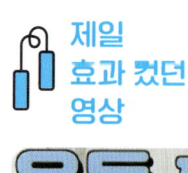

제일
효과 컸던
영상

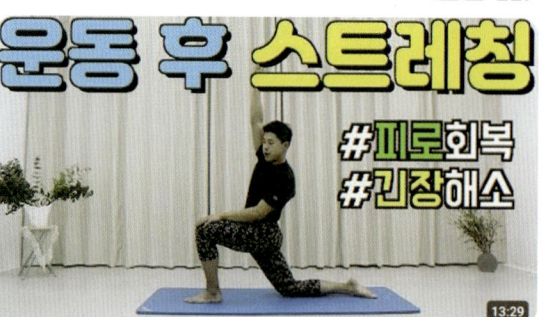

독자 분들을 위한 김쌤의 특별 선물!

이 책에서 소개한 운동 동작들을 그대로 따라 할 수 있는 영상을 소개합니다.

아래의 테마 중에서 원하는 운동 영상을 선택해서 매일 반복해 보세요.

체지방 감량의 꿈은 반드시 이루어집니다!

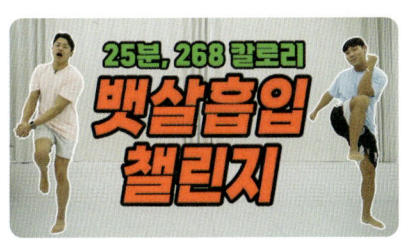 

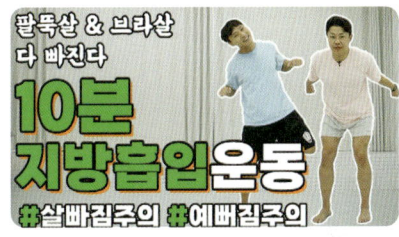

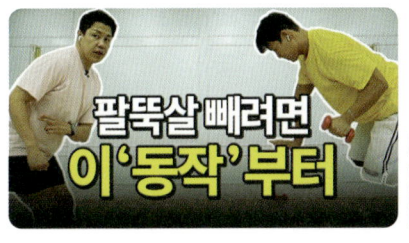 

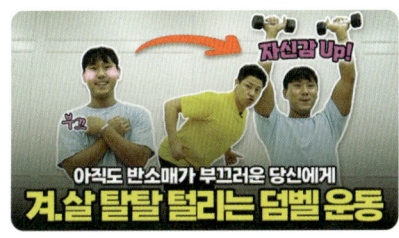 

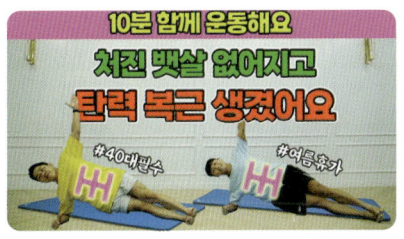 

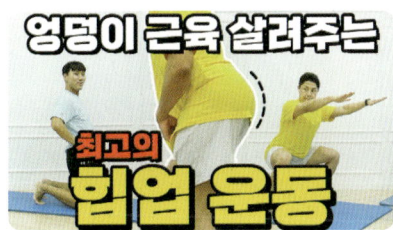 

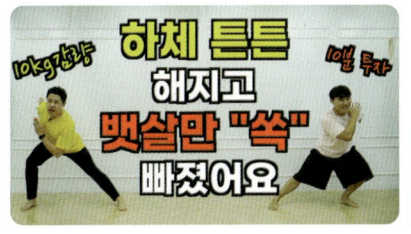 

PART
1

체지방
폭파 운동 배우기

CHAPTER 1

뱃살부터
빼드리겠습니다

여러분! 첫 챕터에서는 우리가 가장 빼고 싶어 하는 부분, '뱃살' 빼는 동작을 배워볼 거예요. 관절에 부담 없이 뱃살 빼는 운동으로 뱃살 전체, 아랫배, 옆구리 이렇게 3개 파트로 나누어 동작 하나하나를 좀 더 섬세하게 배워볼게요. 한 가지 동작이라도 정확하게 따라 해야 운동 효과가 높다는 것, 알고 계시죠? 개수보다 한 동작 한 동작, 김쌤이 짚어주는 운동 팁에 집중해서 운동의 이해와 효과를 높여봅시다.

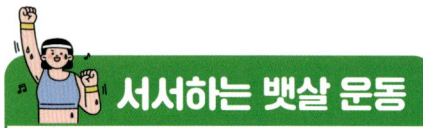

01 터치 더 니 Touch The Knee

허리에 통증을 주지 않고 뱃살을 빼는 동시에, 허벅지 앞쪽 근육을 강화해 무릎 통증 예방과 하체 근력 발달에 도움을 주는 동작이에요. 한 동작으로 두 가지 효과를 볼 수 있으니 더 열심히 해야겠죠?

자극 부위	운동 횟수	쉬는 시간	소모 열량
뱃살 전체	15회 x 4세트	30 ~ 45초	~30kcal

주의 사항

무릎을 들어 올릴 때 허리가 굽지 않게 복부의 긴장을 유지하면서 동작해 주세요.

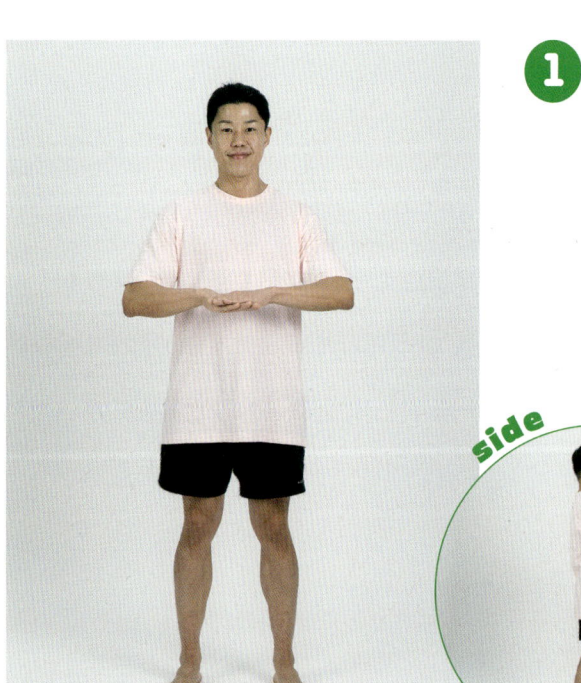

1 편안하게 서서 양손을 모으고 양발 간격은 어깨너비로 두세요.

side

2 한쪽 다리를 배꼽 높이까지 들어 올려 무릎
올리기(니업 knee up) 동작을 실시합니다.

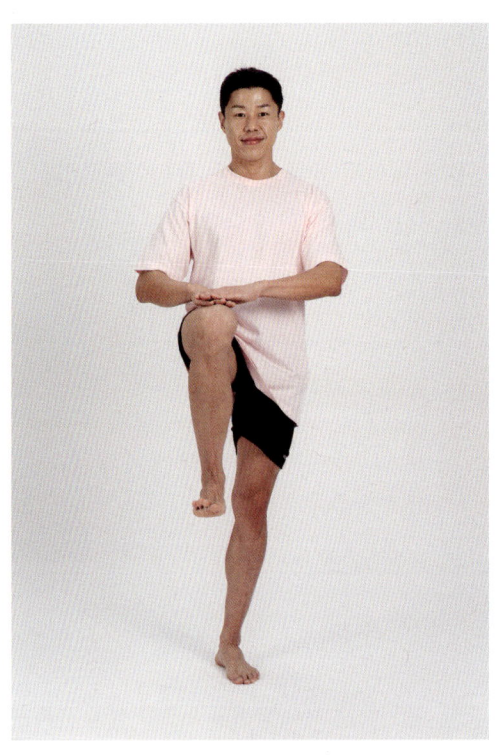

3 반대쪽도 똑같이 실시하세요. 양쪽을 한 번씩
동작하면 1회입니다.

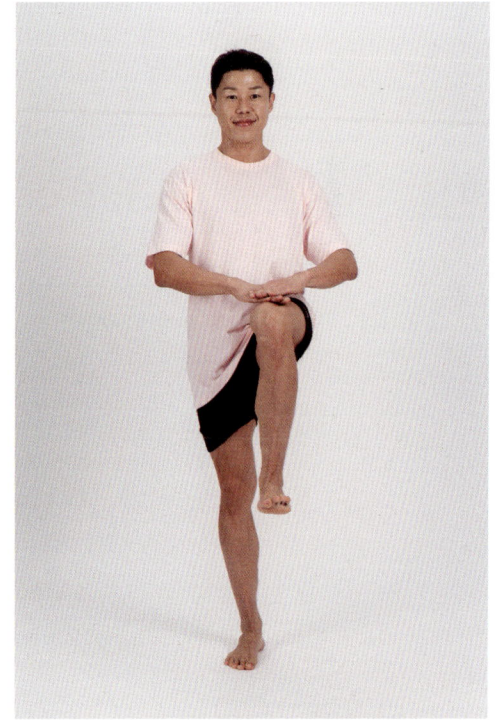

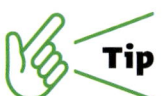 **Tip** 다리를 올릴 때 허리가 굽지 않게
세워주세요.
이 동작은 배꼽 아래를 등 뒤로 당
긴다는 느낌으로 진행하면 복부
에 긴장도가 높아져 뱃살이 더 잘
빠진답니다.

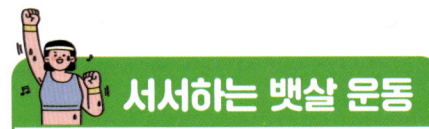
02 터치 더 힙 Touch The Hip

몸통을 회전하면서 양 옆구리 살을 자극하며, 뱃살 전체까지 살을 빼주는 동작이에요. 양 손으로 엉덩이를 터치하면서 자연스럽게 몸통을 회전하세요.

자극 부위	운동 횟수	쉬는 시간	소모 열량	주의 사항
뱃살 전체	15회 x 4세트	30 ~ 45초	~30kcal	억지로 힘을 주어 회전하면 허리를 다칠 수 있으므로 처음에 동작은 작게, 천천히 따라 하다가 점진적으로 크게 따라 하세요.

① 편안하게 서서 양손을 모으고 양발 간격은 어깨너비로 두세요.

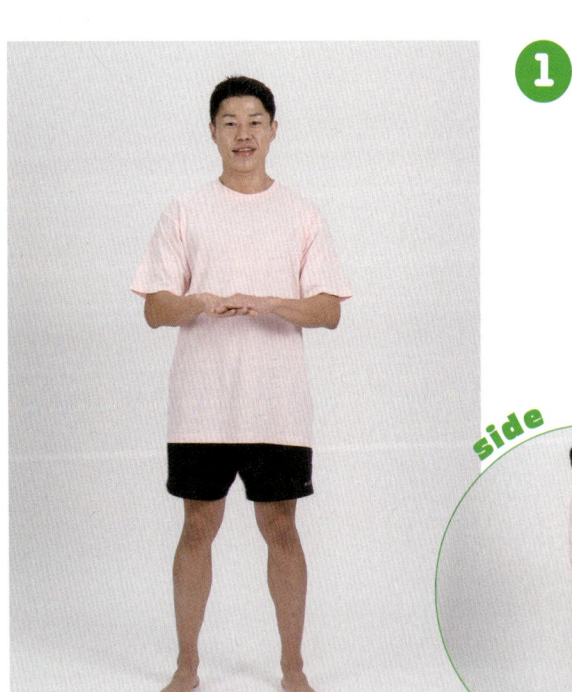

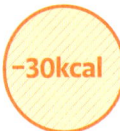

side

2 한쪽 다리를 무릎 높이까지 들어 올리면서 양
손으로 엉덩이를 터치하세요.

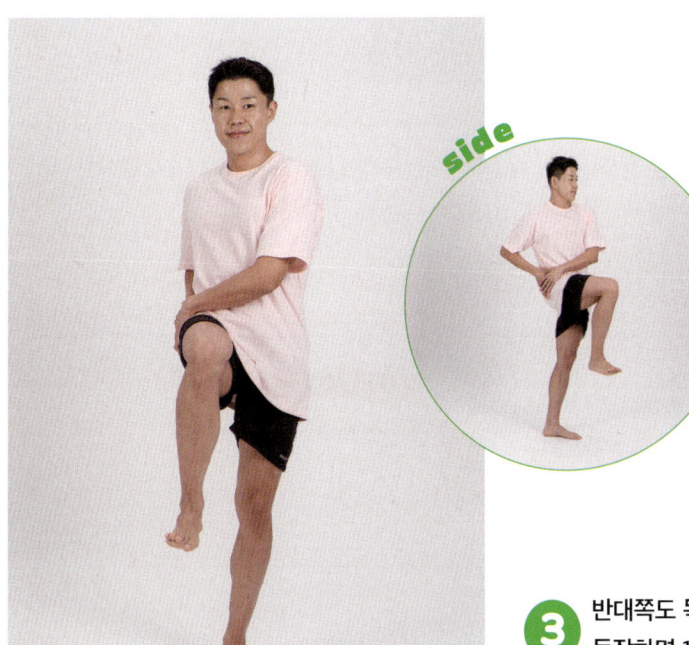

side

3 반대쪽도 똑같이 실시하세요. 양쪽을 한 번씩
동작하면 1회입니다.

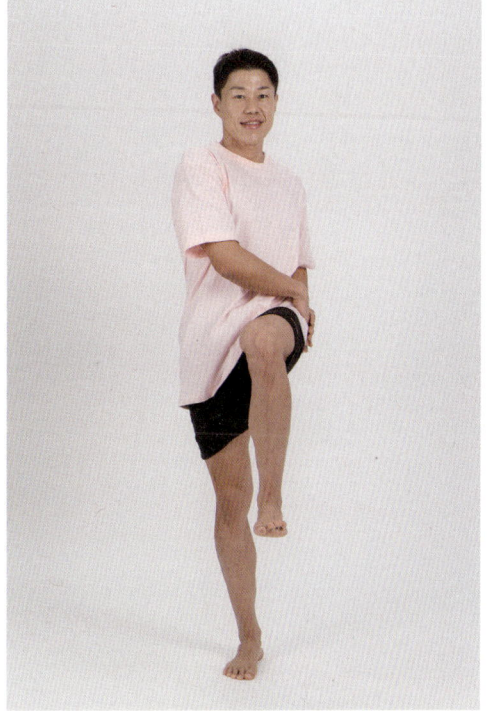

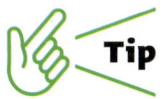 **Tip** 동작하면서 몸통을 회전하세요.
몸통을 회전하면 뱃살이 빠지는
효과가 더 좋아요.

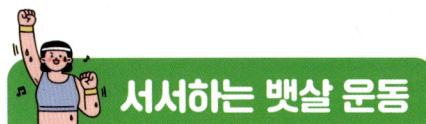
03 예뻐져도 난 몰라

갈비뼈와 골반의 간격을 좁히는 동작으로, 처음에는 옆구리 살을 자극하고 마지막에는 팔꿈치와 반대쪽 무릎이 만나면서 뱃살 전체를 강하게 자극하는 동작이에요.

자극 부위	운동 횟수	쉬는 시간	소모 열량	주의 사항
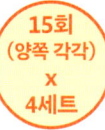 뱃살 전체	15회 (양쪽 각각) x 4세트	30 ~ 45초	–35kcal	팔꿈치와 무릎이 만날 때 몸통을 회전하세요.

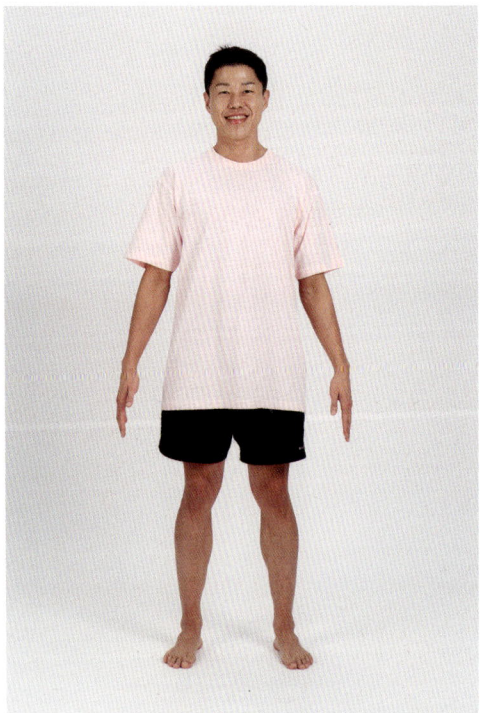

① 편안하게 서서 양발 간격은 어깨너비보다 약간 넓게 두세요.

2 양손을 올리고 팔꿈치로 좌우 골반을 번갈아가며 세 번 찍고, 네 번째에 한쪽 팔꿈치와 반대쪽 무릎이 만나도록 교차 무릎올리기(크로스 니업 cross knee up) 동작을 15회 실시하세요.

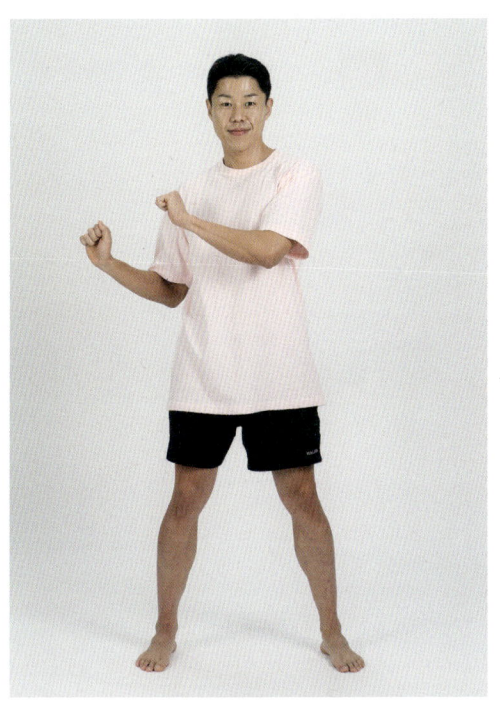

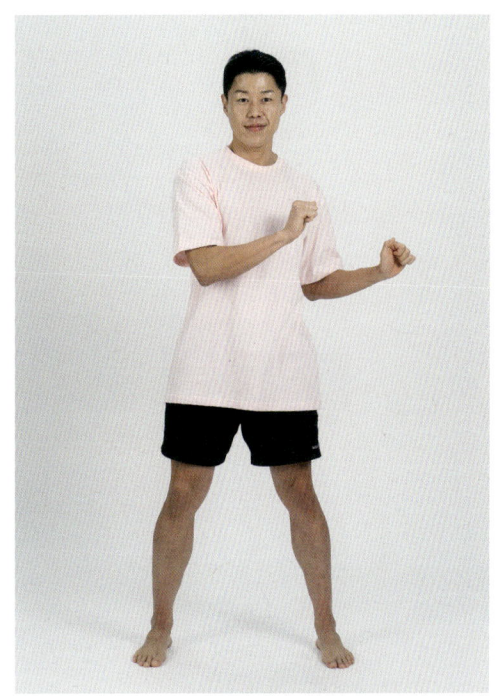

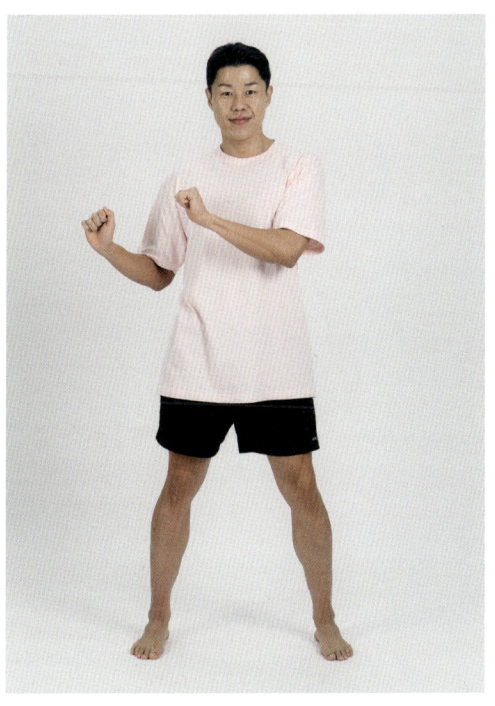

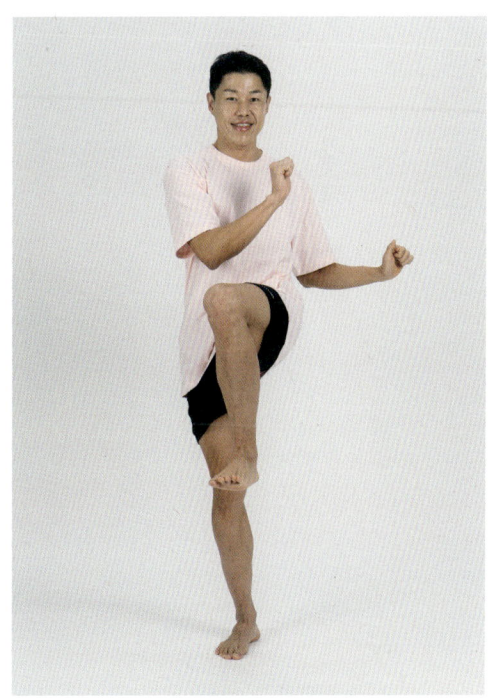

3 반대쪽도 똑같이 실시하세요. 양쪽을 각각 15회씩 동작하면 1세트입니다.

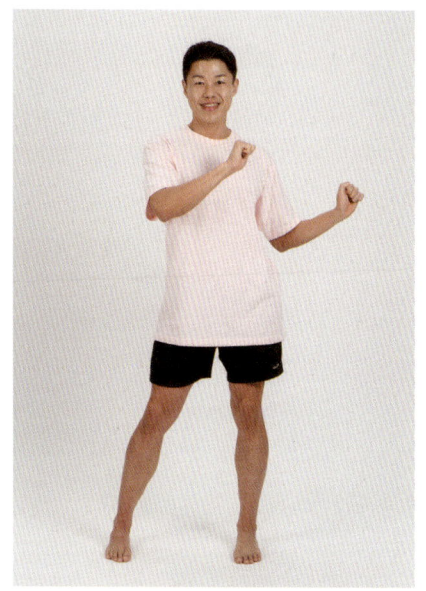 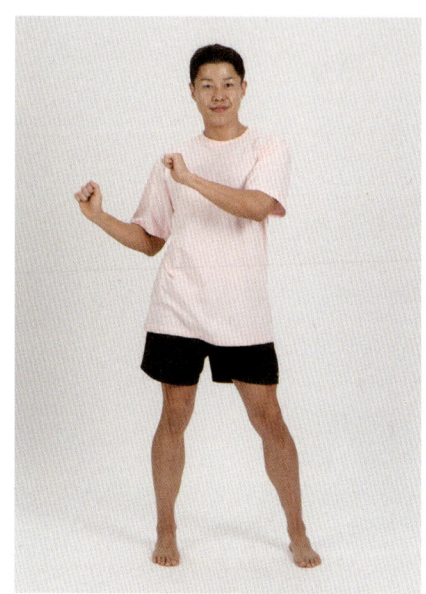

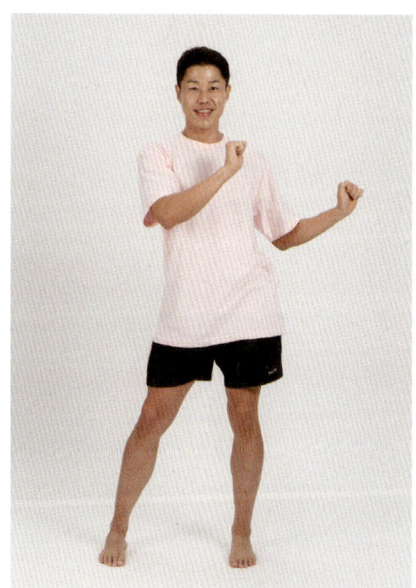 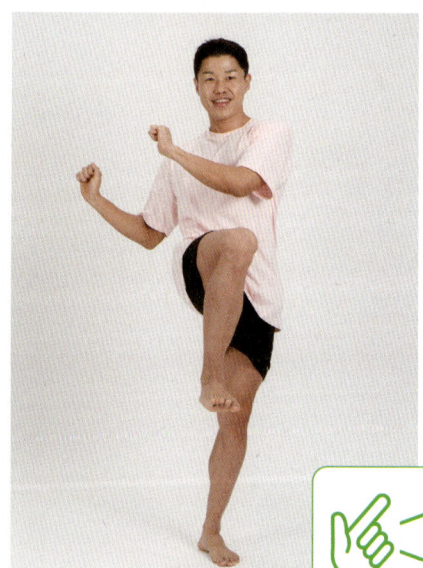

Tip

팔꿈치와 반대쪽 무릎이 가까워질수록 운동 효과가 커져요. 동작 이름처럼 누구보다 귀엽고 예쁘게 웃으면서 동작을 따라 하는 것이 포인트!

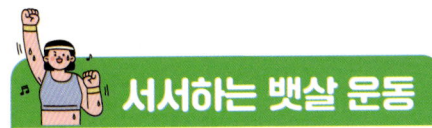
04 토 터치 킥 Toe Touch Kick

윗배부터 아랫배까지 뱃살 전체를 자극하는 운동이에요. 종아리부터 허벅지 뒤쪽까지 이어지는 하체 뒤쪽 셀룰라이트 제거에도 효과적이며, 유연성을 높이는 데도 도움이 되는 일석이조 동작이에요.

자극 부위	운동 횟수	쉬는 시간	소모 열량	주의 사항
 뱃살 전체	15회 x 4세트	30 ~ 45초	~35kcal	평소 허리가 안 좋거나 허벅지 뒤가 당기는 분은 처음부터 발끝을 터치하지 말고 무릎부터 터치하면서 점점 동작을 크게 해 보세요.

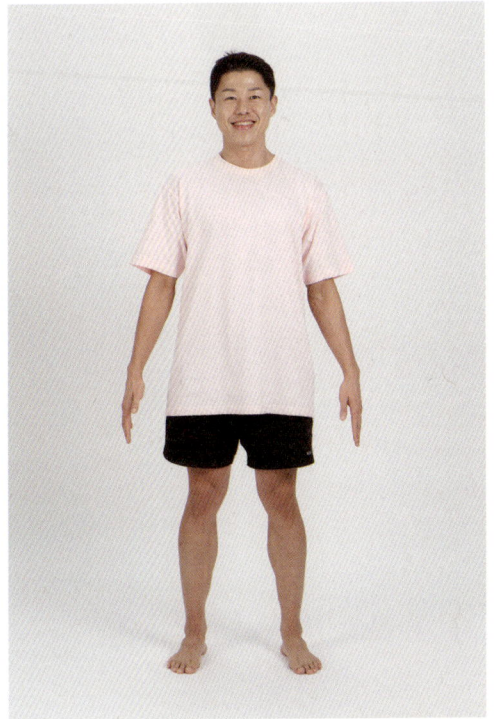

1 편안하게 서서 양발 간격은 어깨너비로 두세요.

2 양손을 머리 위로 뻗은 상태에서 발끝을 터치
해 보세요.

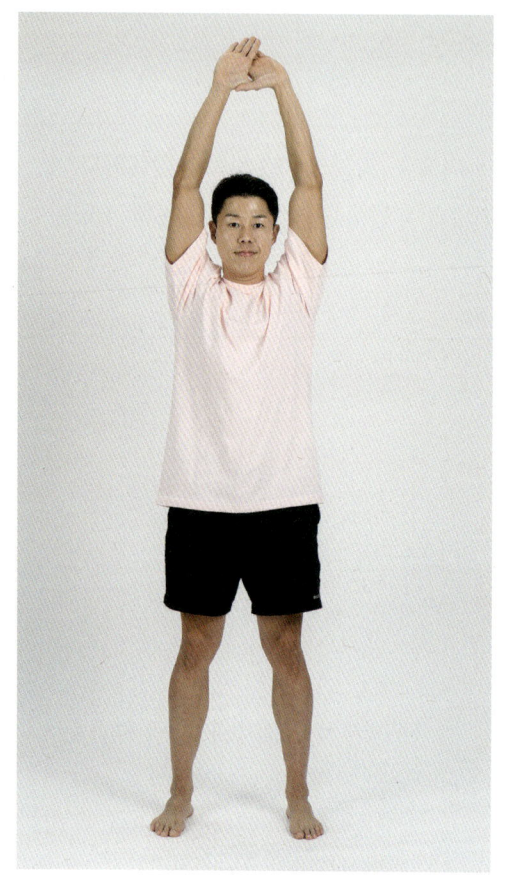

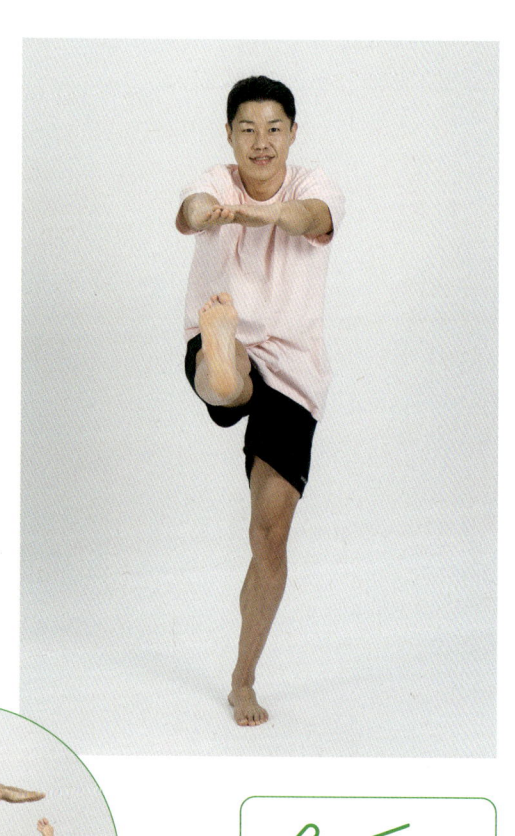

side

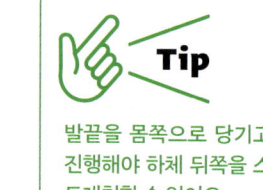

Tip

발끝을 몸쪽으로 당기고
진행해야 하체 뒤쪽을 스
트레칭할 수 있어요.

3 반대쪽도 똑같이 실시하세요. 양쪽을 한 번씩 동작하면 1회입니다.

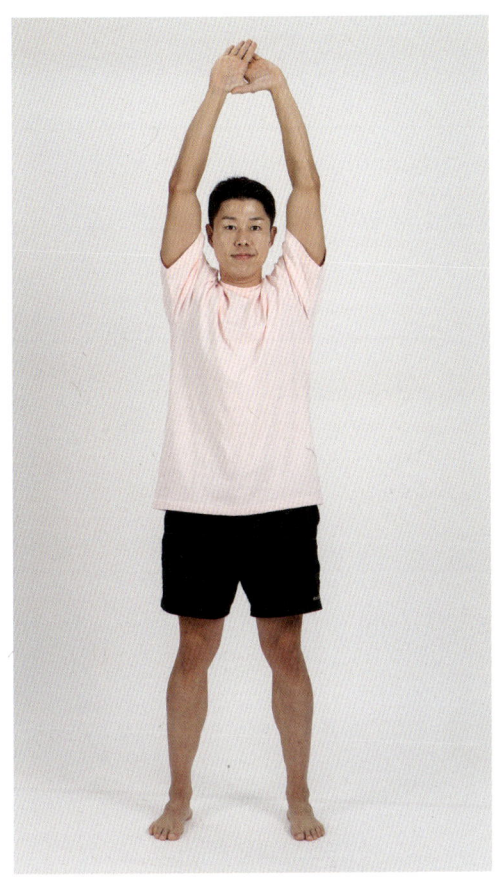

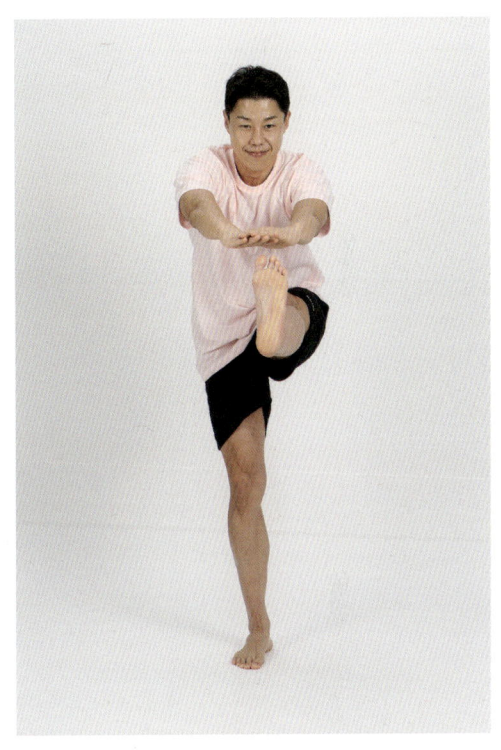

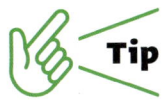 **Tip** 이 동작은 발끝을 몸쪽으로 당기고, 무릎이 굽지 않게 쭉 펴서 실시해 주세요. 이렇게 동작하면 뱃살뿐 아니라 종아리 스트레칭, 허벅지 뒤의 셀룰라이트 제거에도 탁월한 효과가 있어요. 상체도 자연스럽게 함께 숙이면 복부 지방을 더 빠르게 태울 수 있어요.

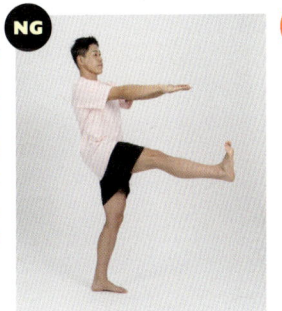

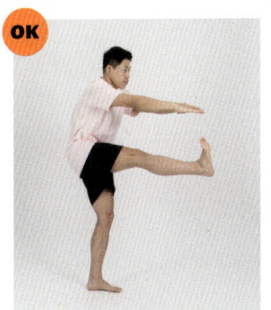

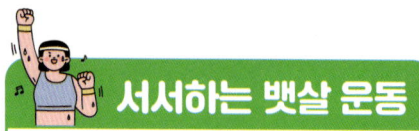

05 달려 달려

누구나 복근은 있죠. 다만 몸속에 숨겨 놓았을 뿐. 결국 지방이 빠져야 복근이 선명해집니다. 이 동작은 유산소 운동을 통해 복부 지방을 빼고 심폐 능력 또한 강화할 수 있어요.

자극 부위	운동 횟수	쉬는 시간	소모 열량
 뱃살 전체	15회 (양쪽 각각) x 4세트	30 ~ 45초	~35kcal

주의 사항

팔 동작이 헷갈려서 팔과 다리가 동시에 앞으로 나갈 수 있어요. 침착하게 뒤로 뺀 다리 쪽 팔을 앞으로 먼저 내민 상태에서 내민 팔을 뒤로 당기면서 동작을 시작하면 쉽게 따라 할 수 있습니다.

1 한쪽 다리를 뒤로 빼서 런지 자세를 취하세요.

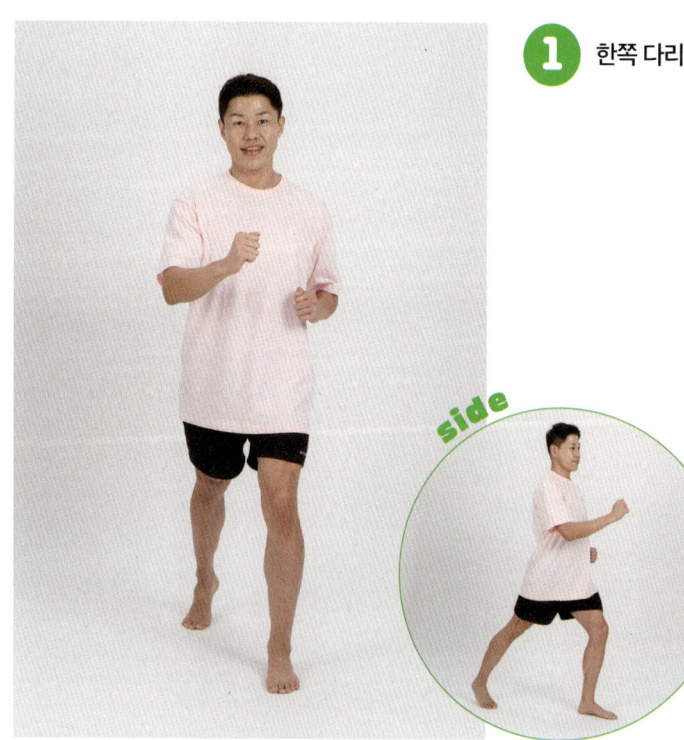

side

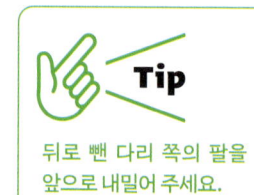
Tip

뒤로 뺀 다리 쪽의 팔을 앞으로 내밀어 주세요.

2 뒤로 뺀 다리의 무릎을 배꼽 높이까지 들어 올리면서, 반대쪽 팔꿈치를 몸통 앞쪽으로 당기세요. 이 동작을 15회 실시하세요.

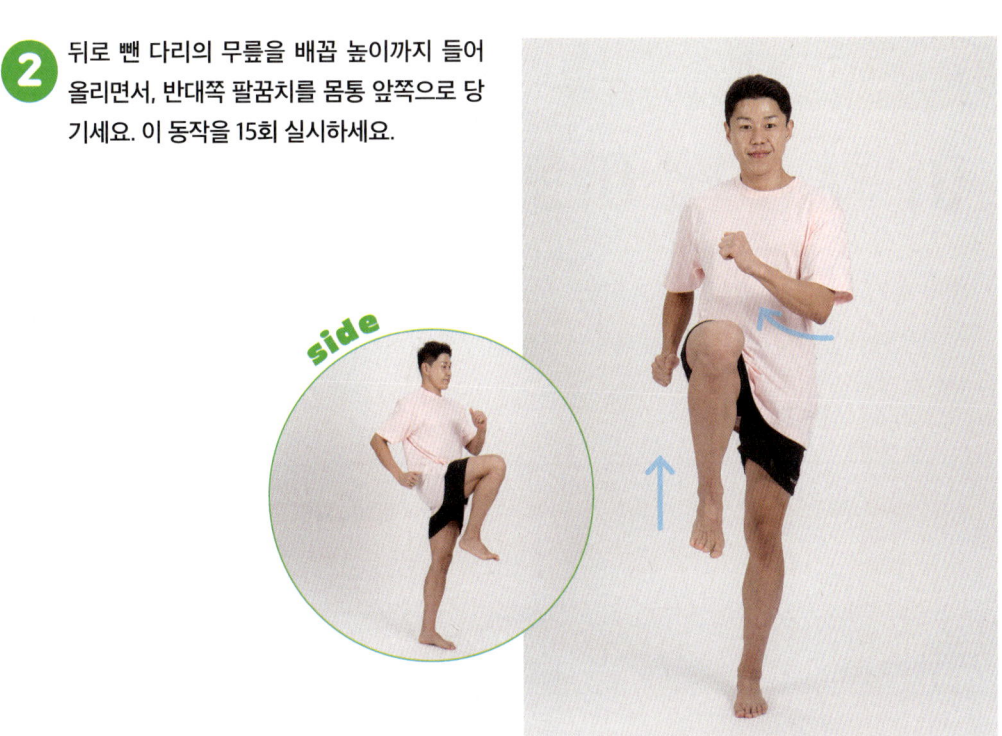

3 반대쪽도 똑같이 실시하세요. 양쪽을 각각 15회씩 동작하면 1세트입니다.

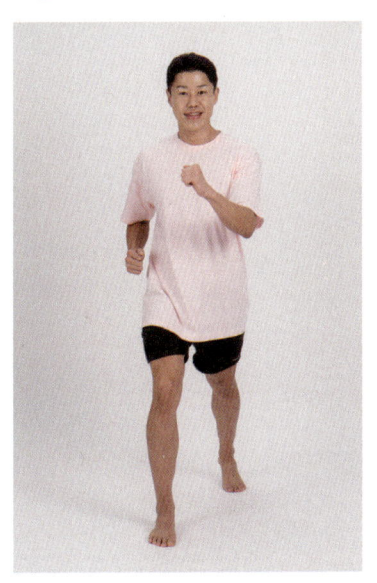
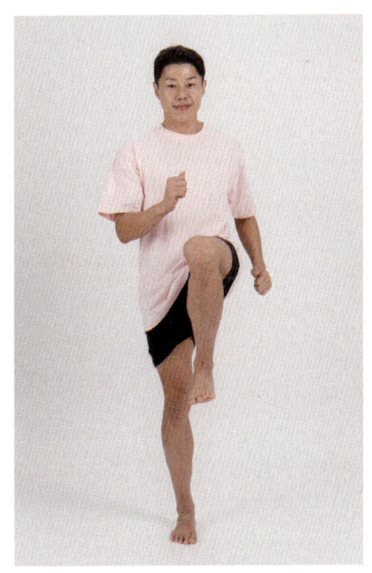

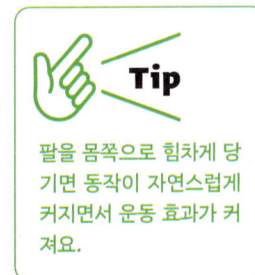

Tip

팔을 몸쪽으로 힘차게 당기면 동작이 자연스럽게 커지면서 운동 효과가 커져요.

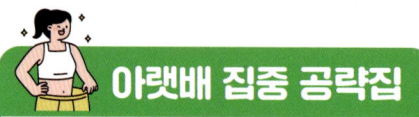
01 킥 & 탭 아웃 Kick & Tap Out

따라 하기 쉬우면서, 뱃살 감량과 팔뚝 살 라인까지도 정리해 주는 일석이조 동작이에요. 동작이 익숙해질수록 다리를 높게 해주면 뱃살 감량과 칼로리 소모 효과를 높일 수 있어요.

자극 부위	운동 횟수	쉬는 시간	소모 열량
아랫배	15회 x 4세트	30 ~ 45초	-30kcal

주의 사항

팔꿈치와 무릎 관절에 충격이 가지 않도록 복부의 긴장감을 유지하고 천천히 실시해 주세요.

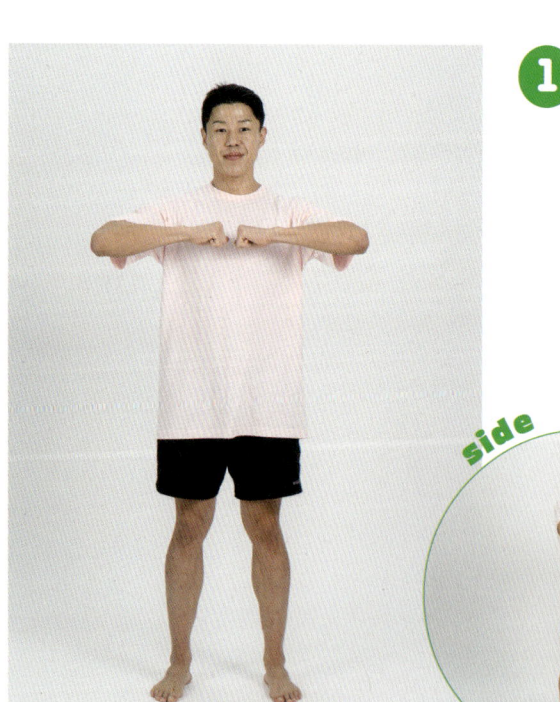

1 양발 간격은 어깨너비로 두고 주먹을 쥔 후 양팔을 겨드랑이 높이까지 올리세요.

side

2 양팔을 옆으로 펼치고 한쪽 다리를 들어 올리면서 가볍게 발차기(킥 kick) 동작을 하세요.

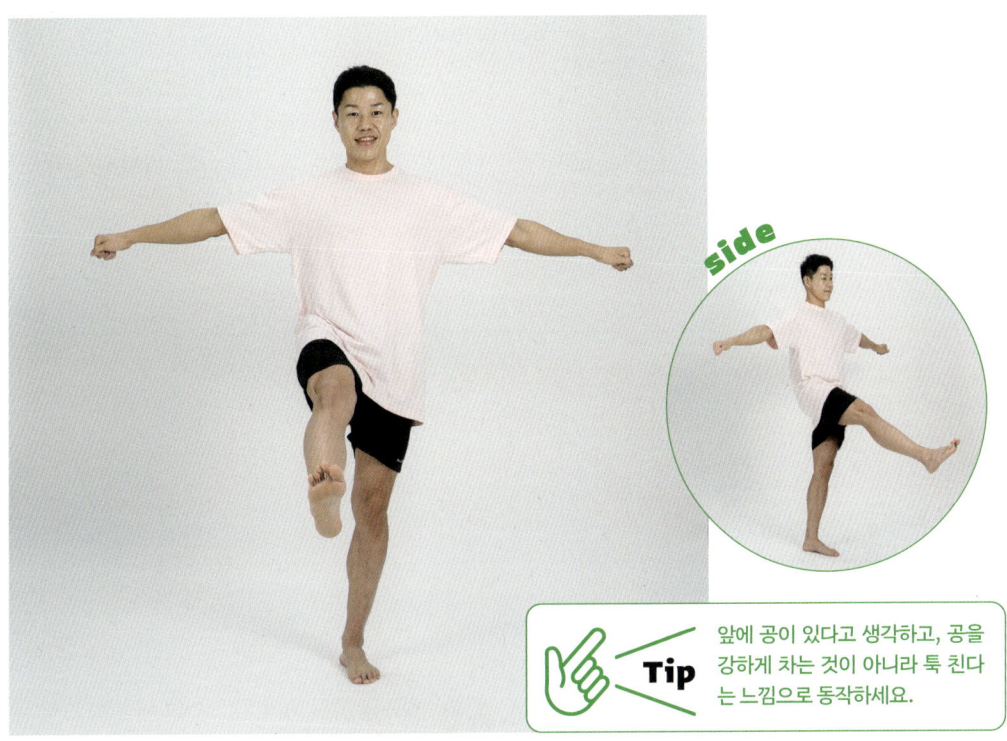

side

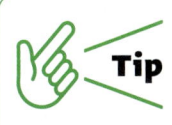 **Tip** 앞에 공이 있다고 생각하고, 공을 강하게 차는 것이 아니라 툭 친다 는 느낌으로 동작하세요.

3 반대쪽도 똑같이 실시하세요. 양쪽을 각각 한 번씩 동작하면 1회입니다.

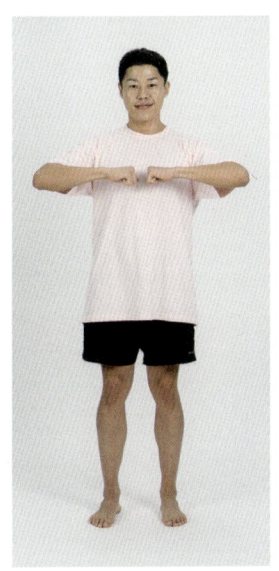

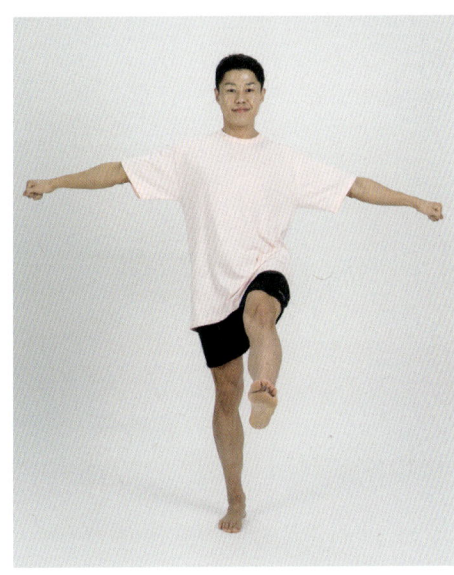

Tip

동작 진행할 때 아랫배를 등 뒤로 잡아당기는 느낌 을 주면 하복부에 긴장도 가 높아져 뱃살이 더 잘 빠져요.

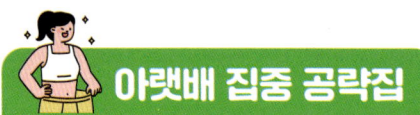

02 하이 니 찹 High Knee Chop

뱃살을 빨리 뺄 수 있는 유산소성 동작이에요. 뱃살을 감량하는 동시에 심폐 기능도 강화하는 효과가 최고인 운동이죠.

자극 부위	운동 횟수	쉬는 시간	소모 열량
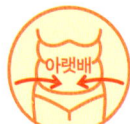 아랫배	15회 (양쪽 각각) x 4세트	30 ~ 45초	~35kcal

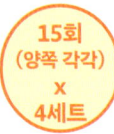 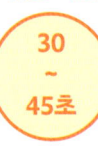 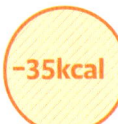

주의 사항

처음부터 빠르고 크게 동작하지 말고, 중심 잡기부터 시작하세요. 그러면 발목 안정성부터 코어 안정성까지 함께 훈련할 수 있어요.

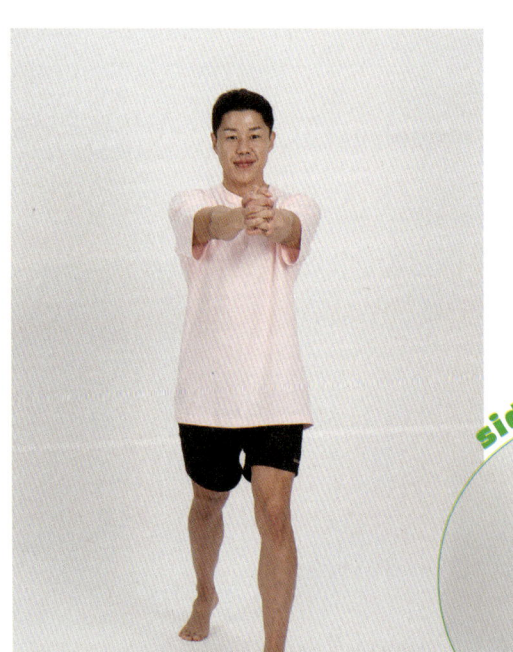

1 양손을 깍지 껴서 앞으로 쭉 내밀고, 한쪽 다리를 뒤로 빼서 런지 자세를 취하세요.

side

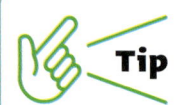

Tip

뒤로 뺀 다리의 뒤꿈치는 들어주세요.

2 한쪽 골반 쪽으로 양손을 힘차게 당기면서 무릎올리기(니업 knee up) 동작을 실시합니다.

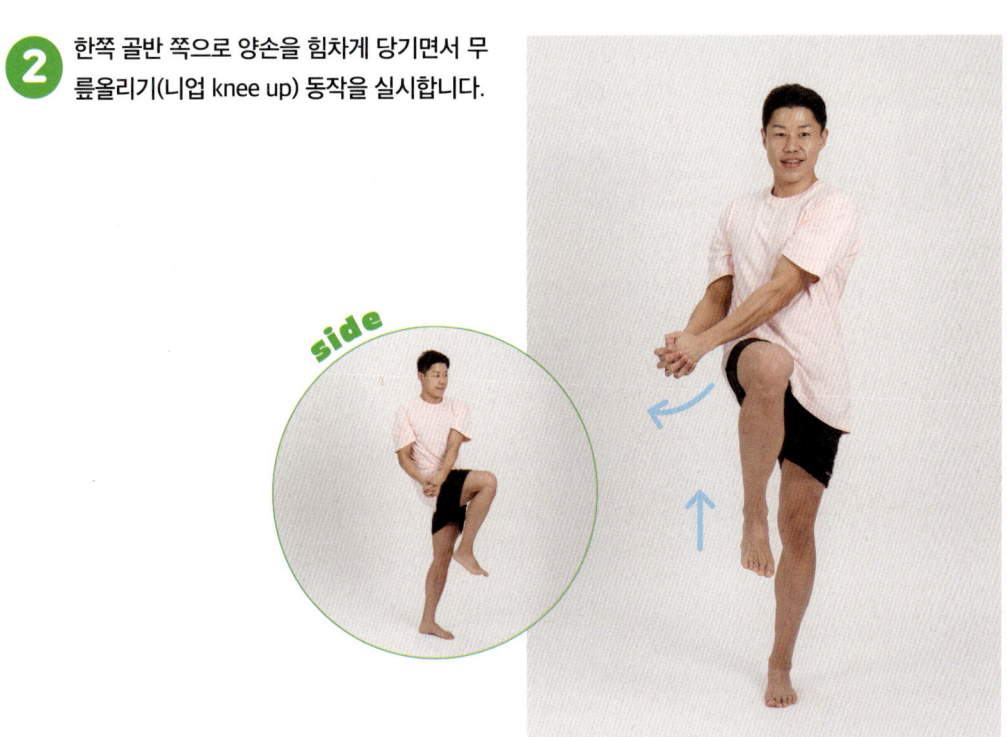

side

3 반대쪽도 똑같이 실시하세요. 양쪽을 각각 15회씩 동작하면 1세트입니다.

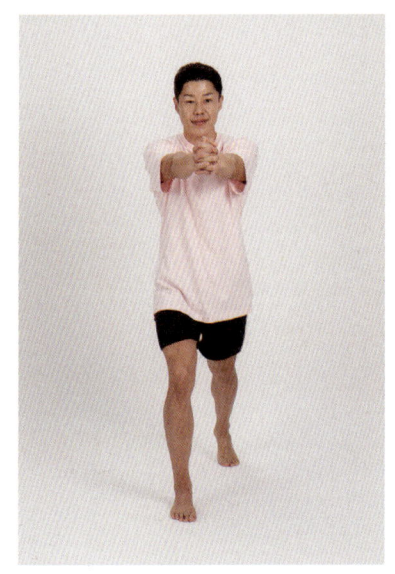

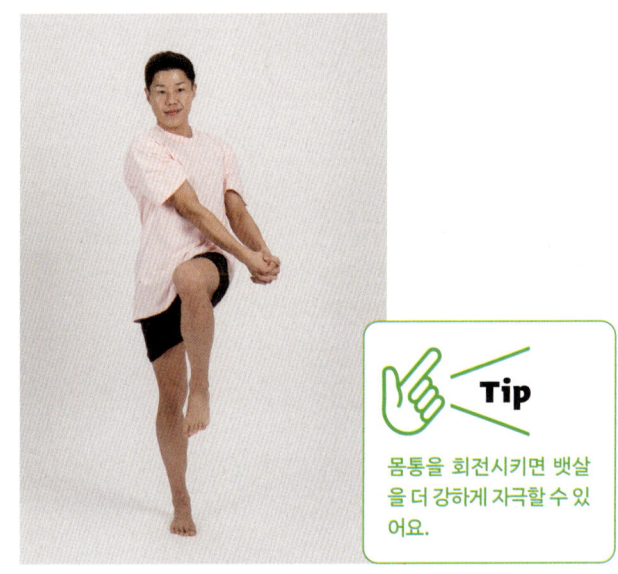

Tip

몸통을 회전시키면 뱃살을 더 강하게 자극할 수 있어요.

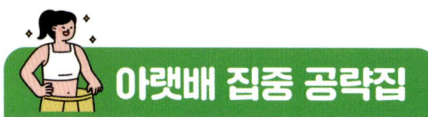
03 옹박 크런치 Crunch

하체의 움직임을 사용해서 아랫배를 집중적으로 감량할 수 있는 동작이에요. 다리를 높이 들어 올리고, 동작은 빨리 하기보다는 움직임 하나하나에 집중해서 실시해 보세요.

자극 부위	운동 횟수	쉬는 시간	소모 열량
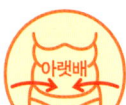 아랫배	15회 x 4세트	30 ~ 45초	-35kcal

주의 사항

다리를 내려놓을 때 충격이 가지 않도록 천천히 움직이세요. 천천히 내려놓을수록 뱃살 감량 효과도 극대화할 수 있고, 코어 능력 또한 강화할 수 있어요.

1 편안하게 서서 양발 간격은 어깨너비로 두고 양손은 올리세요.

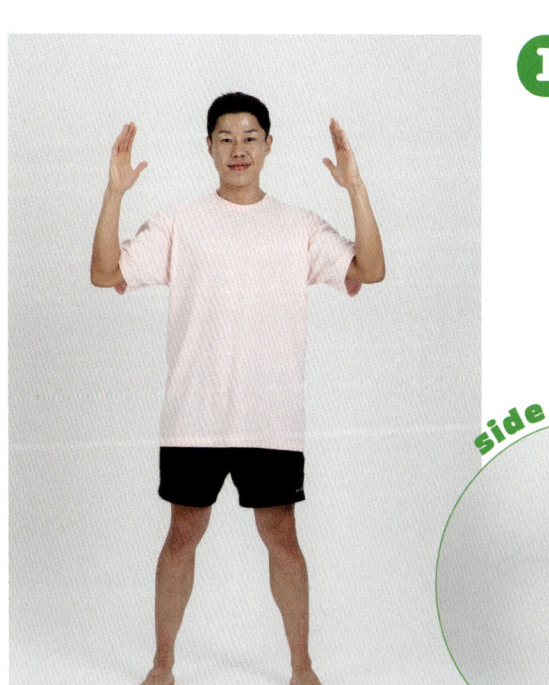

side

2 한쪽 다리를 옆으로 최대한 높게 들어 올리면서 무릎올리기(니업 knee up) 동작을 실시하세요.

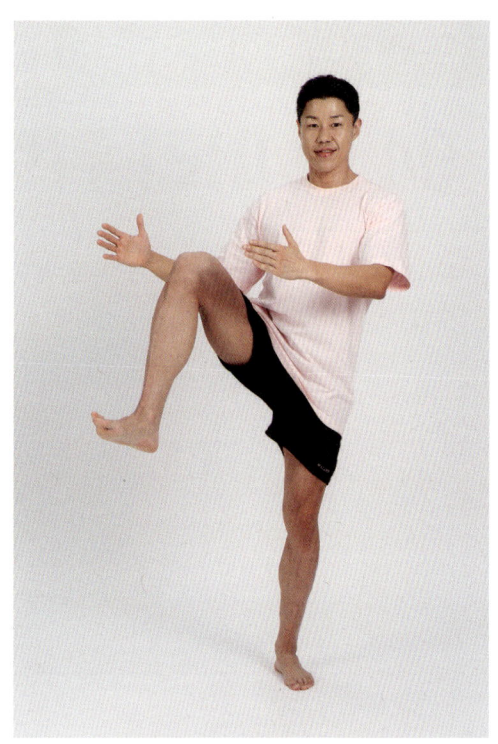

3 반대쪽도 똑같이 실시하세요. 양쪽을 한 번씩 동작하면 1회입니다.

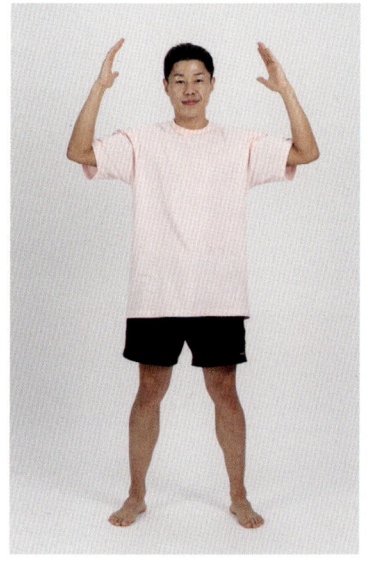
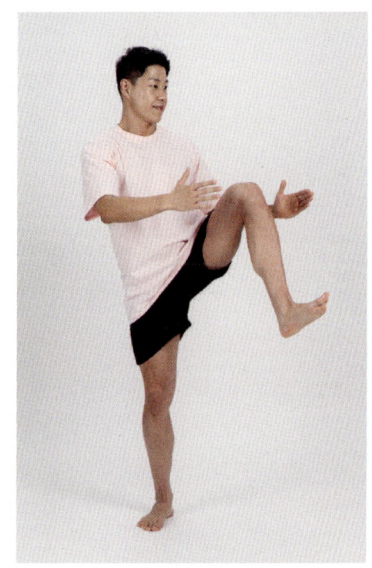

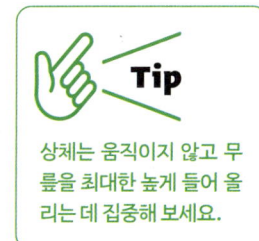
Tip
상체는 움직이지 않고 무릎을 최대한 높게 들어 올리는 데 집중해 보세요.

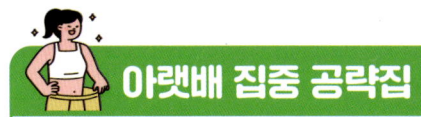
04 손 머리 뒤로 하고 러닝

우리는 누구나 복근을 가지고 있어요. 복근이 보이지 않는 이유는 체지방 때문이죠. 러닝 동작은 관절 부담 없이 집에서도 체지방을 빠르게 걷어내 주는 동작이에요.

자극 부위	운동 횟수	쉬는 시간	소모 열량
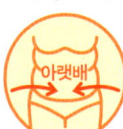 아랫배	30초 x 4세트	30 ~ 45초	-35kcal

주의 사항

손을 머리 뒤로 올리면 자연스럽게 하복부에 긴장감이 느껴져요. 이 긴장감을 잘 느끼면서 동작을 실시해 주세요.

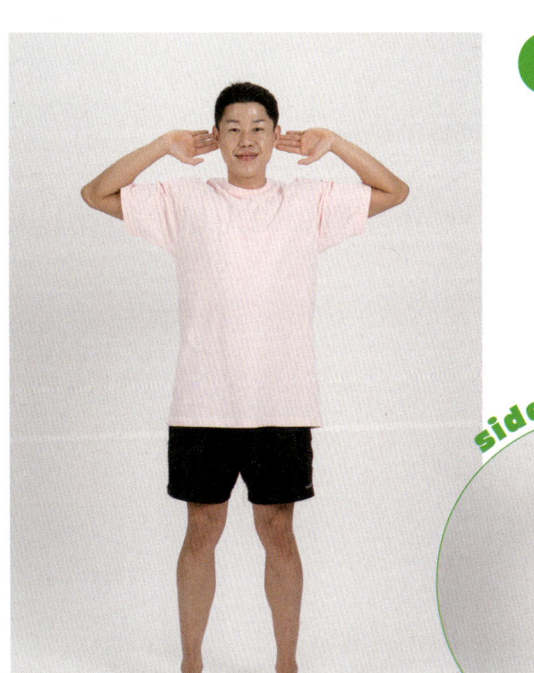

① 편안하게 서서 양발 간격은 어깨너비로 두고 양손은 머리 뒤로 올리세요.

side

2 배꼽 아래를 등 뒤로 잡아당기는 느낌이 들도
록 힘을 주면서 제자리에서 뛰어주세요.

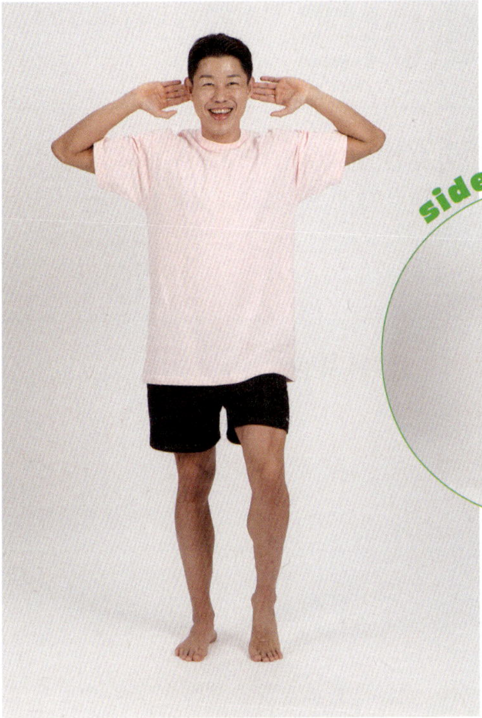

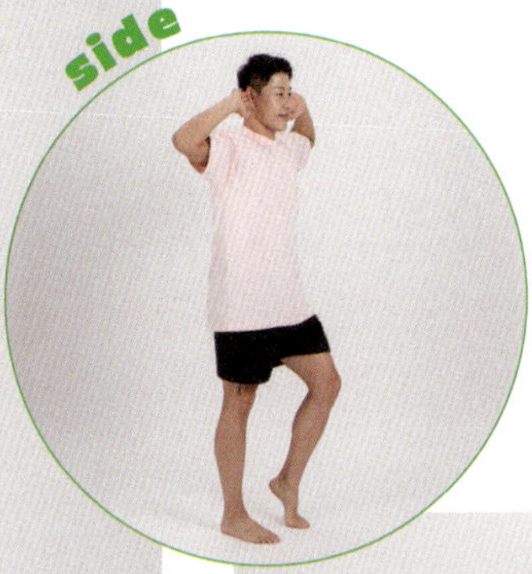

side

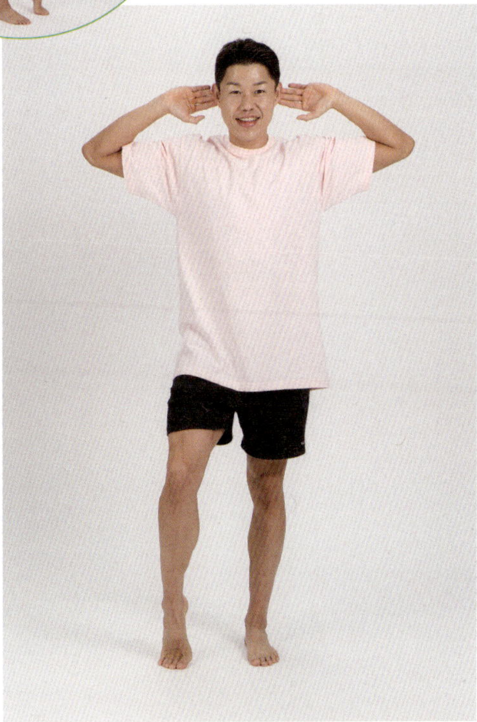

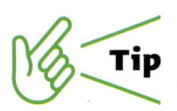

Tip 제자리 뛸 때 소리 나지 않게 최대
한 사뿐사뿐 뛰어야 몸속 핵심 근
육도 함께 강화할 수 있고 복부 지
방을 더 많이 태울 수 있어요.

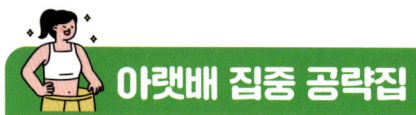
05 스탠딩 레그 레이즈 Standing Leg Raise

아랫배를 집중적으로 자극하는 동작이에요. 하복부 근육이 골반 쪽까지 있으므로, 골반을 말아 올린다고 생각하면 아랫배를 더욱 집중적으로 자극할 수 있어요.

자극 부위	운동 횟수	쉬는 시간	소모 열량	주의 사항
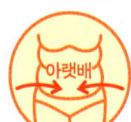 아랫배	15회 x 4세트	30 ~ 45초	-35kcal	힘으로 강하게 움직이지 말고, 부드럽게 골반과 몸통을 둥글게 마는 것이 키 포인트.

1 편안하게 서서 양발 간격은 어깨너비로 두고 양손은 올리세요.

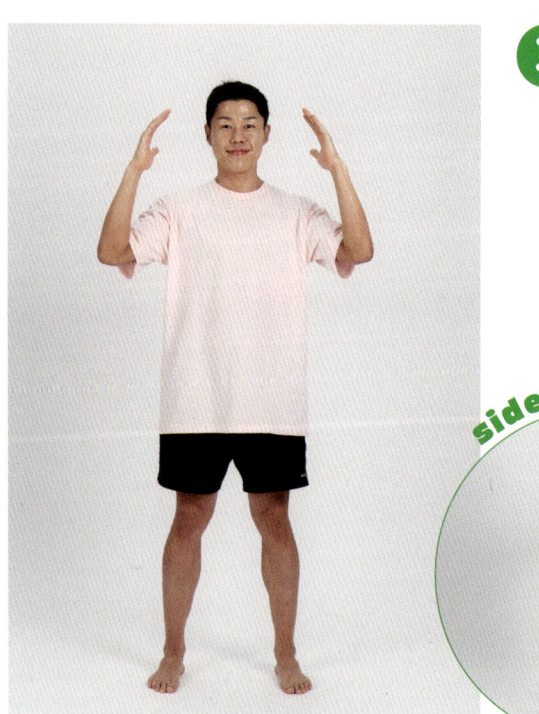

side

2 한쪽 다리를 들어 올리면서 양손은 아래쪽으로 뻗으세요. 이때 몸통과 골반을 둥글게 말아주세요.

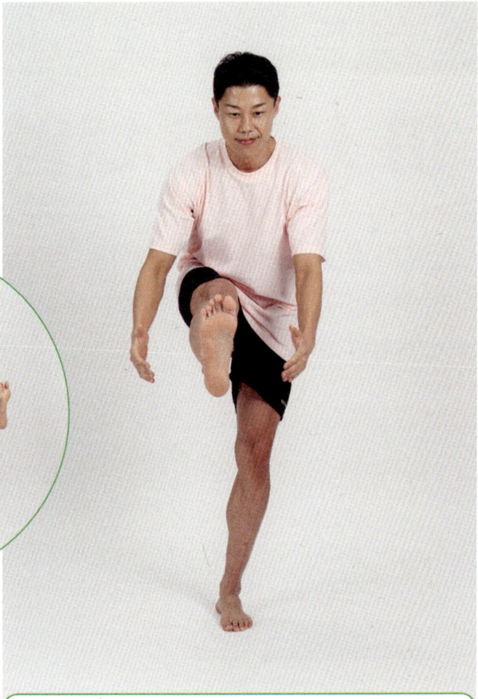

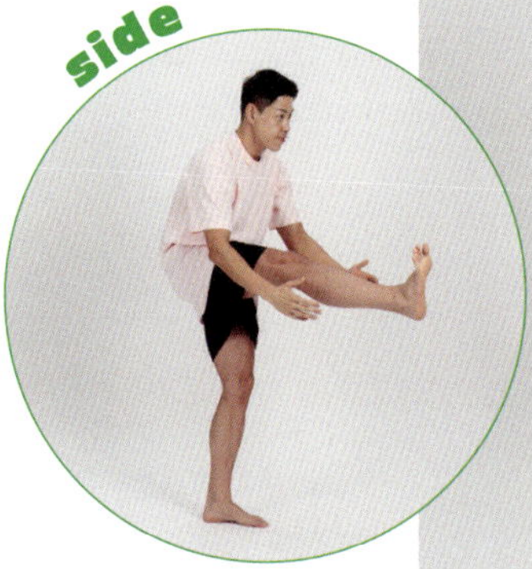

side

Tip 상체도 함께 숙이면 뱃살을 더 강하게 자극할 수 있어요.

3 반대쪽도 똑같이 실시하세요. 양쪽을 한 번씩 동작하면 1회입니다.

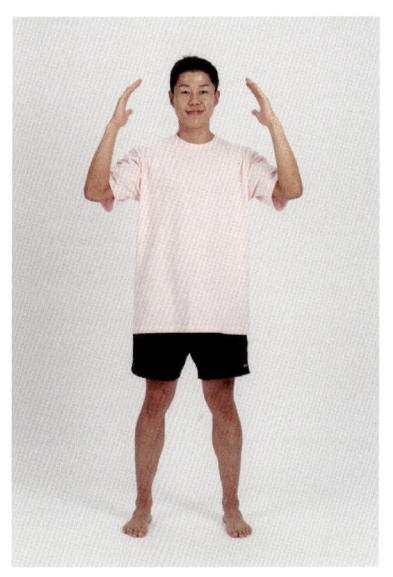

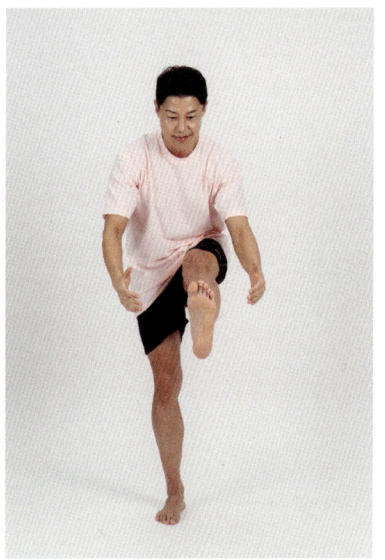

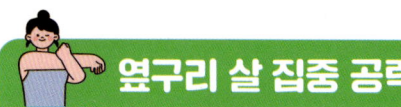
01 사이드 니업 Side Knee Up

옆구리 살을 집중적으로 자극하는 동작이에요. 눈으로 보면 팔꿈치와 무릎이 만나지만, 복사근(옆구리)을 정확히 자극하기 위해서 갈비뼈와 골반 사이 간격을 좁힌다고 생각하고 동작을 취해 보세요.

자극 부위	운동 횟수	쉬는 시간	소모 열량
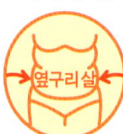 →옆구리살←	15회 x 4세트	30 ~ 45초	~35kcal

주의 사항

지탱하는 다리의 무릎을 펴고 동작을 진행하세요. 다리를 내려놓을 때는 천천히 움직입니다.

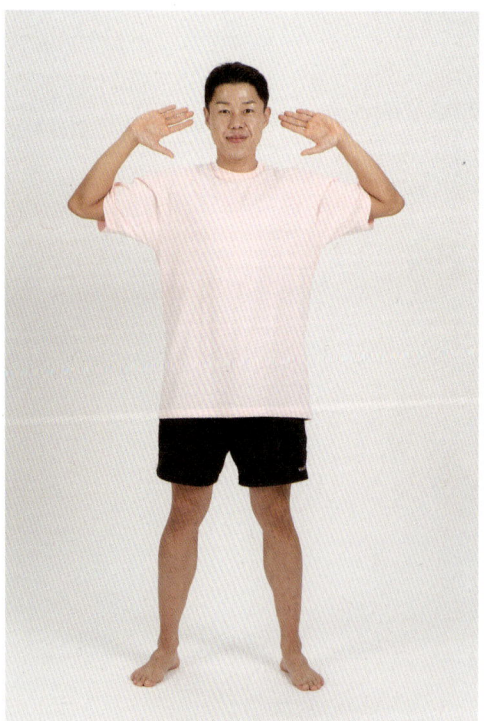

1 양발 간격은 어깨너비로 두고 팔을 접어 양손을 귀 옆에 올리세요.

2 팔꿈치와 무릎이 만나도록 무릎을 측면으로 들어 올리면서 상체는 숙이세요.

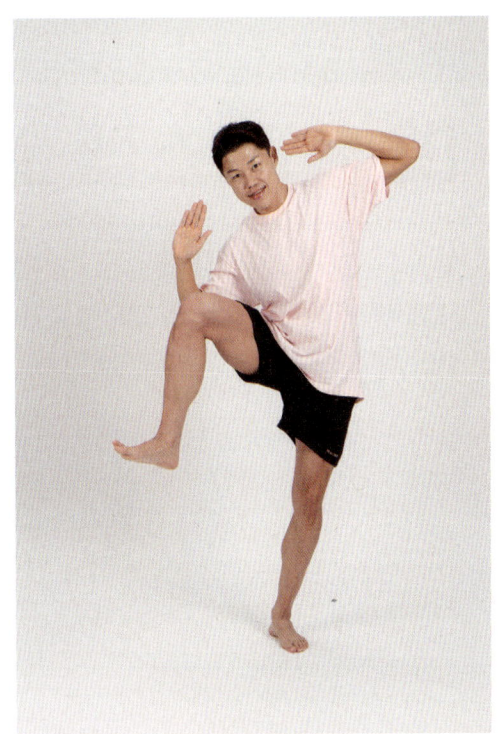

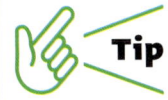 **Tip** 갈비뼈와 골반 사이 간격을 좁힌 다고 생각하면서 근육을 수축해 야 옆구리 살을 더욱 강하게 자극 할 수 있어요.

3 반대쪽도 똑같이 실시하세요. 양쪽을 한 번씩 동작하면 1회입니다.

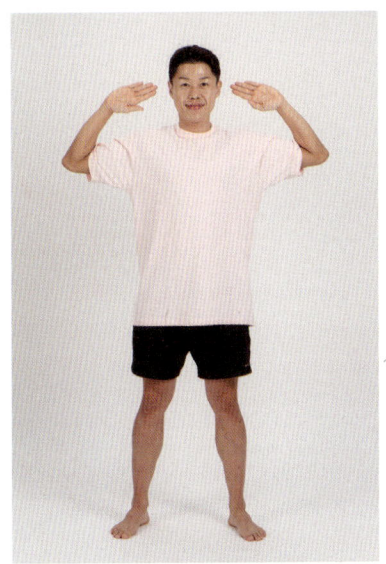

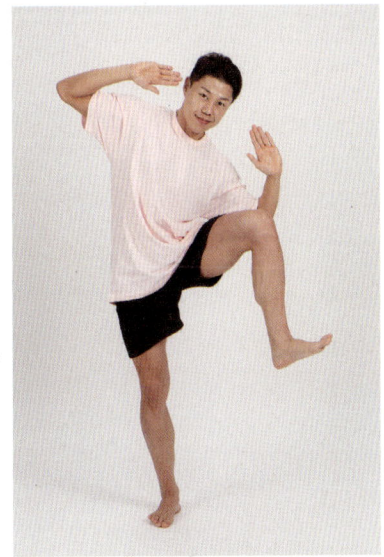

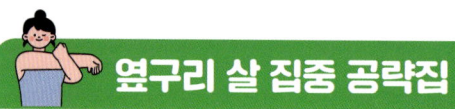
02 워킹 스텝 & 오블리크 Walking Step & Oblique

옆구리 살을 자극하는 동작과 유산소 동작을 결합한 운동이에요. 앞으로 이동했다가 뒤로 도 이동하기 때문에 기능적으로도 도움이 되는 동작이에요. 동작은 쉽지만 실제 따라 해 보면 숨이 차면서 기분도 상쾌해질 거예요.

자극 부위	운동 횟수	쉬는 시간	소모 열량	주의 사항
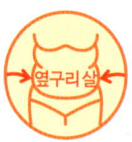 옆구리살	15회 x 4세트	30 ~ 45초	–30kcal	이동하는 동작을 할 때 발 딛는 소리가 나지 않게 노력하면 자연스럽게 코어 근육을 사용할 수 있어요. 갈비뼈와 골반 사이 간격을 좁히도록 실시해 주세요.

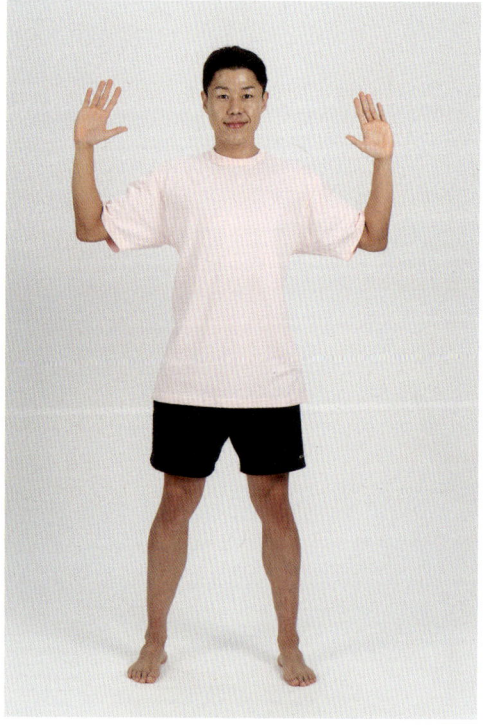

1 양발 간격은 어깨너비로 두고 양팔을 90도 각도로 접어주세요.

2 한쪽 다리를 앞으로 이동하면서 팔꿈치를 골
반으로 눌러주세요.

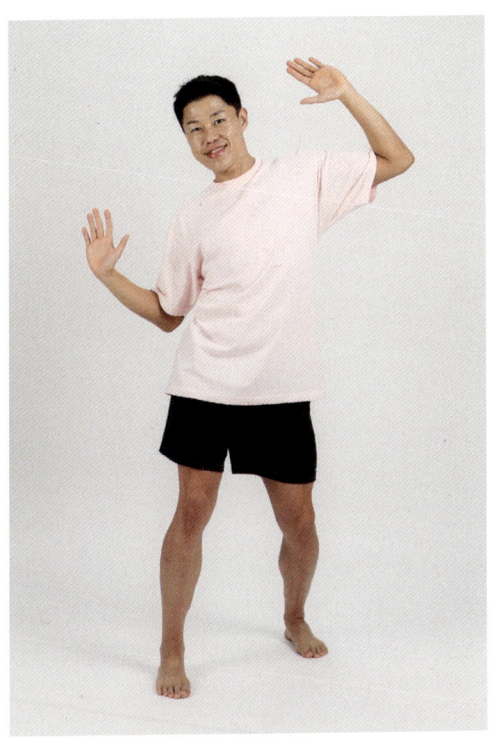

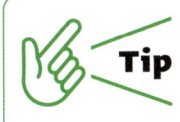 **Tip** 팔꿈치를 골반으로 눌러줄 때 갈
비뼈와 골반 사이 간격을 좁히도
록 당겨주세요. 자극점을 찾기
어려울 땐 어깨를 아래쪽으로 눌
러준다고 생각해 보세요.

3 반대쪽 다리도 앞으로 이동하면서 팔꿈치를
골반으로 눌러주세요.

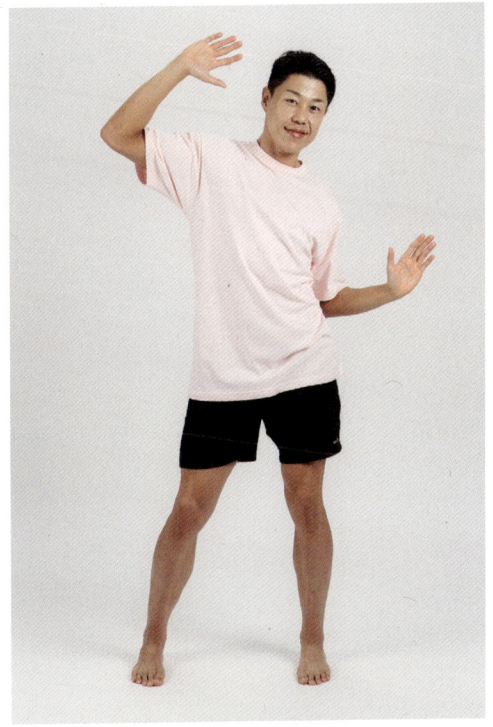

2번에 움직인 다리를 뒤로 이동하면서 팔꿈치를 골반으로 눌러주세요.

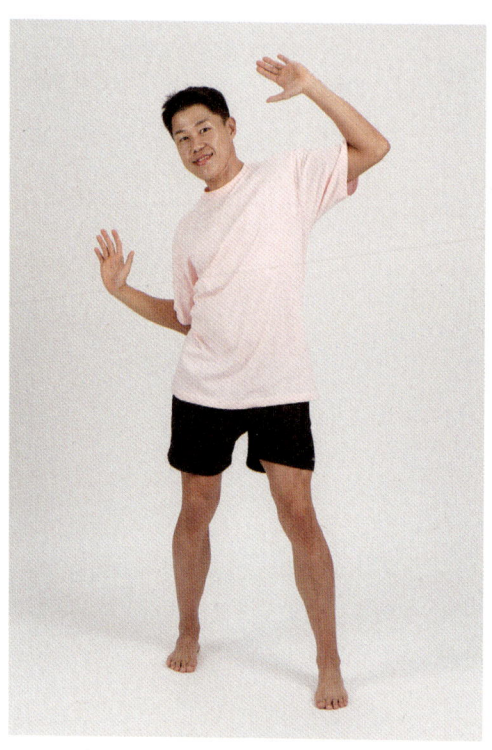

5 반대쪽 다리도 뒤로 이동하면서 팔꿈치를 골반으로 눌러주세요. 앞뒤로 이동하면 1회입니다.

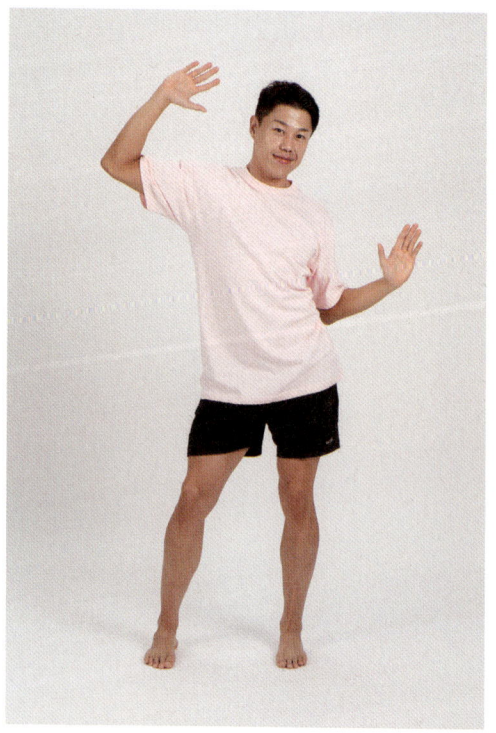

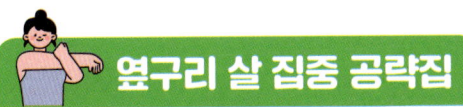

03 펀치 & 크로스 킥 Punch & Cross Kick

치기(펀치 punch) 동작과 차기(킥 kick) 동작이 교차로 일어나기 때문에 옆구리 살을 더욱 강하게 자극할 수 있어요. 팔뚝 살과 허벅지살 라인을 다듬어 주는 효과가 있어요.

자극 부위	운동 횟수	쉬는 시간	소모 열량	주의 사항
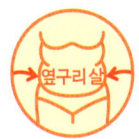 옆구리 살	15회 x 4세트	30 ~ 45초	-30kcal	몸통을 억지로 회전하면 허리를 다칠 수 있으니 주의해 주세요.

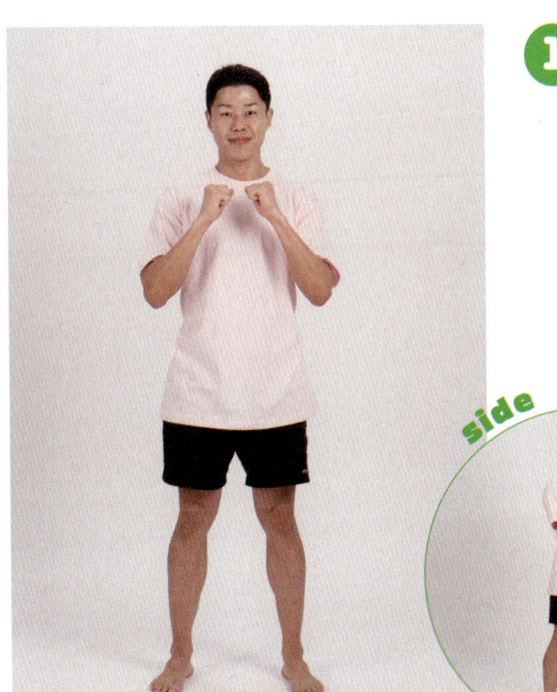

1 양발 간격은 어깨너비로 두고, 양손은 주먹을 쥐고 가슴 높이에 올리세요.

side

2 한쪽 손을 대각선 앞으로 뻗으면서 교차로 차기(킥 kick) 동작을 취합니다.

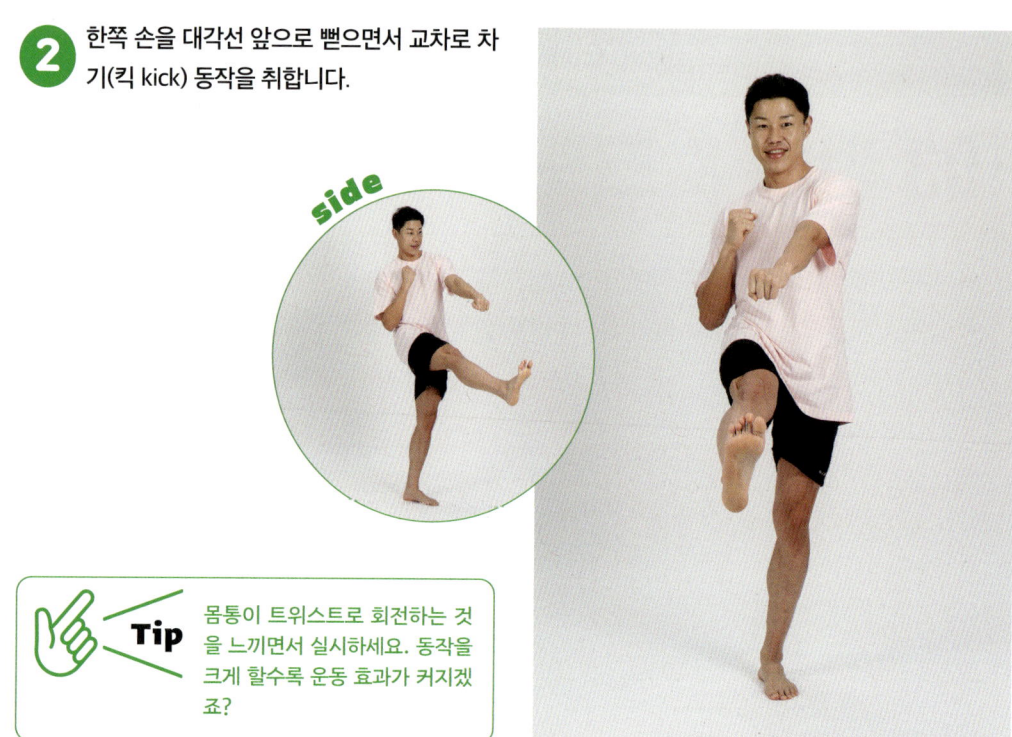

side

Tip 몸통이 트위스트로 회전하는 것을 느끼면서 실시하세요. 동작을 크게 할수록 운동 효과가 커지겠죠?

3 반대쪽도 똑같이 실시하세요. 양쪽을 한 번씩 동작하면 1회입니다.

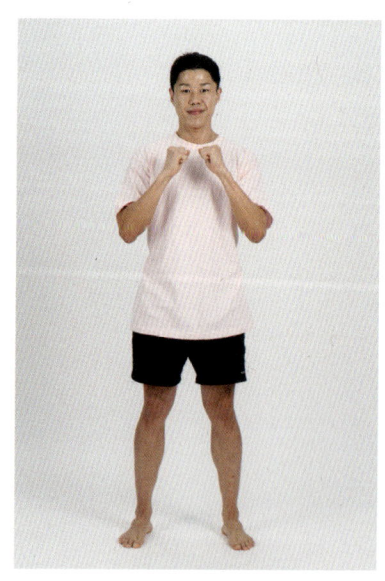

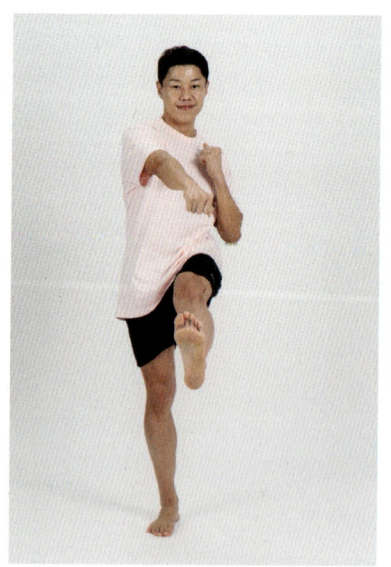

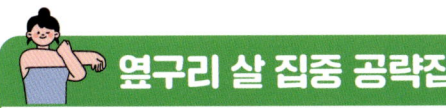

04 와이드 스탠스 크로스 니업
Wide Stance Cross Knee Up

복부 지방을 빼는 동시에 허벅지 안쪽 라인까지 정리할 수 있는 동작이에요. 보폭이 넓어지면서 동작이 더 커지고, 그로 인해 운동 효과도 더 커질 수 있어요.

자극 부위	운동 횟수	쉬는 시간	소모 열량
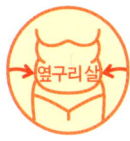 옆구리살	15회 x 4세트	30 ~ 45초	-35kcal

주의 사항

보폭이 넓어지면 동작이 커지면서 몸 중심(코어)의 안정성을 잡기가 더 어려우니 중심을 잡아가면서 천천히 진행해 보세요.

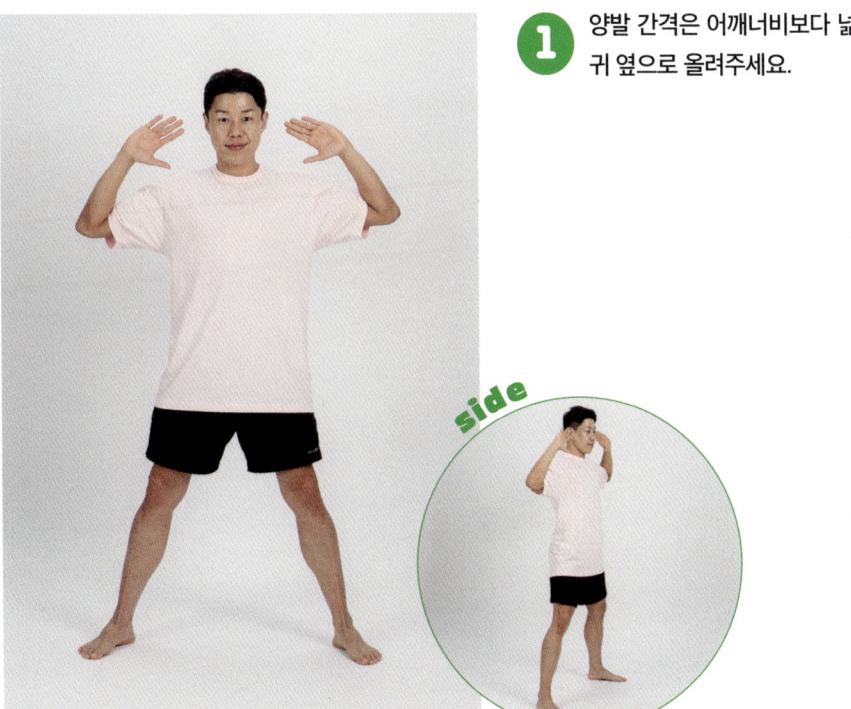

1 양발 간격은 어깨너비보다 넓게 두고 양손을 귀 옆으로 올려주세요.

side

2 팔꿈치와 반대쪽 무릎이 만나도록 교차(크로스 cross)로 무릎올리기(니업 knee up) 동작을 실시하세요.

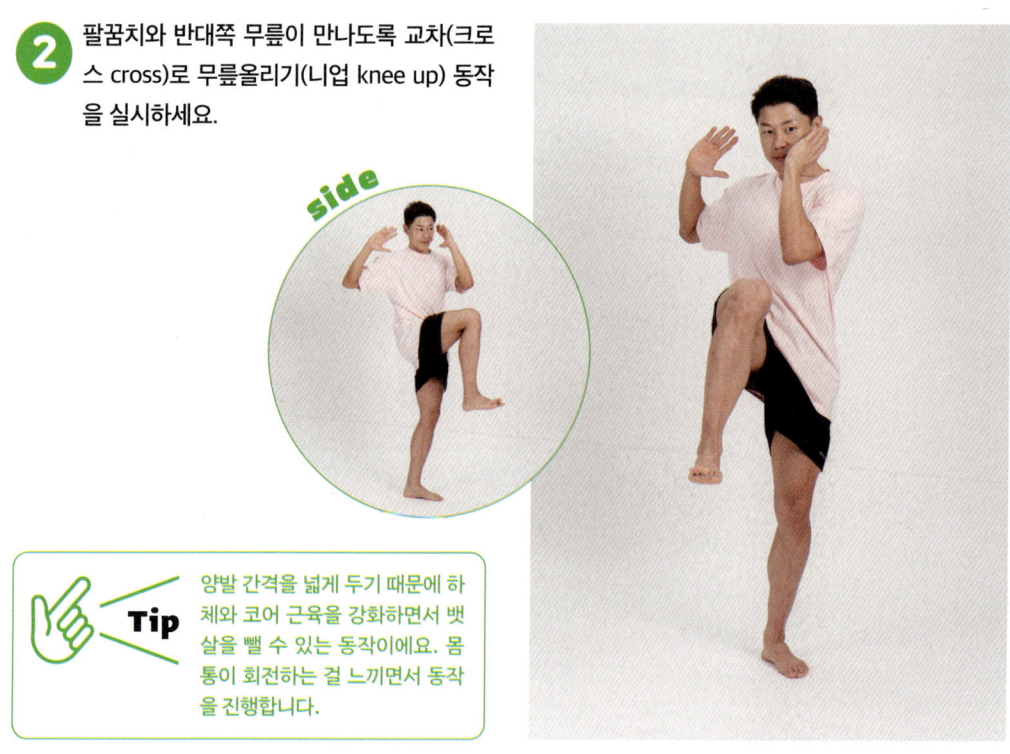

side

Tip 양발 간격을 넓게 두기 때문에 하체와 코어 근육을 강화하면서 뱃살을 뺄 수 있는 동작이에요. 몸통이 회전하는 걸 느끼면서 동작을 진행합니다.

3 반대쪽도 똑같이 실시하세요. 양쪽을 한 번씩 동작하면 1회입니다.

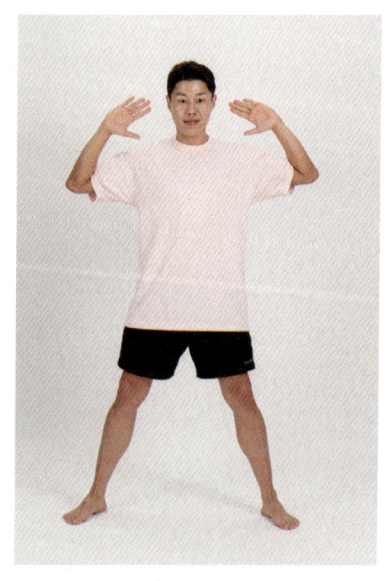

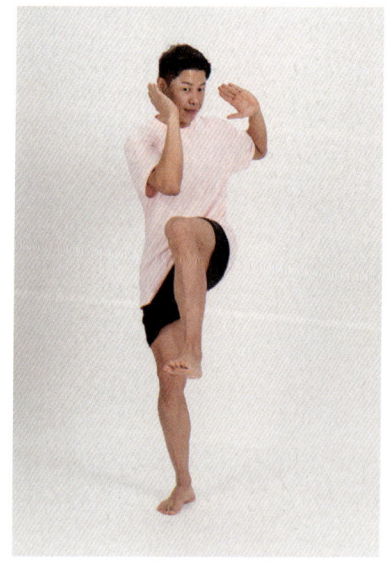

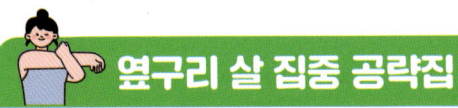

05 스탠딩 토 터치 Standing Toe Touch

뱃살을 빼는 동시에 허벅지 뒤쪽의 유연성을 기르고 군살을 제거할 수 있는 동작이에요.

자극 부위	운동 횟수	쉬는 시간	소모 열량
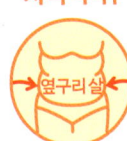옆구리살	15회 x 4세트	30 ~ 45초	-30kcal

주의 사항

동작을 진행할 때 무릎이 굽지 않게 주의하세요. 발끝에 손이 닿지 않는 경우는 정강이부터 시작합니다.

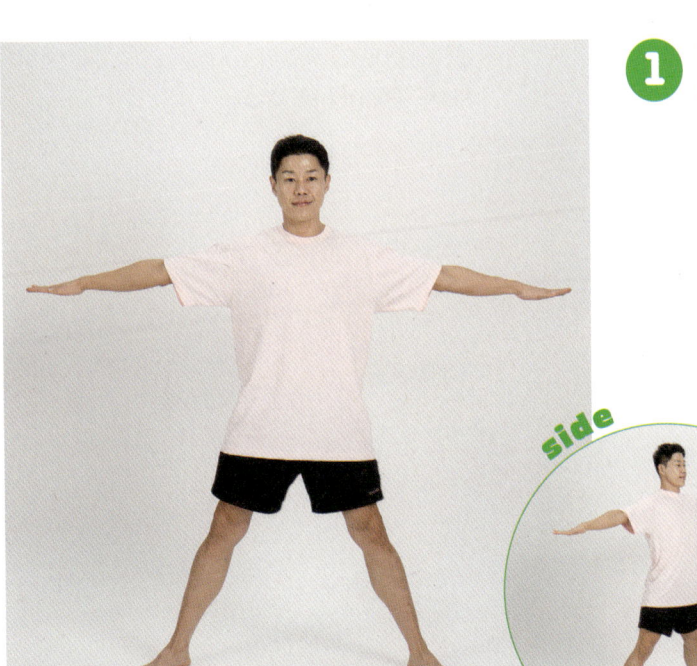

1 양발은 어깨너비보다 넓게 두고 양손을 양옆으로 펼치세요.

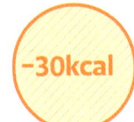

side

2 상체는 숙이면서 손끝으로 반대쪽 발끝을 터 치하세요.

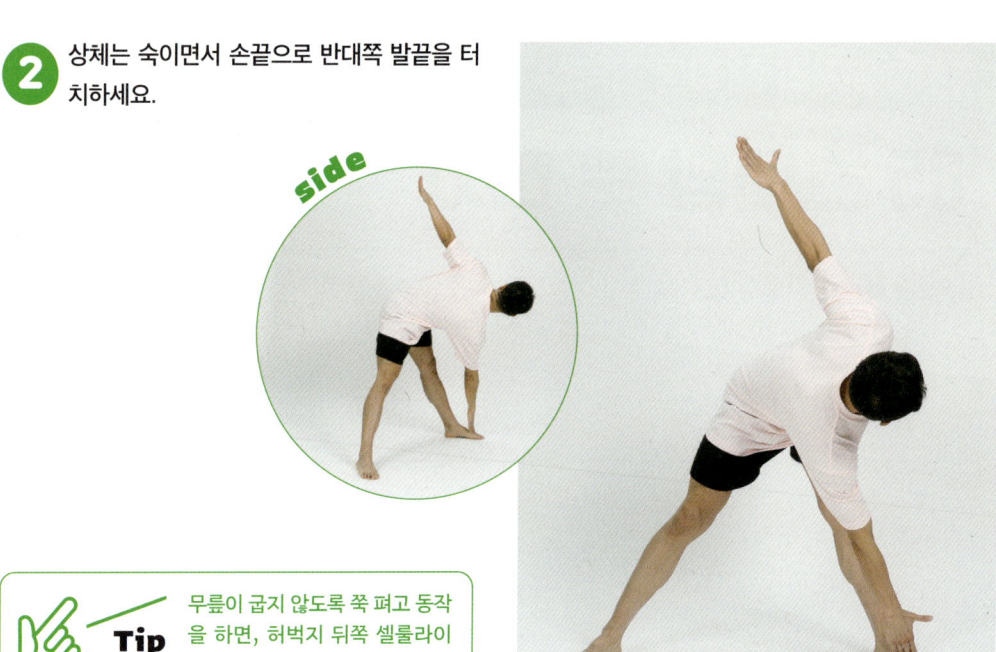

Tip 무릎이 굽지 않도록 쭉 펴고 동작을 하면, 허벅지 뒤쪽 셀룰라이트를 제거하는 효과도 볼 수 있어요. 상체도 숙여서 해야 운동 강도가 높아집니다.

3 반대쪽도 똑같이 실시하세요. 양쪽을 한 번씩 동작하면 1회입니다.

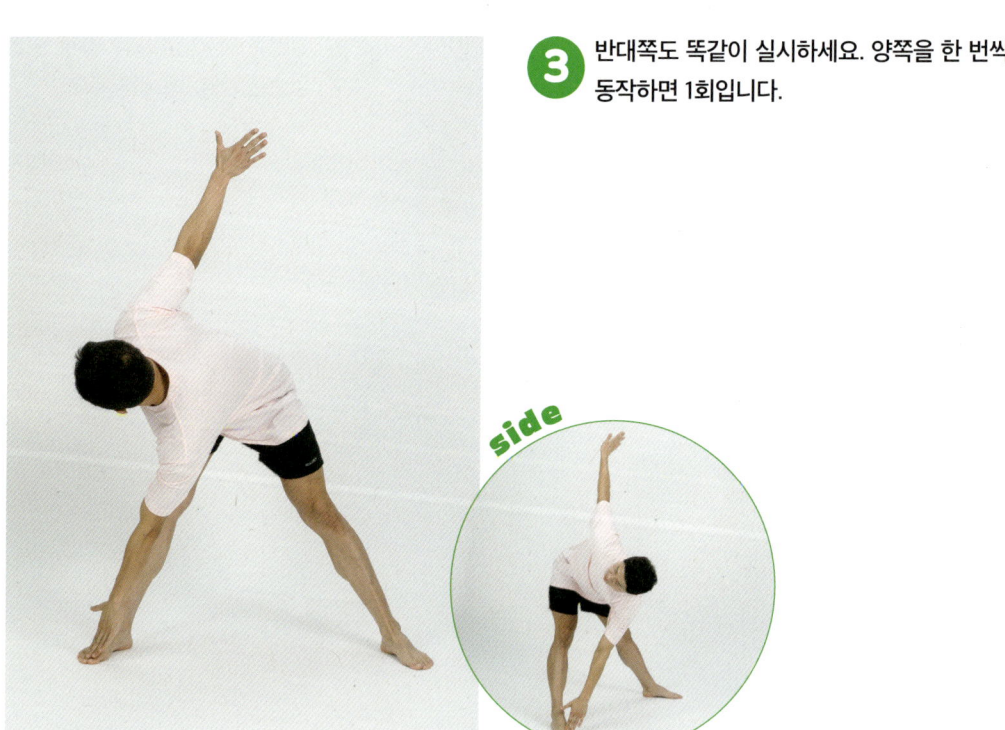

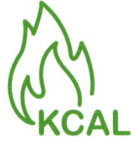

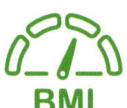

PART 1

체지방
폭파 운동
배우기

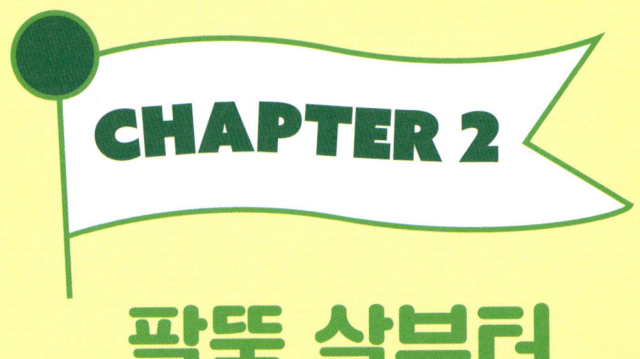

CHAPTER 2

팔뚝 살부터
빼드리겠습니다

여러분! 이번 챕터에서는 여성이 가장 빼고 싶어 하는 부위인 '팔뚝 살' 운동을 해 볼 거예요. 집에서도 맨몸으로 누구나 쉽게 따라 할 수 있는 동작으로 구성해 보았어요. 김쌤의 꿀팁만 잘 따라오면 이번 여름엔 예쁜 팔 라인을 자랑할 수 있을 거예요. 동작이 어렵지는 않으니 시간 날 때 틈틈이 따라 하다 보면 몸이 더 빨리 변하겠죠? 김쌤이 콕콕 짚어 주는 운동 팁에 집중해서 다 함께 배워요.

01 다리 킥백 & 푸시다운 Kick Back & Push Down

관절의 부담 없이 허벅지 뒤쪽 셀룰라이트를 없애고, 팔뚝 살은 탄력 있고 날씬하게 만들어 주는 운동이에요.

자극 부위	운동 횟수	쉬는 시간	소모 열량	주의 사항
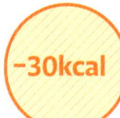 팔뚝 살	20회 x 4세트	30 ~ 45초	~30kcal	동작 진행 시 팔꿈치에 충격이 가지 않게 양 손바닥을 지그시 눌러준다고 생각해 주세요.

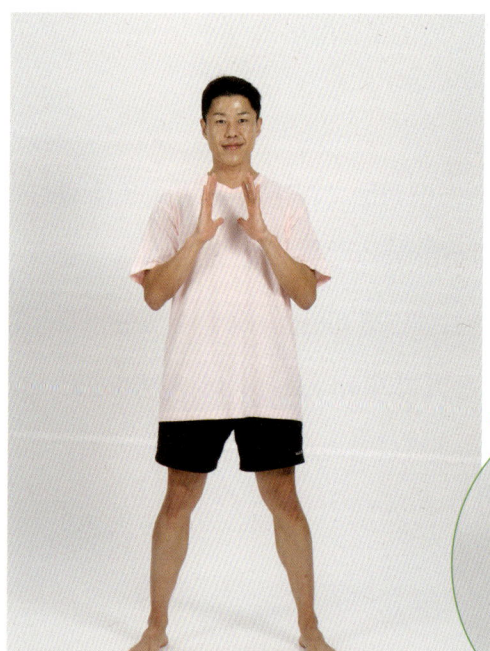

1 양발 간격은 어깨너비보다 넓게 두고 양손을 가슴 앞에 올리세요.

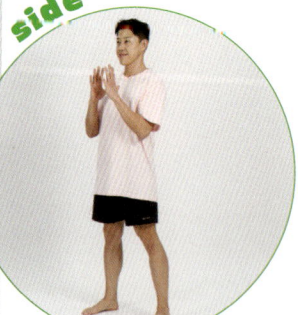
side

2 한쪽 다리를 뒤로 접으면서 양 손바닥을 아래쪽으로 눌러주세요.

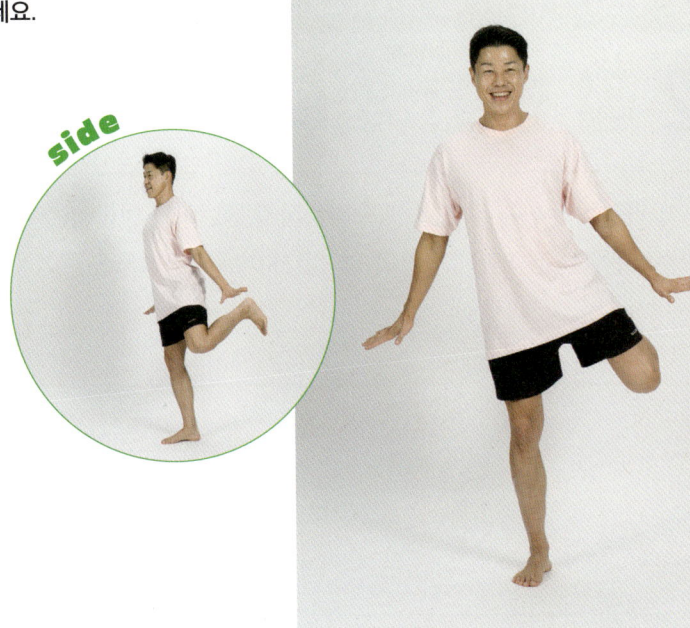

side

3 반대쪽도 똑같이 실시하세요. 양쪽을 한 번씩 동작하면 1회입니다.

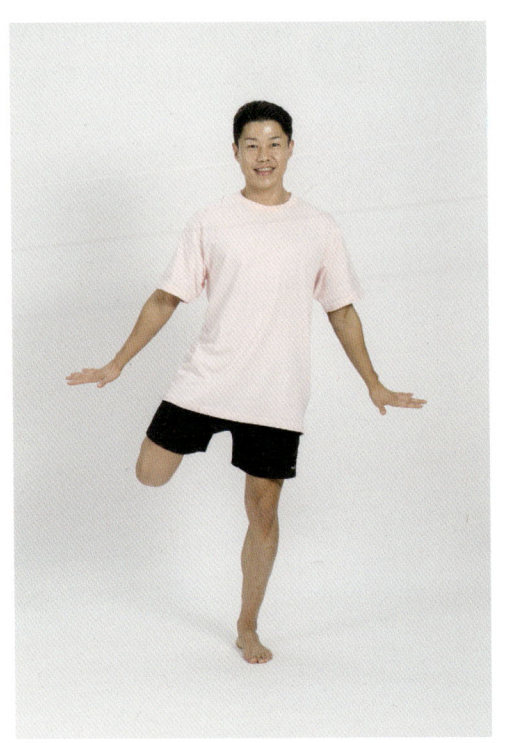

Tip 팔은 고정하고 팔꿈치만 접었다가 펴세요.
양 손바닥을 아래쪽으로 누를 때 손바닥을 몸 뒤쪽으로 뻗는다고 생각하면서 동작하면 팔뚝 살을 더욱 강하게 자극할 수 있어요.

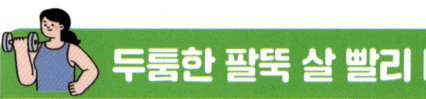
02 팔 뻗고 업다운 Up-down

팔뚝 살 라인을 정리해 주면서 쇄골 라인까지 돋보이게 만들어 주는 효과적인 동작이에요. 꾸준히 반복하면 어깨에 젖산이 쌓이면서 어깨 안정성을 만들어 주는 동작이에요.

자극 부위	운동 횟수	쉬는 시간	소모 열량	주의 사항
 팔뚝 살	30회 x 4세트	30초	-25kcal	승모근이 올라오지 않도록 어깨를 내리고 진행하세요. 팔꿈치가 굽지 않도록 팔을 쭉 펴는 것이 포인트.

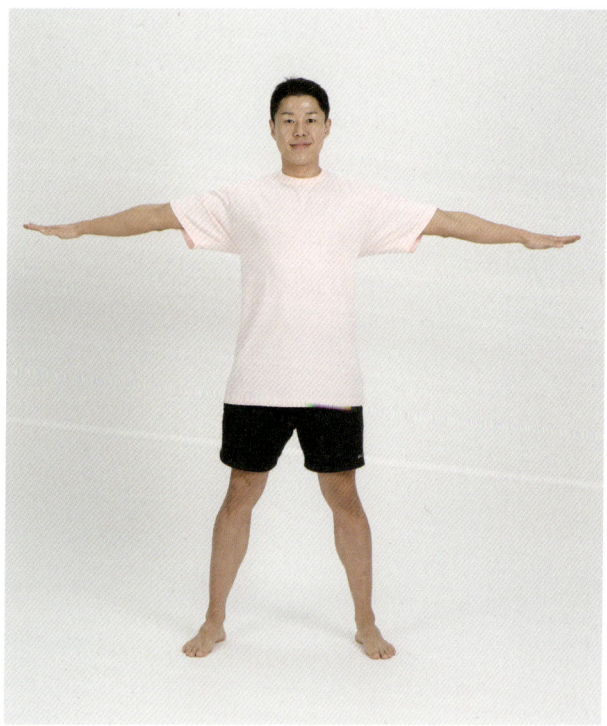

1 양발 간격은 어깨너비보다 넓게 두고 양팔을 좌우로 쭉 뻗으세요.

2 팔을 위아래로 움직입니다. 이 동작이 1회입니다.

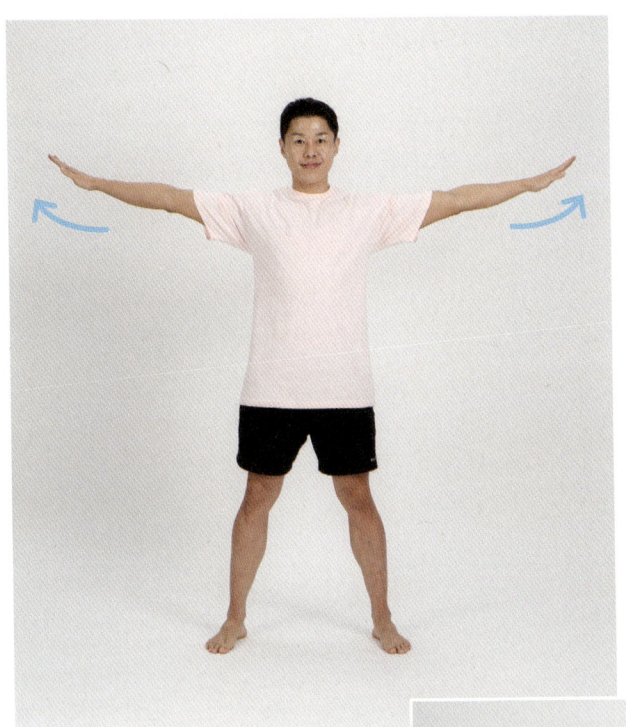

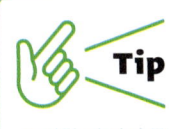 **Tip**

동작할 때 팔이 몸에서 최대한 멀어진다고 생각하면서 실시해 주세요.

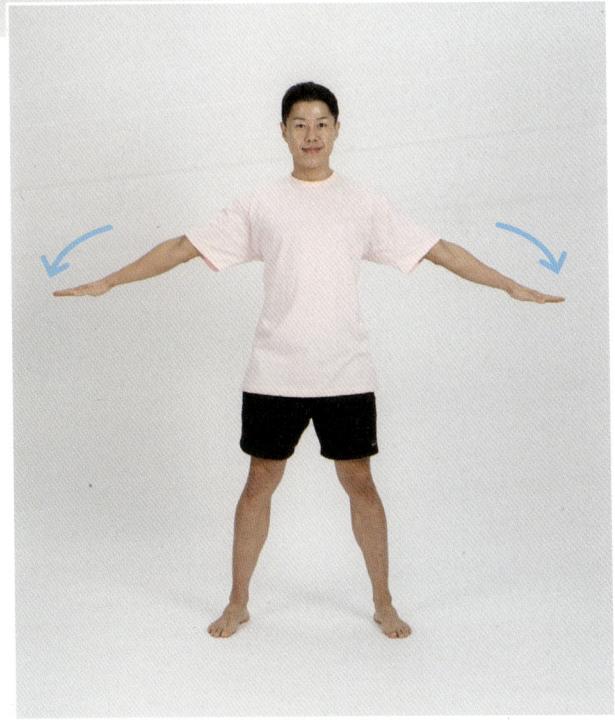

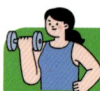
03 암 서클 Arm Circle

어깨부터 팔까지 이어지는 라인을 예쁘게 만들어 주는 동작이에요. 레터럴 레이즈 동작에 이어서 하면 어깨선이 예뻐지는 효과를 주는 동작이에요.

자극 부위	운동 횟수	쉬는 시간	소모 열량
 팔뚝 살	30회 x 4세트	30초	-25kcal

주의 사항

동작 진행할 때 승모근이 같이 움직이지 않도록 어깨를 내리고 팔꿈치가 굽지 않도록 팔을 쭉 펴고 실시해 주세요.

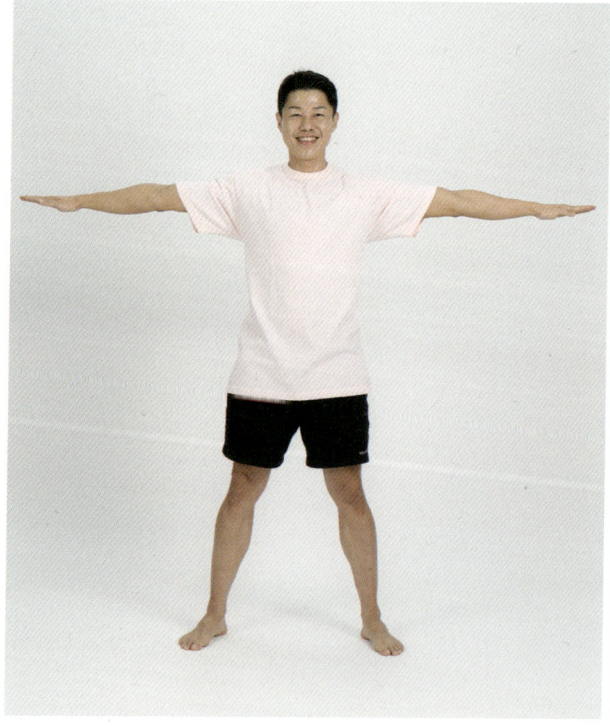

 양발 간격은 어깨너비보다 넓게 두고 양팔을 좌우로 쭉 뻗으세요.

원을 그리듯 팔을 앞으로 15회 돌린 후에, 바로 이어서 뒤로 15회 돌려 보세요. 이 동작이 1세트입니다.

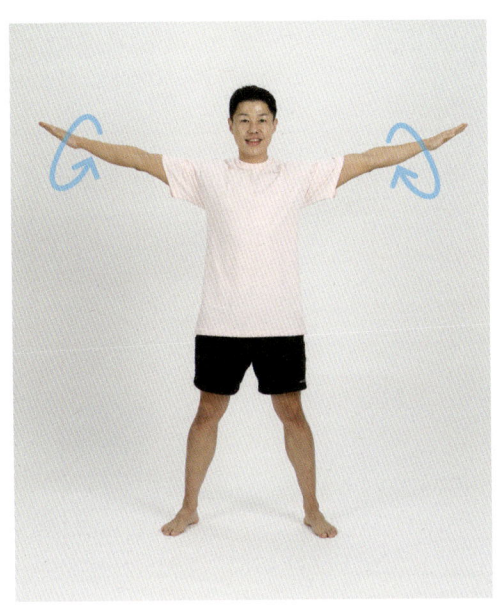

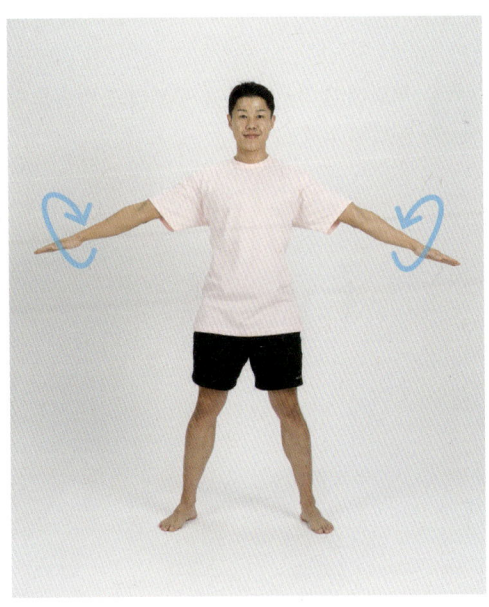

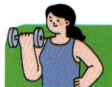
04 시티드 딥스 Seated Dips

내 몸무게를 이용해서 운동이 진행되므로, 팔뚝 살을 효과적으로 제거하는 동시에 팔 근육도 발달시킬 수 있는 동작이에요.

자극 부위	운동 횟수	쉬는 시간	소모 열량	주의 사항
 팔뚝 살	15회 x 4세트	30 ~ 45초	-35kcal	양발로 지면을 밀며 하중은 꼭 팔에 싣고, 팔을 굽힐 때는 어깨가 위로 올라오지 않도록 날개뼈를 누르면서 하세요.

1 바닥에 앉아서 무릎을 구부리고 양손을 몸 뒤쪽에 두세요.

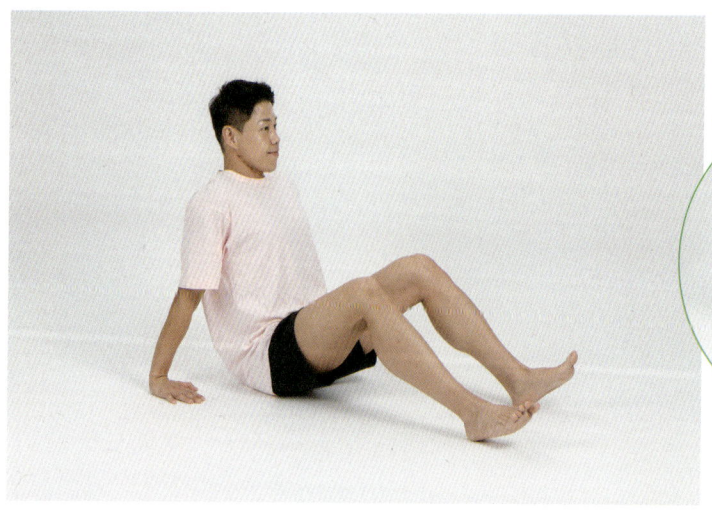

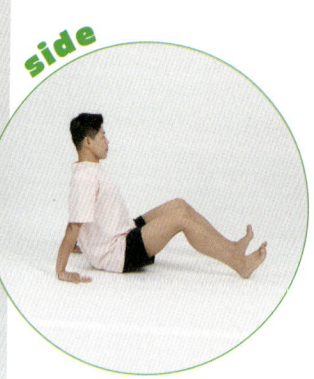
side

2 앞꿈치를 들고 양발로 바닥을 밀면서 팔에
하중을 싣고 팔꿈치를 굽혀주세요.

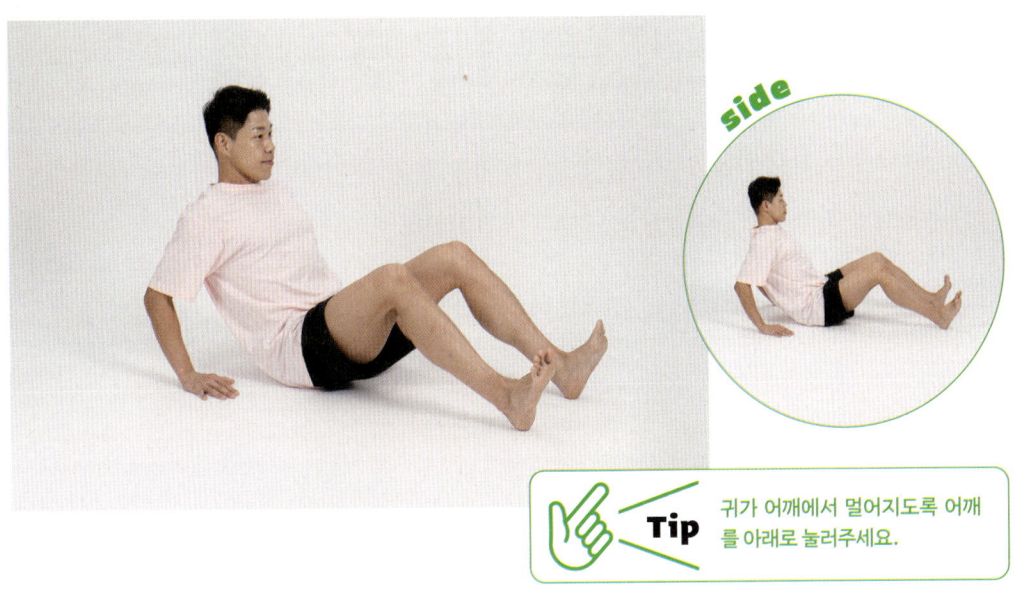

side

Tip 귀가 어깨에서 멀어지도록 어깨
를 아래로 눌러주세요.

3 팔꿈치를 펴면서 다시 제자리로 돌아오세요.

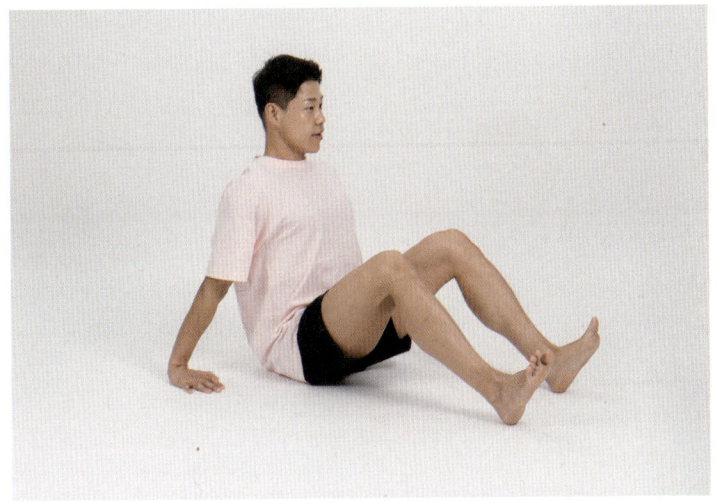

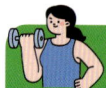

05 클로즈 그립 니 푸시업

Close Grip
Knee
Push-up

푸시업 운동은 상체 전체의 근육을 발달시켜 주는 좋은 운동이에요. 자기 몸무게를 이용해서 동작을 하기 때문에 팔근육을 더 빠르게 발달시킬 수 있어요.

자극 부위	운동 횟수	쉬는 시간	소모 열량
 팔뚝 살	15회 x 4세트	30 ~ 45초	-35kcal

주의 사항

동작하면서 팔을 몸쪽으로 붙여야 정확히 팔뚝 근육을 자극할 수 있어요. 팔을 굽혔다가 편다고 생각하지 말고, 몸통이 지면과 가까워졌다가 멀어진다고 생각하면서 몸통 움직임에 집중해 주세요.

1 엎드린 후 양손을 어깨보다 약간 넓게 두어
바닥을 짚고, 다리는 모아주세요.

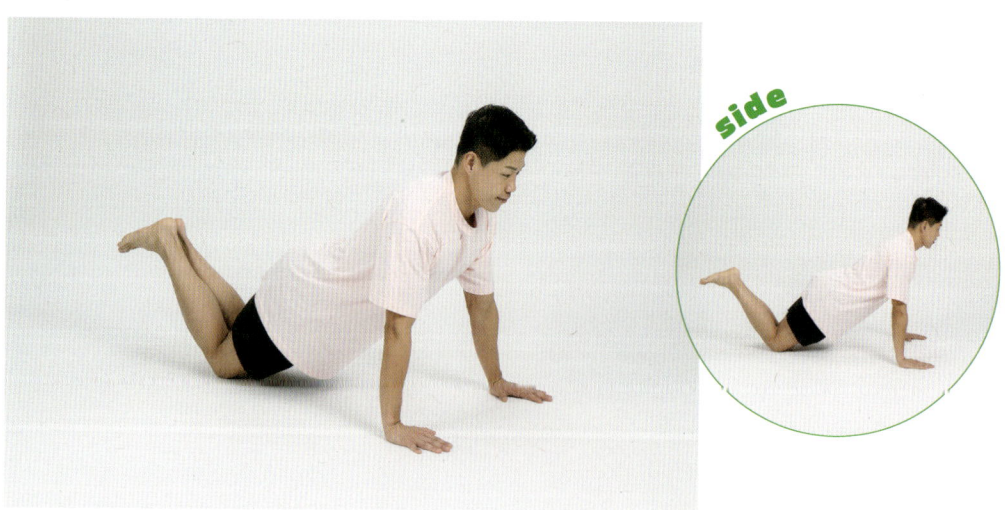

side

2 팔을 몸에 붙여서 이동 가능한 지점까지 내려갔다가 올려보세요.

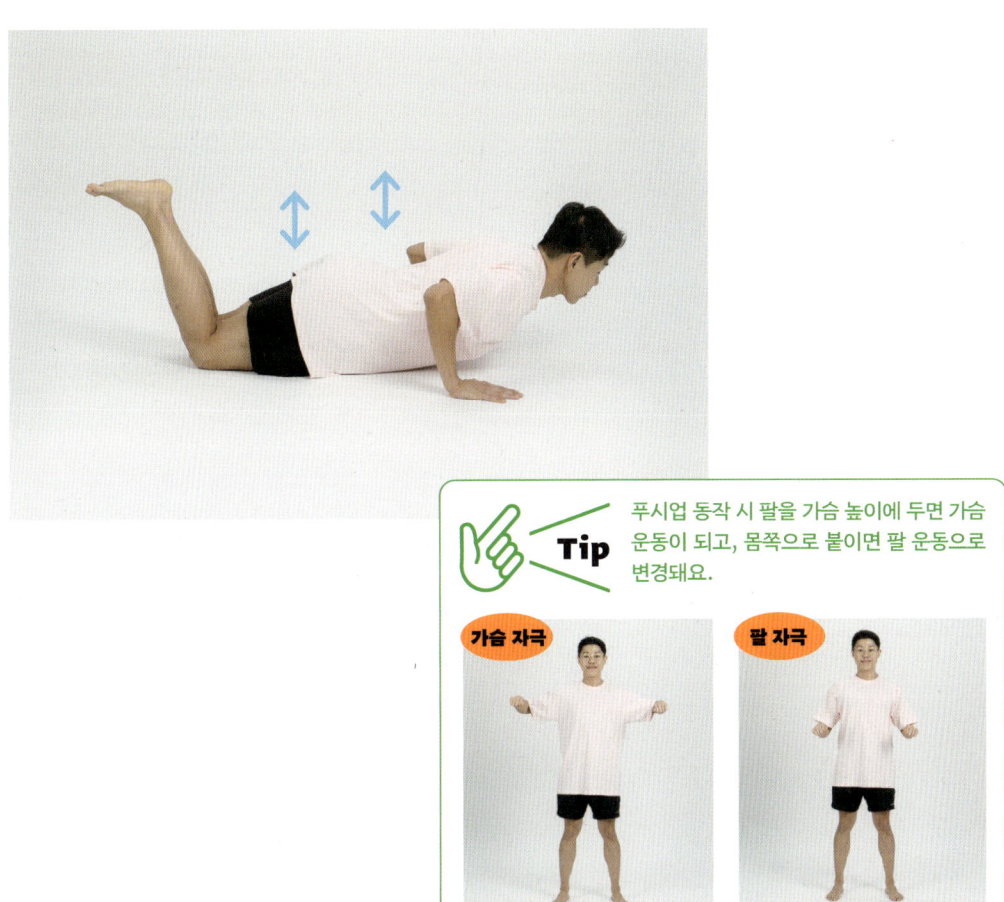

Tip 푸시업 동작 시 팔을 가슴 높이에 두면 가슴 운동이 되고, 몸쪽으로 붙이면 팔 운동으로 변경돼요.

가슴 자극

팔 자극

PART 1

체지방
폭파 운동
배우기

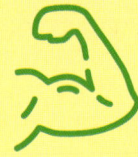

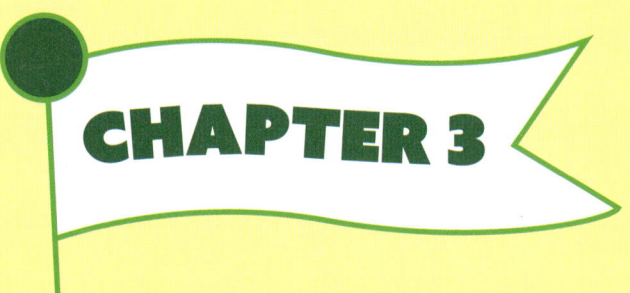

등살부터
빼드리겠습니다

여러분! 이번 챕터에서는 가장 빼기 어려운 부위 중 하나인 등살을 정리하는 운동 법을 알려드릴게요. 등 근육은 우리가 일상생활에서는 거의 사용하지 않기 때문 에 구석구석 군살이 쌓이기 쉬워요. 운동을 통해 등 근육을 계속 자극해야 옷을 입 었을 때 가늘고 예쁜 몸 선이 생겨나요. 등 운동은 까다롭고 어렵지만, 김쌤이 기 초 동작부터 차근차근 알려드릴게요. 다 함께 출발~

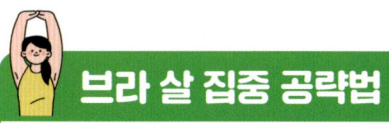

01 랫 풀다운 Lat Pull-down

등 바깥쪽 브라 살부터 등 안쪽 살까지 자극해 주는 대표적인 등 운동 동작이에요. 팔을 당길 때 날개뼈도 함께 접어주면 등 안쪽 군살까지 정리할 수 있어요.

자극 부위	운동 횟수	쉬는 시간	소모 열량	주의 사항
등살	20회 x 4세트	30 ~ 45초	~30kcal	동작을 너무 거칠게 하면 마지막 동작에서 승모근이 자극될 수 있으니 주의해 주세요.

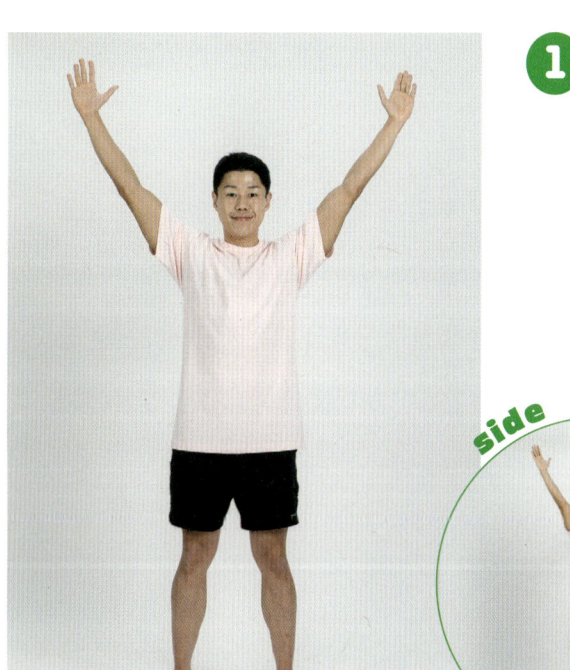

1 양발 간격은 어깨너비로 두고, 양손을 머리 위로 들어서 만세 자세를 취하세요.

side

2 양팔을 겨드랑이에 붙인다는 생각으로 아래를 향해 당기세요.

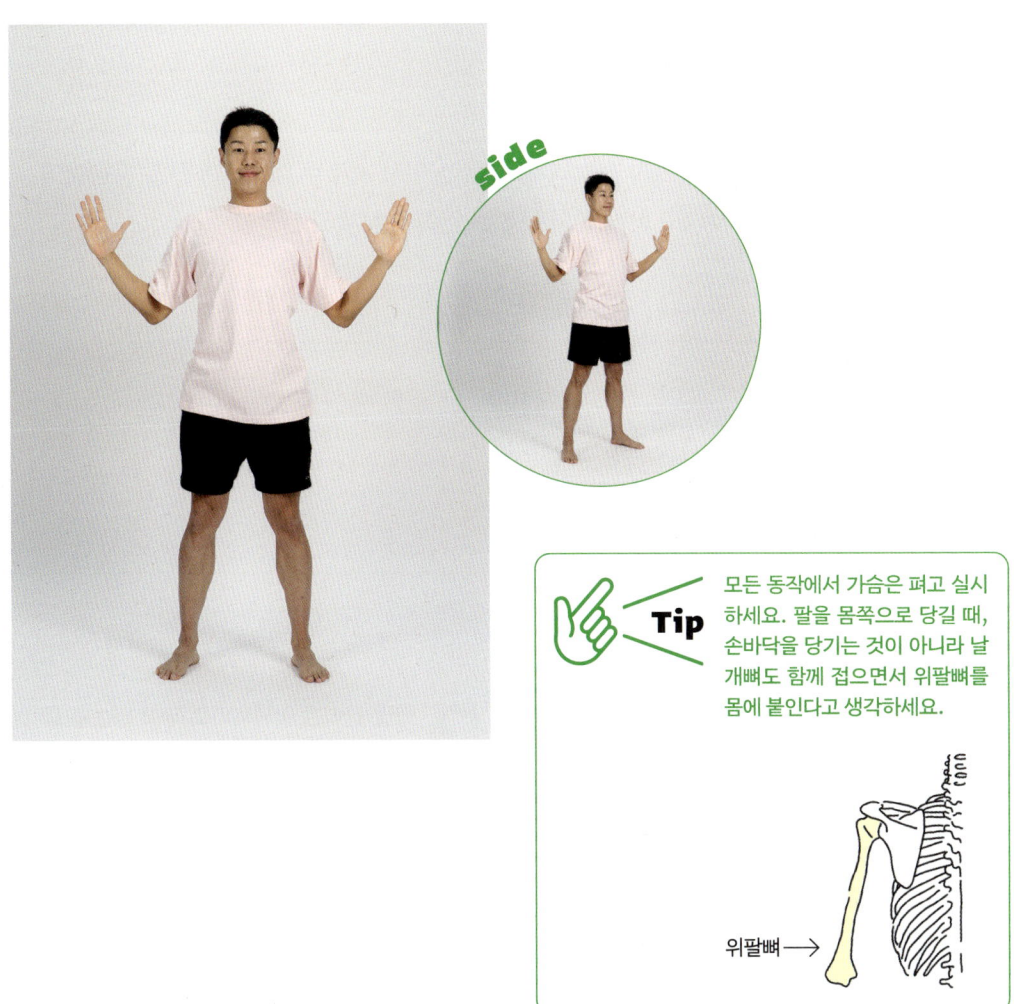

side

Tip 모든 동작에서 가슴은 펴고 실시하세요. 팔을 몸쪽으로 당길 때, 손바닥을 당기는 것이 아니라 날개뼈도 함께 접으면서 위팔뼈를 몸에 붙인다고 생각하세요.

위팔뼈 →

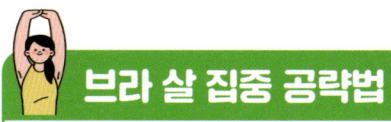
02 로우 Row

랫 풀다운과 함께 등 바깥쪽 브라 살부터 등 안쪽 살까지 빼주는 대표적인 운동 동작이에요. 어깨를 뒤로 넘겨 날개뼈도 함께 접어주면 등 안쪽 군살까지 정리할 수 있어요.

자극 부위	운동 횟수	쉬는 시간	소모 열량
등살	20회 x 4세트	30 ~ 45초	-30kcal

주의 사항

동작을 너무 거칠게 하면 마지막 동작에서 승모근이 자극될 수 있으니 주의해 주세요.

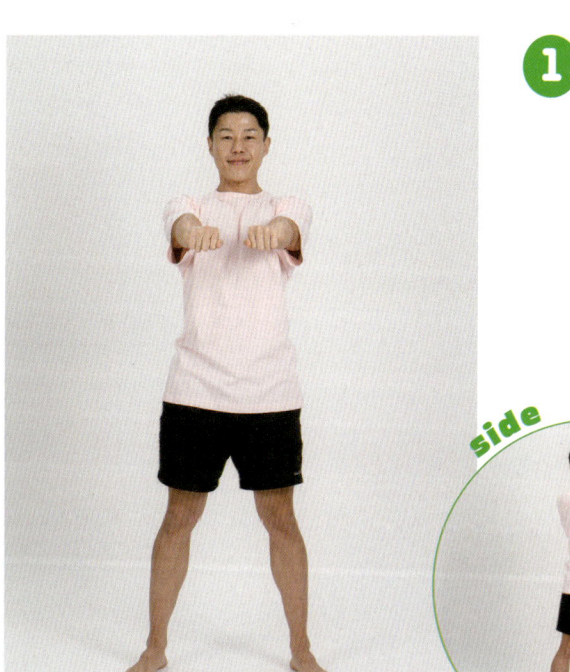

1 양발 간격은 어깨너비로 두고 양손을 몸 앞으로 뻗으세요.

side

2 양손을 몸쪽으로 당기면서 가슴과 어깨를 쭉
펴서 스트레칭해 주세요.

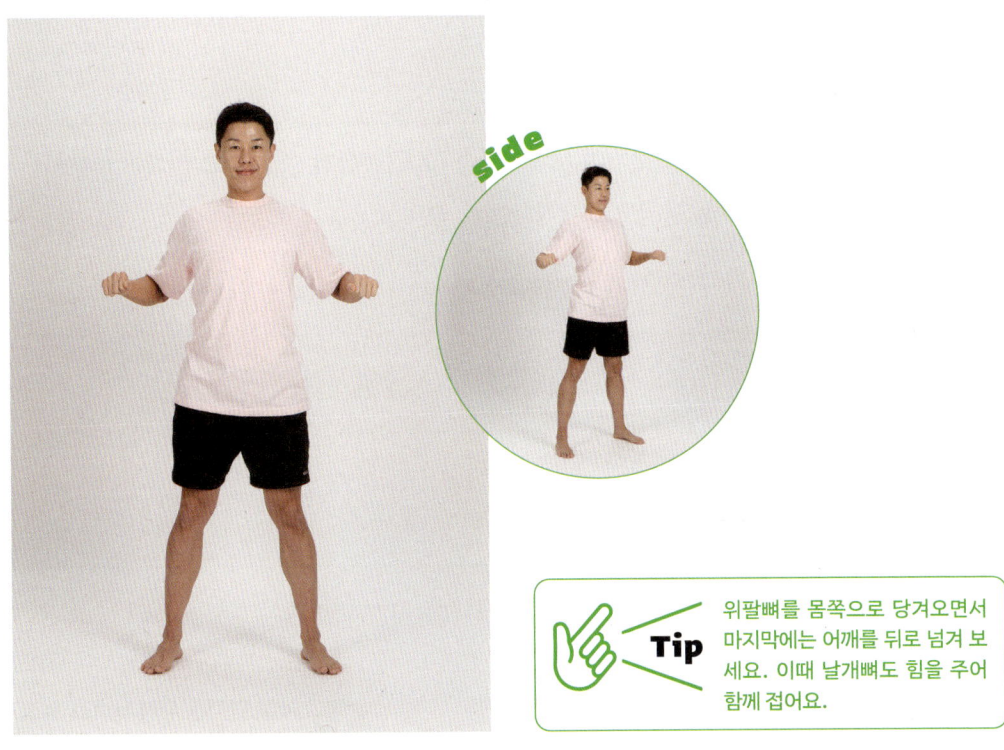

side

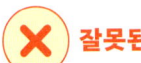
Tip 위팔뼈를 몸쪽으로 당겨오면서
마지막에는 어깨를 뒤로 넘겨 보
세요. 이때 날개뼈도 힘을 주어
함께 접어요.

❌ **잘못된 자세**

팔의 힘으로 무리해서 동작
을 실시하게 되면 등이 굽
어서 수축 효과가 더 떨어
지게 됩니다.

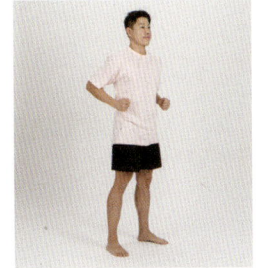

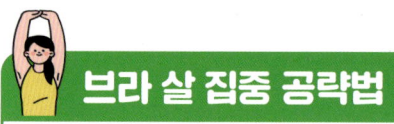
03 암풀 Arm-pull

등 안쪽 군살을 제거하는 데 효과적인 동작이에요. 등 바깥쪽과 안쪽 근육은 거의 운동할 때만 쓰이므로, 다양한 운동 동작으로 자극하는 게 좋아요.

자극 부위	운동 횟수	쉬는 시간	소모 열량
등살	20회 x 4세트	30 ~ 45초	-30kcal

주의 사항

팔을 당기면서 날개뼈도 함께 접고 마지막에 승모근이 개입되지 않도록 주의해 주세요.

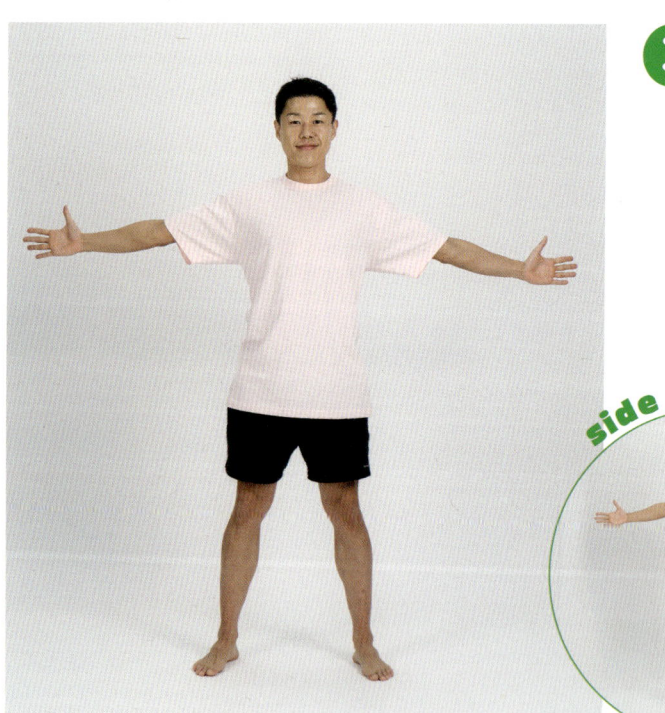

1 양발 간격은 어깨너비로 두고, 양팔을 몸통 옆으로 쭉 뻗으세요.

side

2 양팔을 몸쪽으로 당기면서 날개뼈도 접어주세요.

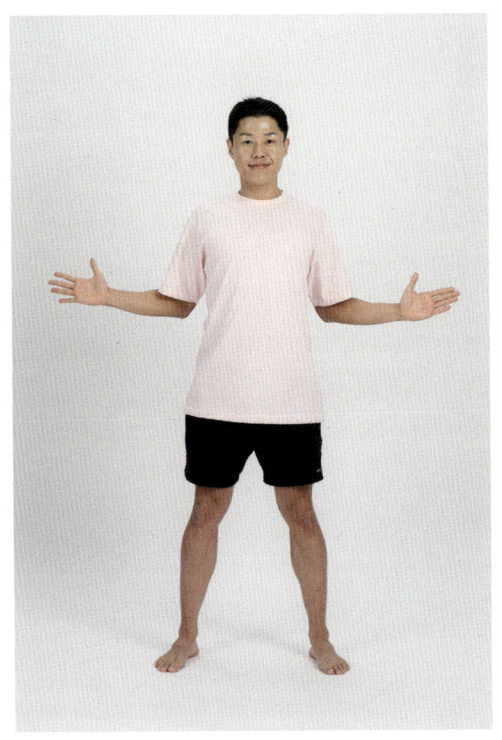

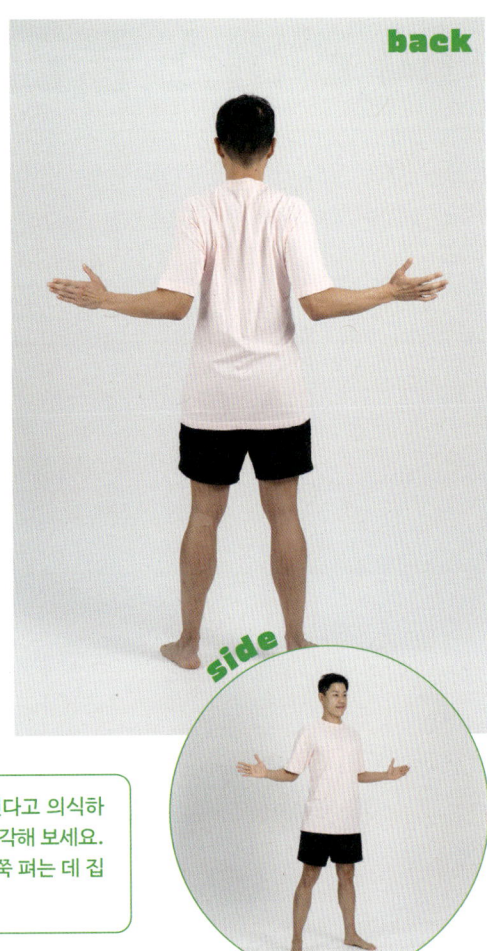

back

side

 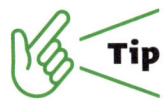 팔을 몸쪽으로 당길 때 손바닥을 당긴다고 의식하지 말고, 위팔뼈를 몸에 붙여준다고 생각해 보세요. 동작하면서 등이 굽지 않도록 가슴을 쭉 펴는 데 집중해 주세요.

✕ 잘못된 자세

등이 굽으면 등 근육의 수축이 다 풀리게 되고 승모근이 긴장될 수 있으니 가슴을 펴고 실시해 주세요.

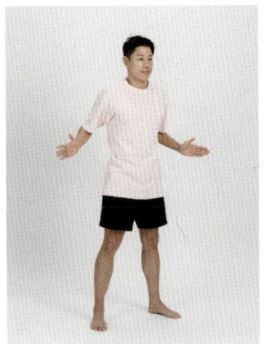

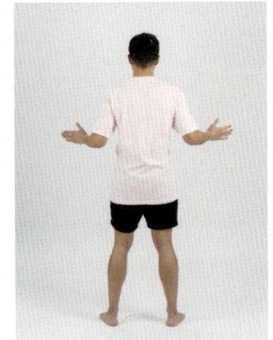

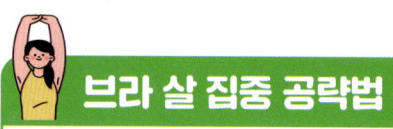

04 리버스 플라이 Reverse Fly

등 안쪽뿐 아니라 어깨 후면까지 한꺼번에 자극할 수 있는 동작이에요. 어깨 전면, 후면, 쇄골 라인까지 예쁘게 만들어 주는 동작이에요.

자극 부위	운동 횟수	쉬는 시간	소모 열량	주의 사항
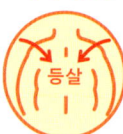 등살	20회 x 4세트	30 ~ 45초	-30kcal	날개뼈를 접을 때 어깨가 올라가면서 승모근이 자극되지 않도록 주의해 주세요.

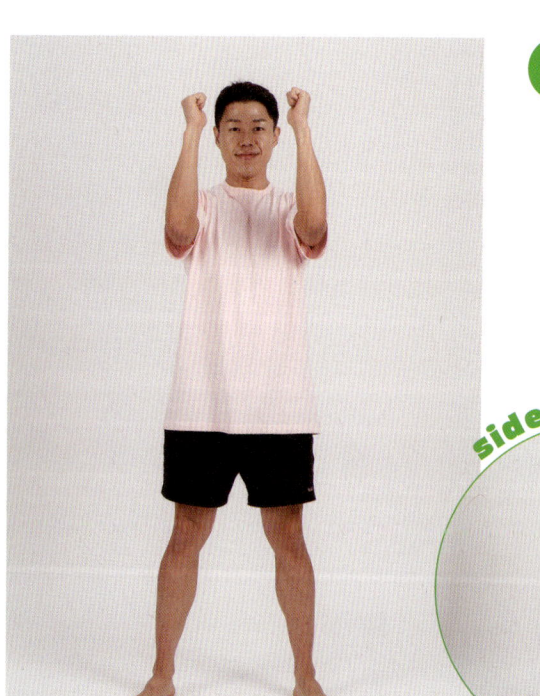

1 양발 간격은 어깨너비로 두고 양팔을 90도
가 되도록 굽히세요.

side

2 가슴과 어깨를 활짝 펴면서 날개뼈 부분까지
접어주세요.

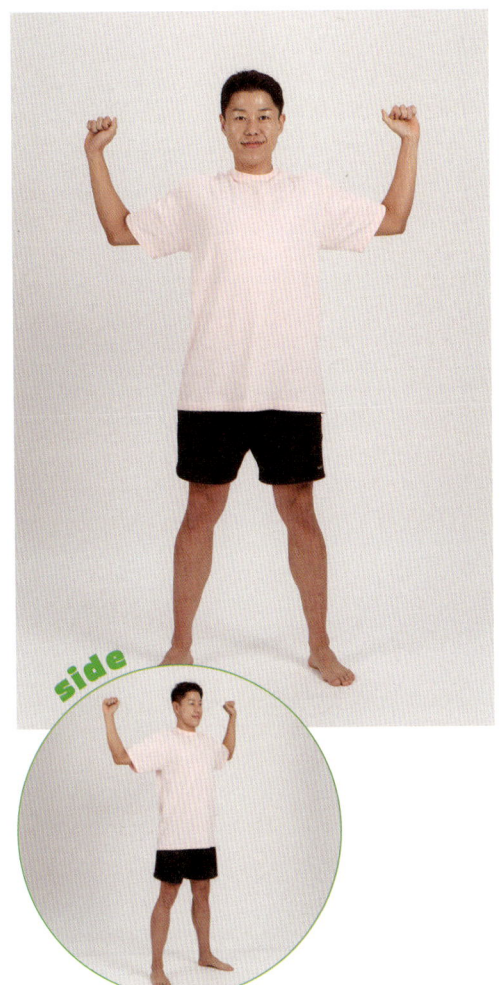

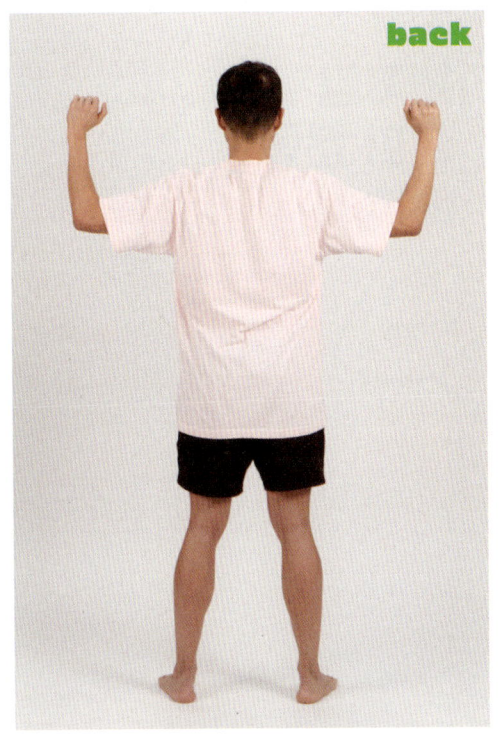

back

side

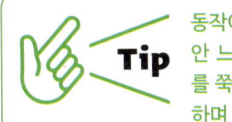
Tip 동작이 어렵거나 등에 자극이 잘
안 느껴지는 경우, 가슴과 어깨
를 쭉 펴서 스트레칭한다고 생각
하며 집중해 보세요.

 잘못된 자세

동작을 과도하게 실시하면
승모근이 긴장될 수 있으니
주의해 주세요.

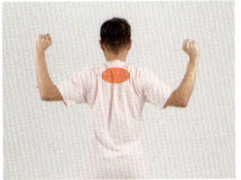

PART 1

체지방
폭파 운동
배우기

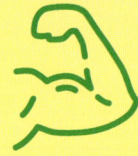

CHAPTER 4

허벅지 살부터 빼드리겠습니다

여러분! 이번 챕터에서는 다이어트할 때 항상 빠지지 않고 등장하는 부위! 허벅지 살이 빠지는 운동법을 배워볼 거예요. 평소에 하체가 잘 붓거나 상체에 비해서 하체에 살이 많아 고민인 분들! 이번 시간, 김쌤만 믿고 따라와 주시면 붓기 싹~ 빠지고 근육이 생기면서 하체 라인이 얇아지는 초.특.급 비밀 운동을 알려드릴게요. 어떤 운동인지 벌써 궁금하시죠? 다 함께 출발~

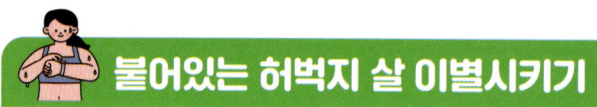

01 라잉 이너 타이 Lying Inner Thigh

집에서 누워 쉴 때도 따라 하기 쉬운 라잉 이너 타이는 허벅지 안쪽 살을 집중적으로 자극하는 동작이에요.

자극 부위	운동 횟수	쉬는 시간	소모 열량	주의 사항
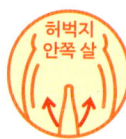허벅지 안쪽 살	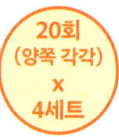20회 (양쪽 각각) x 4세트	30 ~ 45초	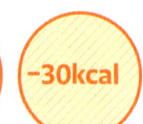-30kcal	다리를 최대한 높이 들어 올렸다가, 천천히 버티면서 내리세요.

1 옆으로 누운 상태에서 위에 있는 다리를 접어서 중심을 잡으세요.

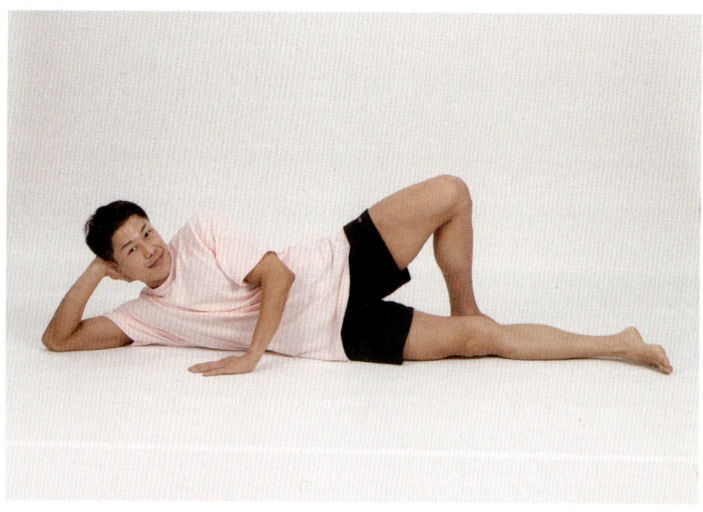

2 아래쪽에 있는 다리를 들어 올렸다가 내립니다. 이 동작을 20회 실시하세요.

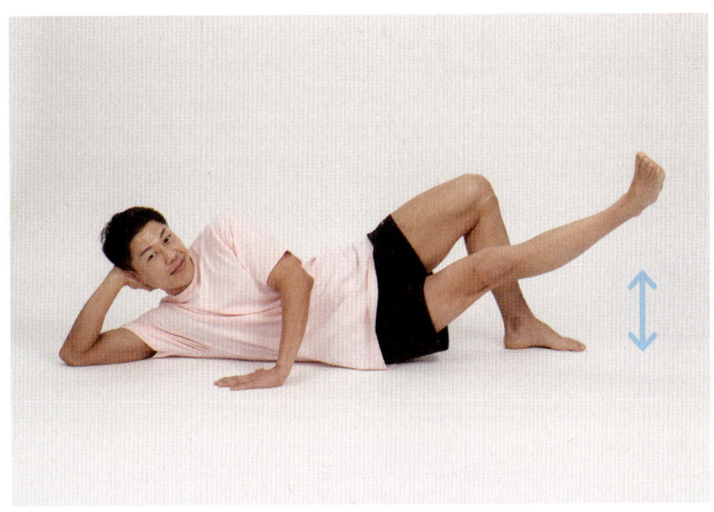

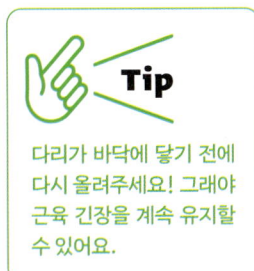

Tip

다리가 바닥에 닿기 전에 다시 올려주세요! 그래야 근육 긴장을 계속 유지할 수 있어요.

3 반대쪽도 똑같은 방법으로 실시하세요. 양쪽을 각각 20회씩 동작하면 1세트입니다.

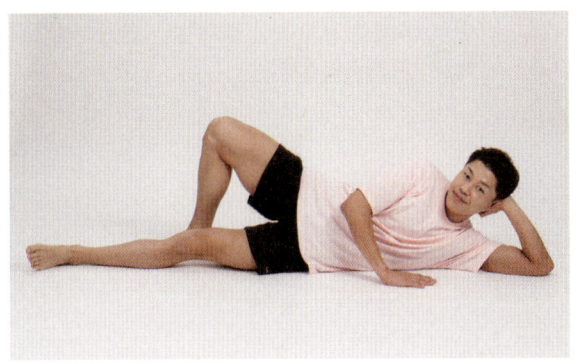

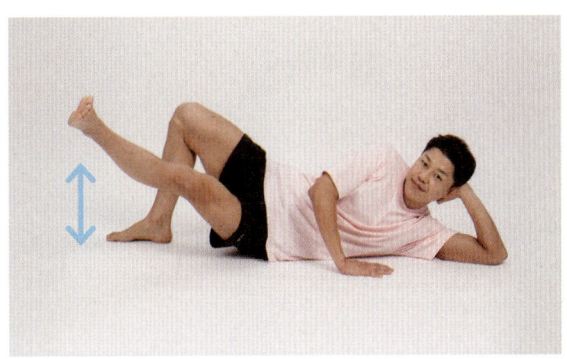

02 라잉 시저스 킥 Lying Scissors Kick

허벅지 안쪽의 유연성을 기르면서 허벅지 안쪽 군살 정리하는 데 효과적인 동작이에요. 하체 비만의 경우 혈액순환과도 많은 관련이 있기 때문에 스트레칭이 포함된 운동을 해주면 붓기를 빠르게 빼서 더 가늘고 예쁜 다리를 만들 수 있어요.

자극 부위	운동 횟수	쉬는 시간	소모 열량	주의 사항
허벅지 안쪽 살 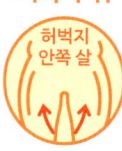	20회 x 4세트	30 ~ 45초	-30kcal	동작하면서 허리가 움직이지 않도록 주의해 주세요.

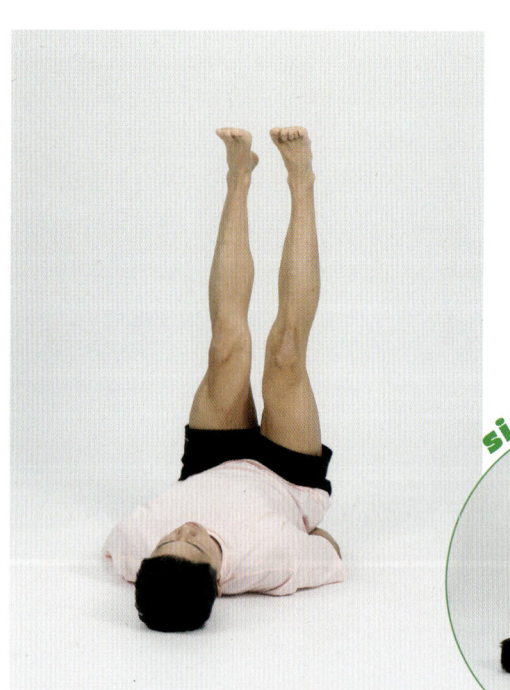

1 하늘을 보고 누운 상태에서 양발은 90도로 들어 올려주세요.

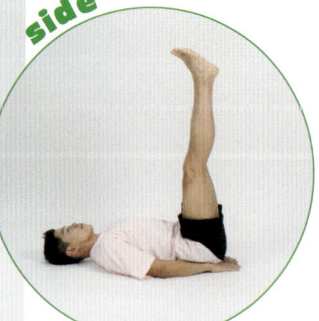

side

2 두 다리 사이가 최대한 멀어지도록 다리 사이를 스트레칭했다가 다시 모아주세요.

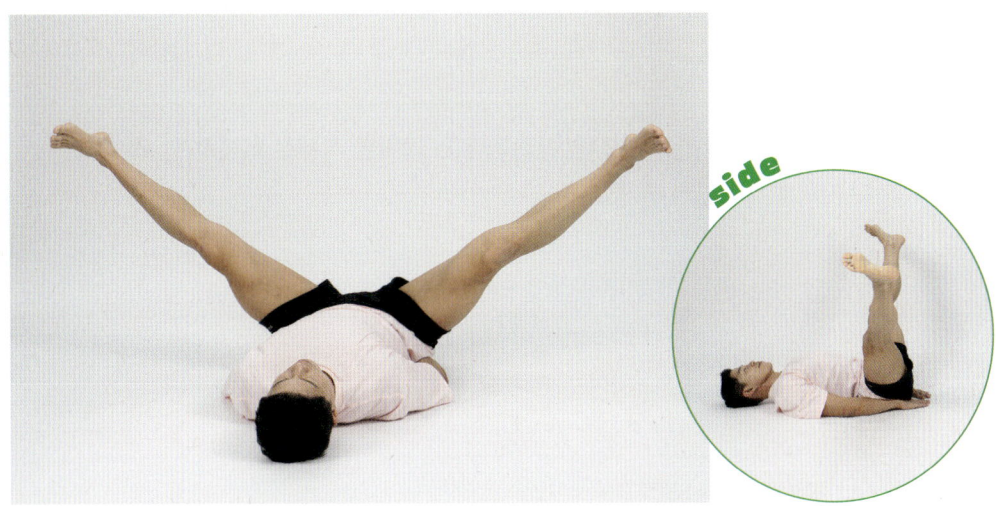

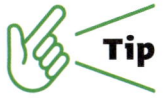 **Tip** 이 동작을 실시할 때는, 허벅지 안쪽이 스트레칭되는 것을 느끼면서 하고 다리를 모을 때도 허벅지가 서로 만난다고 생각하고 동작하세요. 다리를 90도보다 아래로 내리면 복부지방도 함께 제거할 수 있어요.

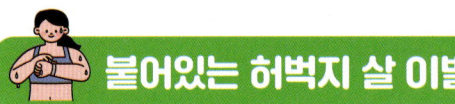

03 스쿼트 Squat

하체 전체 근육을 발달시키는 대표적인 운동이에요. 올바른 자세로 허벅지 앞, 허벅지 뒤, 엉덩이 근육 전체를 발달시켜 볼게요.

자극 부위	운동 횟수	쉬는 시간	소모 열량	주의 사항
엉덩이 근육 + 허벅지 근육 전체	20회 x 4세트	30 ~ 45초	-40kcal	동작을 실시하는 내내 무릎이 안쪽으로 모이지 않도록 무릎과 발끝의 방향을 맞추세요.

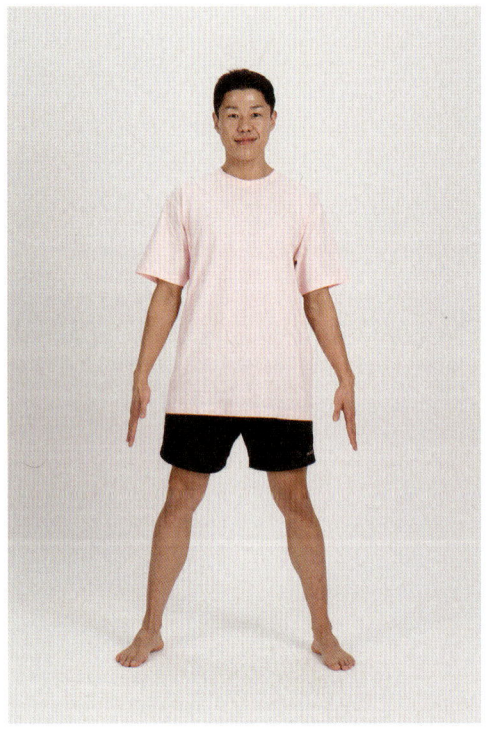

1 양발 간격은 어깨너비보다 넓게 두고, 발끝이 5~10도쯤 바깥쪽을 향하도록 위치를 잡으세요.

2 의자에 앉는다고 생각하며 몸을 내리고 양손을 깍지 끼고 몸 앞쪽으로 모아주세요.

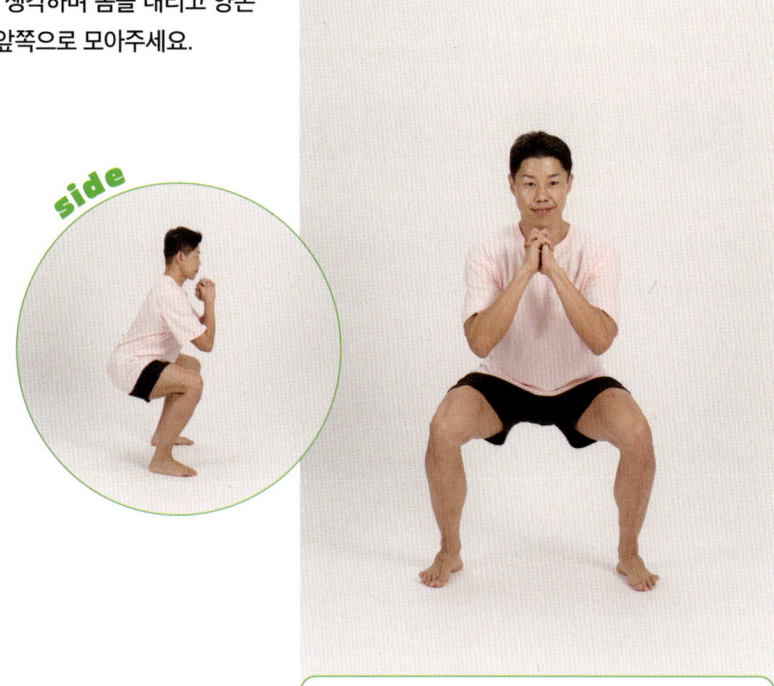

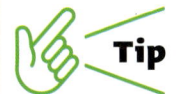

Tip 보통 스쿼트를 하면 몸이 긴장하면서 자세가 더 안 되는 경우가 많아요. 카페 의자에 편하게 앉는다고 생각하면서 골반을 아래로 눌러 뒤쪽으로 앉고, 일어날 때는 무게중심이 앞으로 쏠리지 않도록 상체를 일자로 유지하면서 일어나세요.

 잘못된 자세

여성은 스쿼트할 때 무릎이 안쪽으로 모이는 경우가 많은데, 이렇게 되면 무릎 안쪽에 통증이 생길 수 있습니다. 반드시 무릎과 발끝의 방향을 일자로 맞춰주세요.

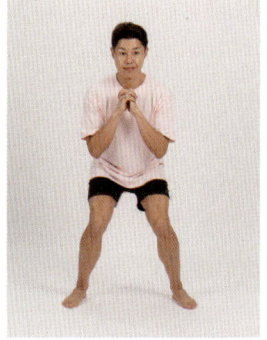

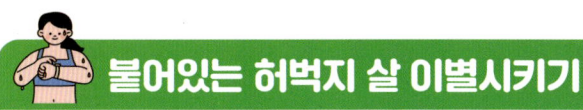

04 사이드 레이즈 Side Raise

허벅지 안쪽 근육이 스트레칭되고 바깥쪽 근육이 수축하면서, 하체 안쪽과 바깥 라인을 동시에 예쁘게 만들어 주는 동작이에요.

자극 부위	운동 횟수	쉬는 시간	소모 열량	주의 사항
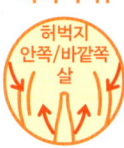 허벅지 안쪽/바깥쪽 살	20회 x 4세트	30 ~ 45초	-30kcal	내려놓는 동작을 급히 실시하면 다리가 바닥에 쿵 떨어지고 코어 근육이 사용되지 않아 발목이나 무릎관절에 부담이 갈 수 있으니, 주의해서 천천히 하세요.

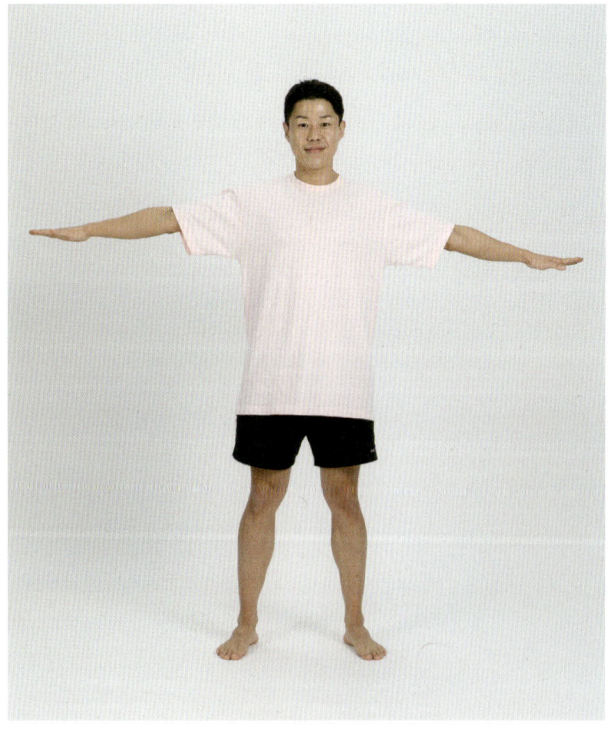

1 양발 간격은 어깨너비로 두고 양팔을 좌우로 쭉 뻗으세요.

2 다리를 옆으로 최대한 높이 들어 올리고 손으로 발을 터치하세요.

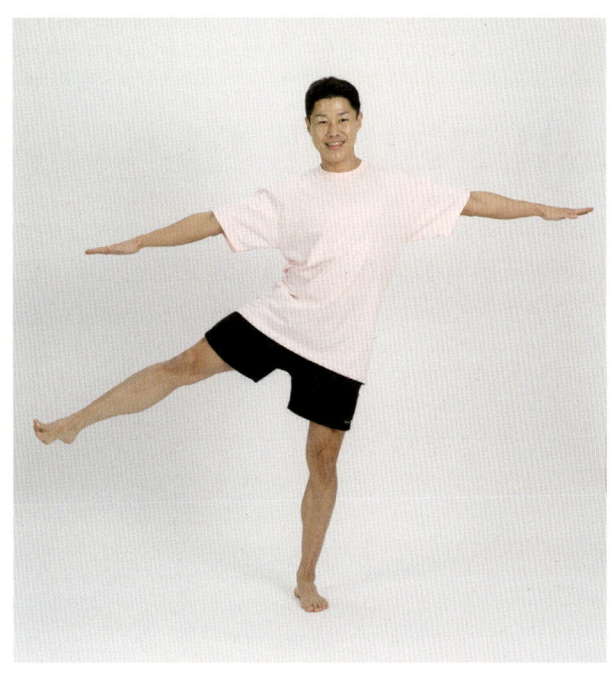

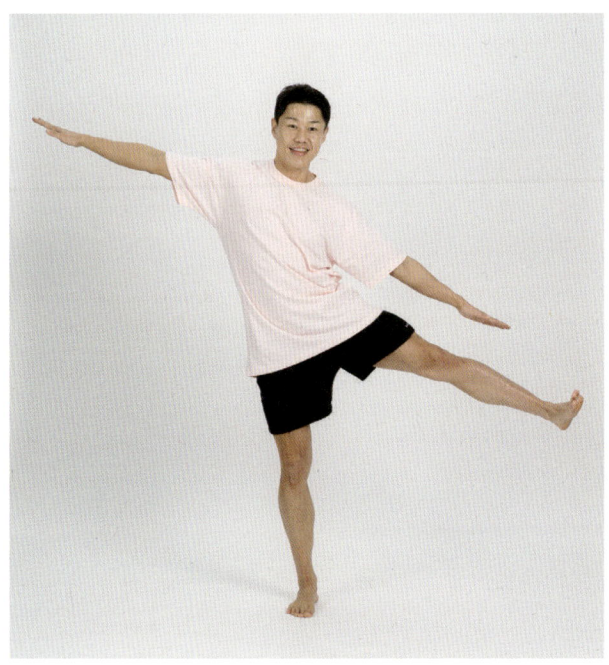

3 반대쪽도 똑같이 실시하세요. 양쪽을 한 번씩 동작하면 1회입니다.

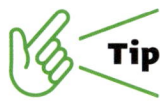 **Tip**

다리가 앞쪽으로 나가지 않도록 몸 선에 맞춰서 들어 올리세요. 내려놓는 동작을 천천히 진행해야 운동의 효과를 극대화할 수 있어요.

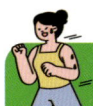

01 라잉 백 익스텐션 Lying Back Extension

허벅지 뒤의 햄스트링 근육을 자극해서 허벅지 라인을 예쁘게 만들어 주는 동작이에요.
상체는 긴장하지 않고, 다리만 들어 올려야 허벅지를 더 강하게 자극할 수 있어요.

자극 부위	운동 횟수	쉬는 시간	소모 열량
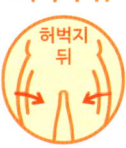 허벅지 뒤	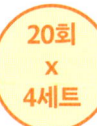 20회 x 4세트	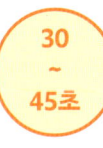 30 ~ 45초	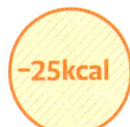 ~25kcal

주의 사항

다리를 너무 과하게 들어 올리면 허리에 부담이 될 수 있으니 작은 동작부터 시작해서 점차 올리는 범위를 키워 보세요.

1 바닥에 편안하게 엎드려 누우세요.

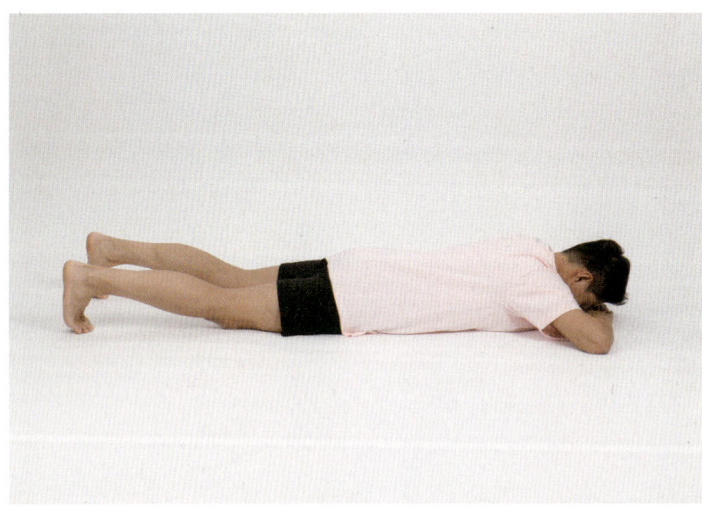

2 한쪽 다리를 위로 들어 올리세요.

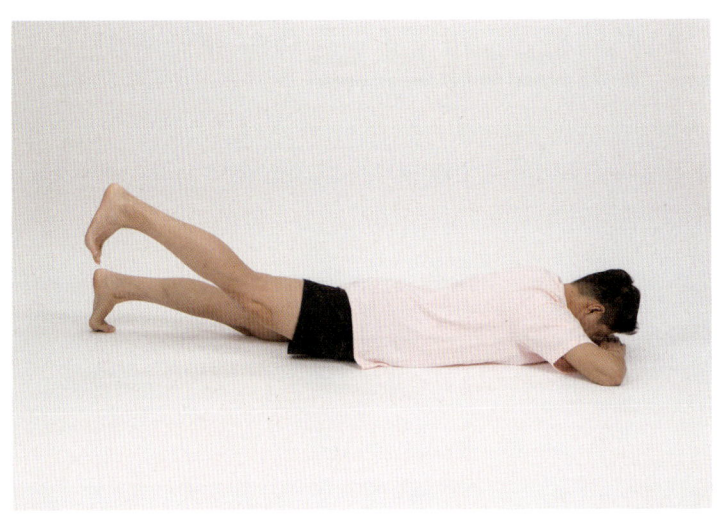

3 다리를 내린 후 반대쪽도 똑같이 실시하세요. 양쪽을 한 번씩 동작하면 1회입니다.

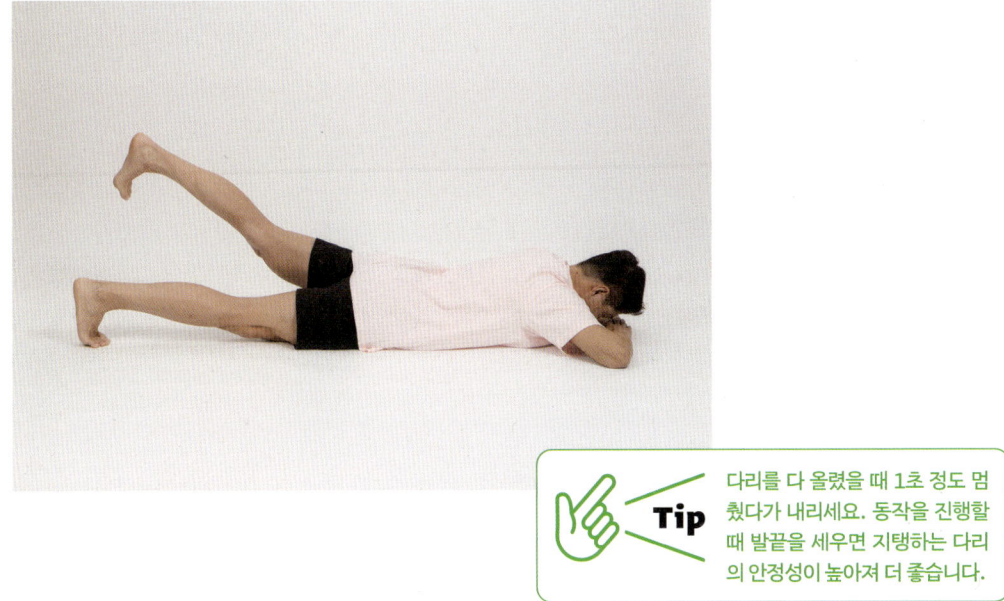

Tip 다리를 다 올렸을 때 1초 정도 멈췄다가 내리세요. 동작을 진행할 때 발끝을 세우면 지탱하는 다리의 안정성이 높아져 더 좋습니다.

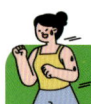

02 원 레그 데드리프트 One Leg Deadlift

허벅지 뒤 햄스트링 근육을 자극해서 허벅지 라인을 예쁘게 만드는 동시에, 코어 능력도 발달시킬 수 있는 아주 효과적인 동작이에요.

자극 부위	운동 횟수	쉬는 시간	소모 열량	주의 사항
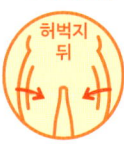 허벅지 뒤	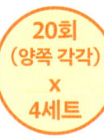 20회 (양쪽 각각) x 4세트	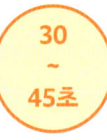 30 ~ 45초	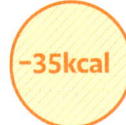 -35kcal	동작 진행 시 상체가 굽지 않도록 일자를 유지해 주세요. 차는 다리보다 지탱하는 다리의 허벅지 뒤쪽이 늘어나는 느낌에 집중해 주세요.

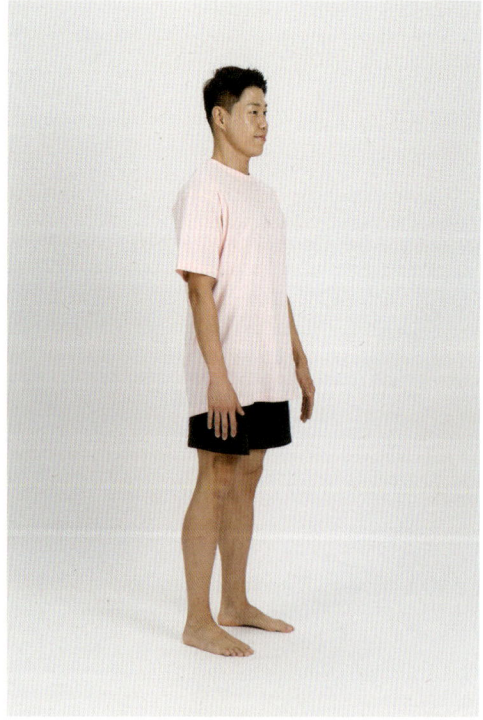

 양발 간격은 어깨너비로 두세요.

2 한쪽 다리를 최대한 스트레칭하면서 버티고, 반대쪽 다리를 뒤로 찼다가 제자리로 돌아오세요. 양쪽을 각각 20회씩 동작하면 1세트입니다.

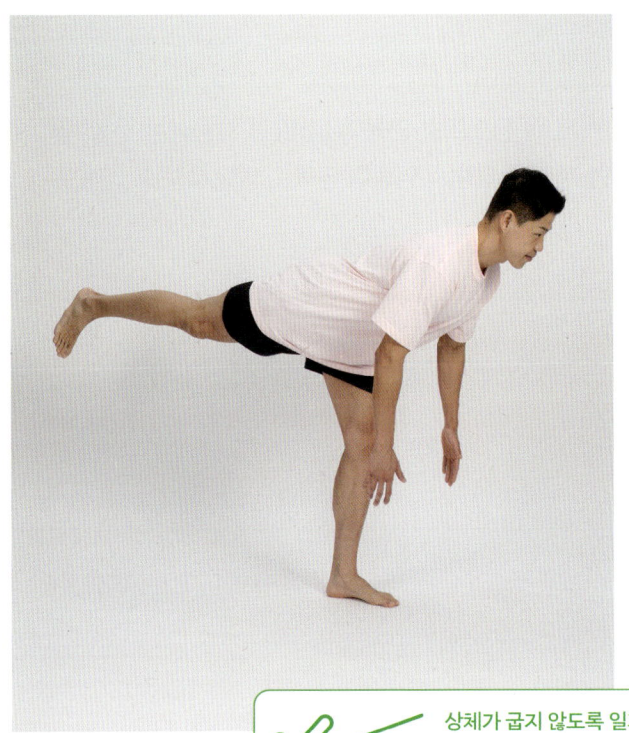

Tip 상체가 굽지 않도록 일자 자세를 유지해 주세요. 중심 잡기가 힘든 경우에는 뒤로 차는 다리의 무릎을 살짝 구부리고 해보세요. 지탱하는 다리의 무릎은 쭉 펴고 하세요.

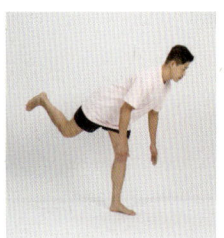

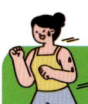

03 브리지 Bridge

흔히 힙업 운동으로 알려졌지만, 허벅지 뒤 햄스트링 근육이 더 많이 사용되는 운동이에요. 발뒤꿈치를 엉덩이 쪽으로 붙이면, 동작을 하면서 엉덩이 근육도 발달시킬 수 있어요.

자극 부위	운동 횟수	쉬는 시간	소모 열량	주의 사항
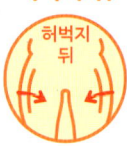허벅지 뒤	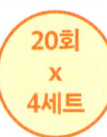20회 x 4세트	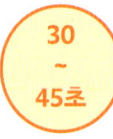30 ~ 45초	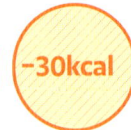~30kcal	엉덩이를 들어 올릴 때 허리가 너무 많이 꺾이지 않도록 주의하고 척추 중립 자세를 유지해 주세요.

1 하늘을 보고 누워서 양쪽 무릎을 굽혀주세요.

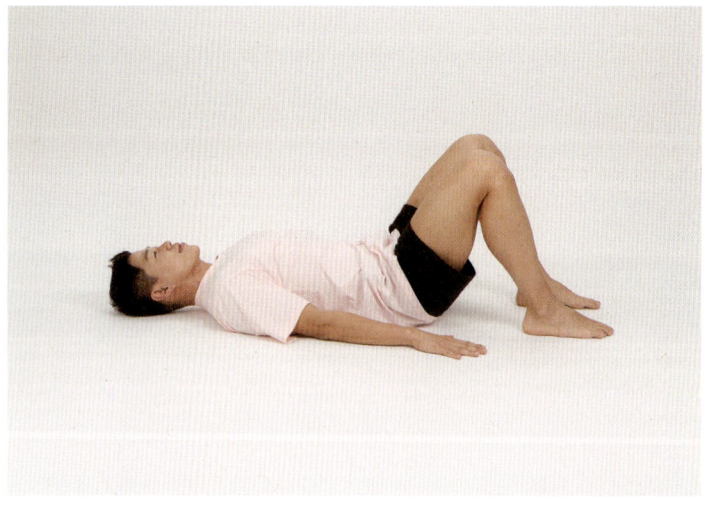

2 엉덩이를 위쪽으로 밀어 올렸다가 천천히 바닥으로 내려놓으세요.

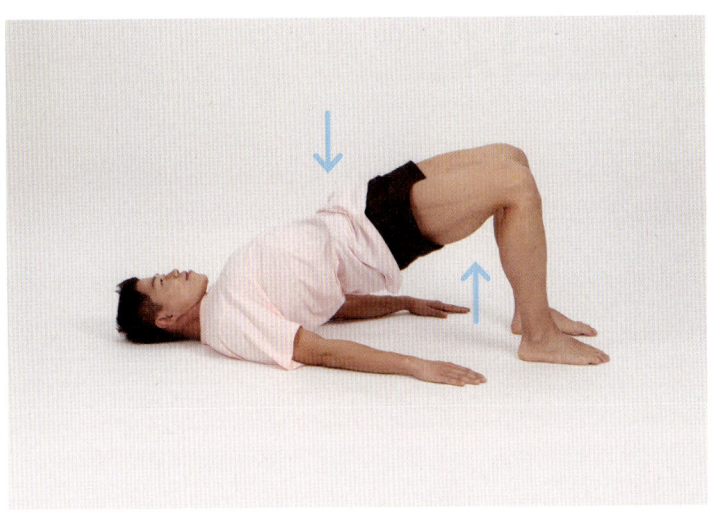

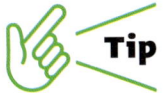 **Tip** 엉덩이를 들어 올릴 때는 배꼽을 등쪽으로 잡아당겨 척추 중립 자세를 유지해 주세요.

척추 중립 자세

척추는 S자 곡선으로 되어 있습니다. 하늘을 바라보고 누웠을 때 바닥과 허리 사이에 손바닥 하나가 들어갈 공간이 생기는 자세를 척추 중립 자세라 합니다. 운동할 때 척추 중립 자세를 유지해 주는 게 중요합니다.

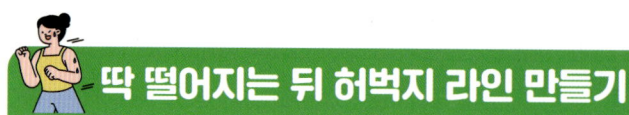

04 원 레그 브리지 One Leg Bridge

한 다리로 진행하기 때문에 양쪽 골반의 불균형을 바로잡는 데 도움이 되는 동작이에요.
발뒤꿈치를 엉덩이와 가까워지도록 굽히면 힙 근육도 함께 사용할 수 있어요.

자극 부위	운동 횟수	쉬는 시간	소모 열량	주의 사항
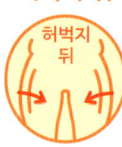 허벅지 뒤	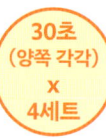 30초 (양쪽 각각) x 4세트	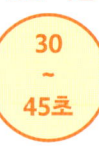 30 ~ 45초	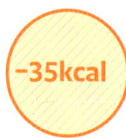 ~35kcal	엉덩이를 들어 올릴 때 허리가 너무 많이 꺾이지 않도록 주의하고 척추 중립 자세 유지해 주세요.

1 하늘을 보고 누워서 양쪽 무릎을 굽힌 후 발뒤꿈치와 엉덩이가 가까워지도록 무릎을 당겨주세요.

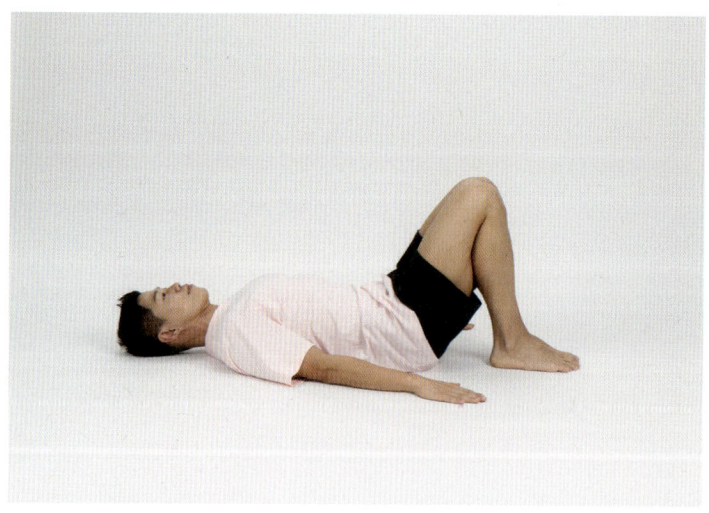

2 엉덩이를 위쪽으로 들어 올린 상태에서 한쪽 다리를 뻗어주세요.

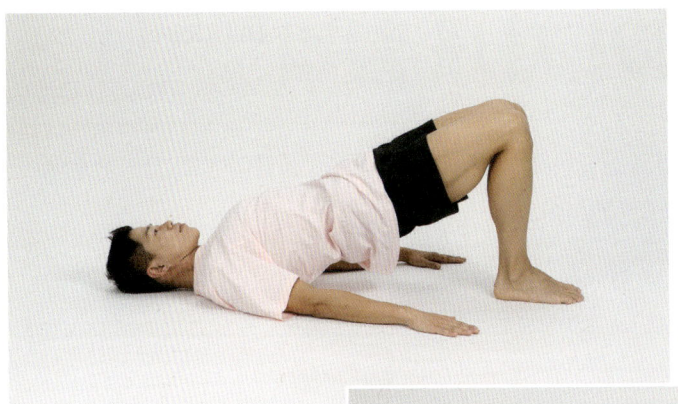

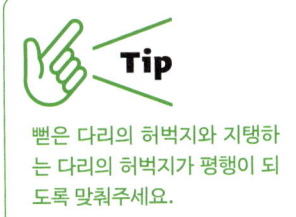

Tip
뻗은 다리의 허벅지와 지탱하는 다리의 허벅지가 평행이 되도록 맞춰주세요.

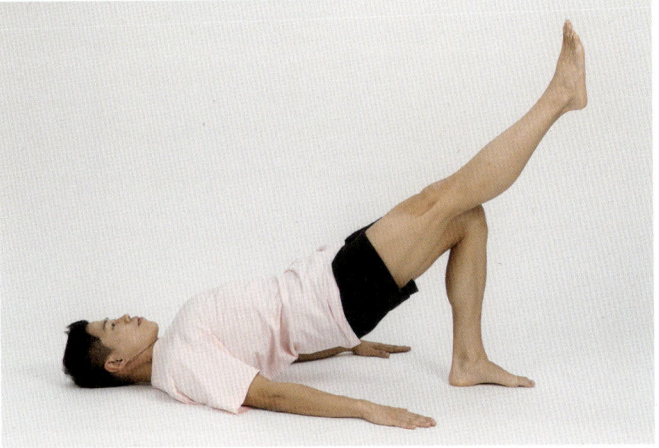

3 반대쪽도 똑같이 실시하세요. 양쪽을 각각 30초씩 동작하면 1세트입니다.

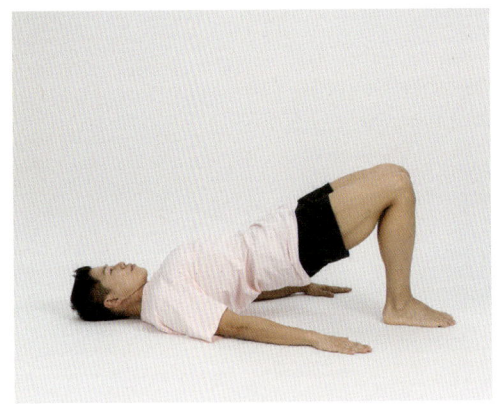

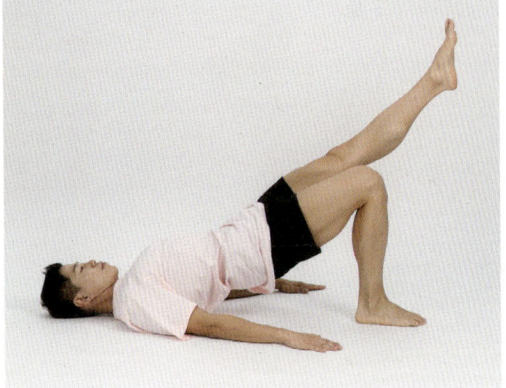

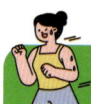

05 네발 기기 자세 힐킥 Hill Kick

허벅지 뒤쪽 라인을 딱 떨어지고 깔끔하게 만드는 데 효과적인 동작이에요. 가능한 범위에서 다리를 최대한 높이 올리고, 내릴 때는 천천히 해주세요.

자극 부위	운동 횟수	쉬는 시간	소모 열량	주의 사항
허벅지 뒤	20회 (양쪽 각각) x 4세트	30 ~ 45초	-30kcal	다리를 위로 올릴 때 허리가 너무 많이 꺾이지 않도록 주의하세요.

1 바닥에 무릎을 꿇고 네발 기기 자세를 취하세요.

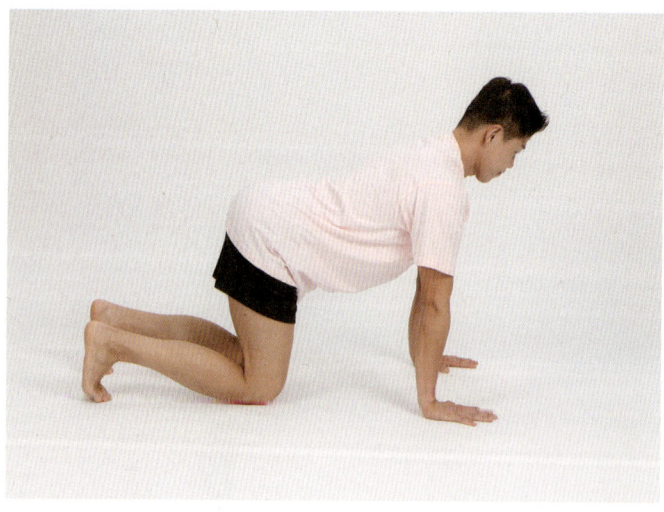

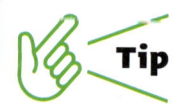

Tip

네발 기기 자세는 팔과 어깨, 무릎과 골반이 각각 일직선인 것이 가장 이상적인 자세예요.

2 한쪽 다리를 뒤로 쭉 뻗어주세요.

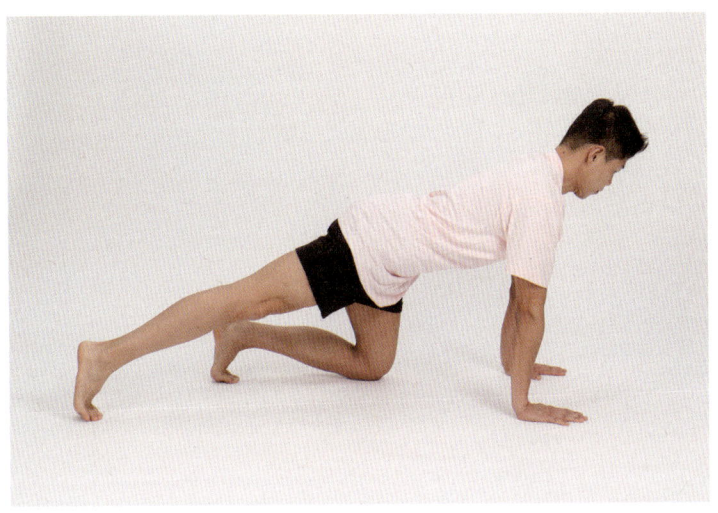

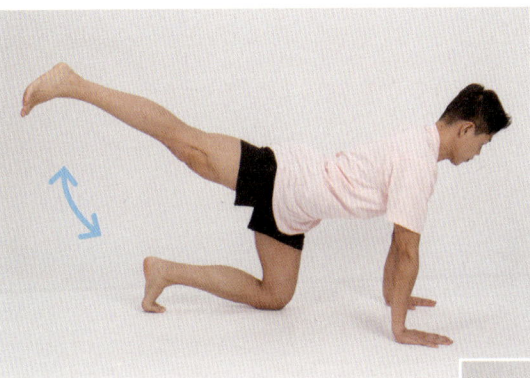

3 뻗은 다리를 위로 쭉 올리면서 찼다가 바닥으로 천천히 내려놓으세요. 이 동작을 20회 실시하세요.

반대쪽도 똑같이 실시하세요. 양쪽을 각각 20회씩
동작하면 1세트입니다.

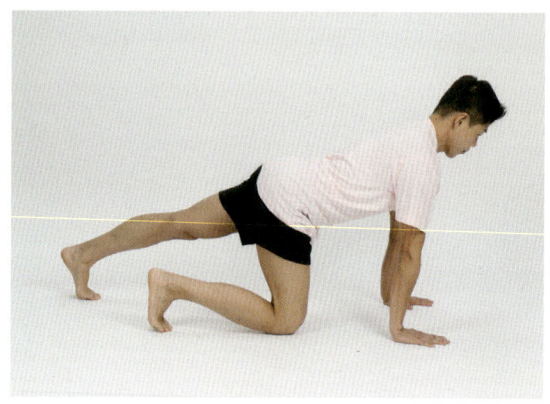

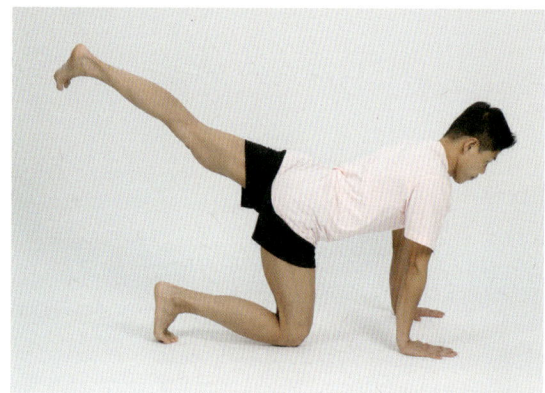

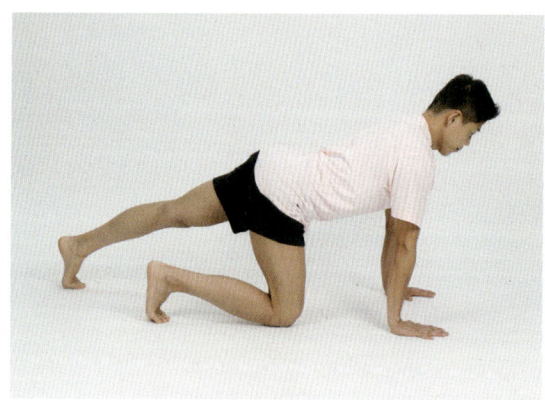

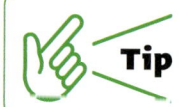

Tip 네발 기기 자세를 취할 때
는 발끝을 세워야 동작을
더욱 크게 할 수 있어요.

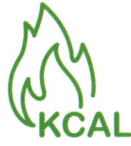

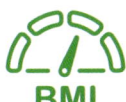

PART 1

체지방
폭파 운동
배우기

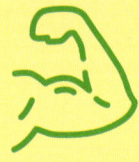

CHAPTER 5

애플 힙 만들기

여러분, 주목하세요! 이번 챕터에서는 여성들에게 초미의 관심사, '애플 힙' 만드는 운동을 알려줄 거예요. 엉덩이 근육은 미용 목적에서도 중요하지만, 코어 근육 중에서 기능적으로 가장 중요한 근육이에요. 엉덩이 근육이 약해지거나 긴장하게 되면 허리 통증이 생기기 쉽고 체형이 틀어지게 되기 때문에, 단순히 예뻐 보이기 위해서가 아니라 내 건강을 위해서 엉덩이 운동을 필수적으로 해야 해요. 보통 엉덩이 운동을 해도 힙업이 잘 안 되는 이유는 엉덩이 근육의 기능이 떨어지고 운동할 때 허벅지 뒤 근육이 많이 개입되기 때문인데요. 제가 누굽니까? 여러분을 위한 전문 트레이너잖아요! 제가 허벅지 뒤 근육의 개입 없이 엉덩이 근육을 키울 수 있는 운동법, 지금부터 알려 드릴게요.

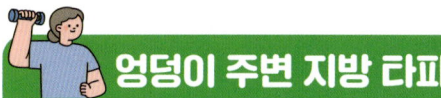

엉덩이 주변 지방 타파 운동

01 프로그 레그리프트 Frog Leg-lift

허벅지 뒤 햄스트링 근육의 개입을 막아 온전히 엉덩이 근육만 사용할 수 있는 운동이에요. 힙업 운동에서는 프로그 레그리프트를 통해 힙에 올바른 자극을 전달하는 것이 가장 중요한 핵심이에요.

자극 부위	운동 횟수	쉬는 시간	소모 열량
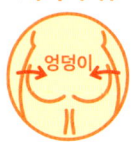 엉덩이	30초 x 3세트	30 ~ 45초	-30kcal

주의 사항

뒤 허벅지에 힘이 많이 들어간다면 엉덩이 근육의 기능이 많이 떨어진 상태이기 때문에, 3번 동작까지만 실시해서 엉덩이 위쪽에 자극을 많이 주기를 추천해요.

1 바닥을 보고 엎드린 자세로 누워주세요.

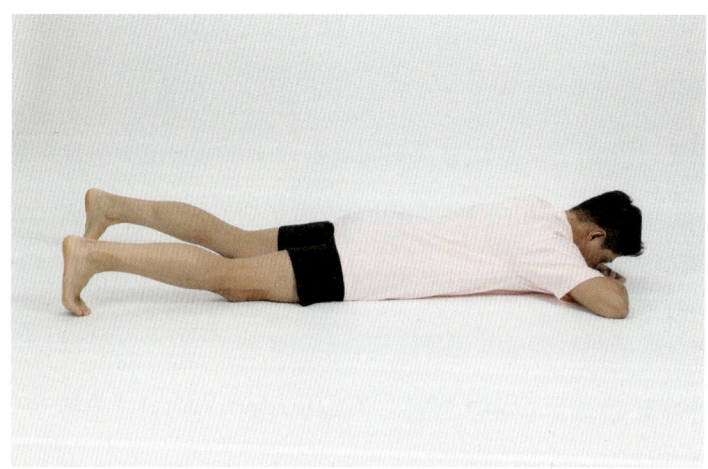

2 양 무릎을 구부려 뒤꿈치와 엉덩이가 최대한 가까워지도록 자세를 취하세요.

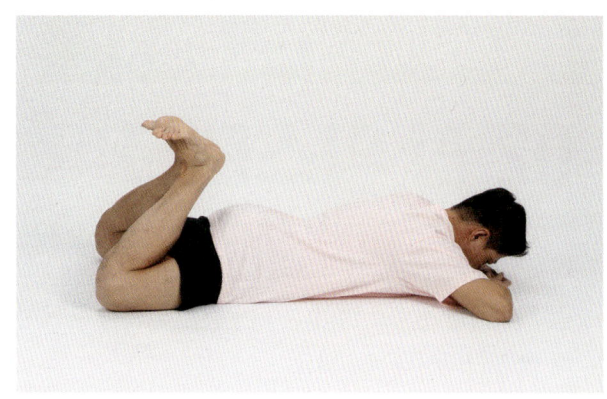

3 발뒤꿈치를 서로 붙여서 브이(V) 자로 만들어 주세요.

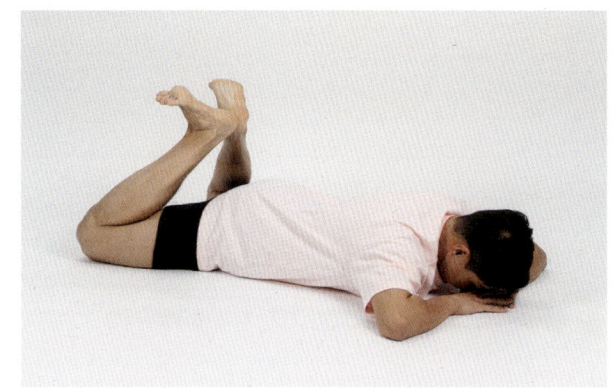

4 양 무릎을 접은 각도는 그대로 유지하면서 허벅지가 지면에서 살짝 떨어지도록 뒤꿈치를 하늘 방향 위로 밀어 올렸다가 내리세요.

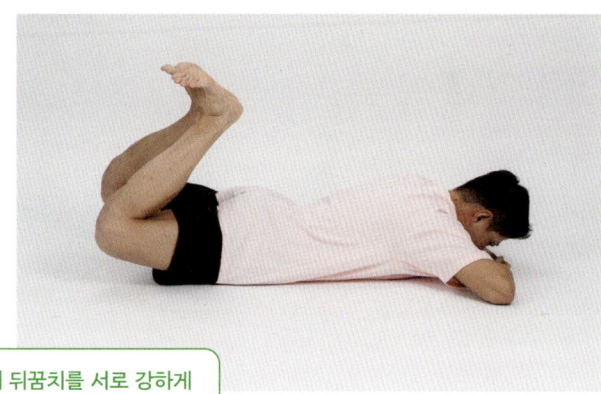

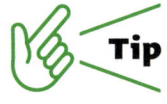

Tip 다리를 들어 올리기 전에 뒤꿈치를 서로 강하게 붙이면 엉덩이 위쪽에 자극이 느껴질 거예요. 엉덩이 위쪽에 자극을 먼저 느끼고, 다리를 들어 올리면 운동 효과를 높일 수 있어요.

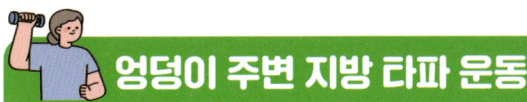

02 힙 익스텐션 Hip Extension

대표적인 엉덩이 운동이에요. 헬스장, 홈트, 필라테스 등에서 가장 많이 하는 대표 동작이 힙 익스텐션이에요. 많이 한다는 것은 그만큼 중요하다는 뜻이겠죠? 주의 사항을 지키면서 함께 하나하나 배워봐요.

자극 부위	운동 횟수	쉬는 시간	소모 열량
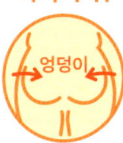 엉덩이	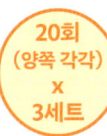 20회 (양쪽 각각) x 3세트	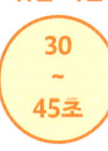 30 ~ 45초	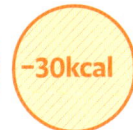 -30kcal

주의 사항

이 동작에서 많은 사람이 허리를 과도하게 꺾는데요, 이렇게 되면 허리에 부담이 갈 수 있어요. 동작을 할 때는 다리를 뒤쪽으로 뻗으면서 마지막 지점에 자연스럽게 허리가 신전(뒤로 꺾임)되는 게 올바른 동작입니다.

1 바닥에 무릎을 꿇고 네발 기기 자세를 취하세요.

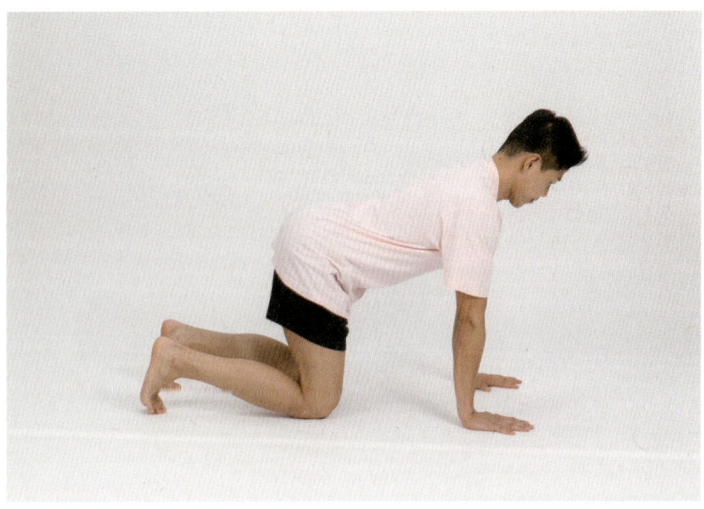

2 한쪽 다리를 뒤쪽으로 쭉 뻗었다가 다시 무릎을 구부려 제자리로 돌아오세요. 이 동작을 20회 실시하세요.

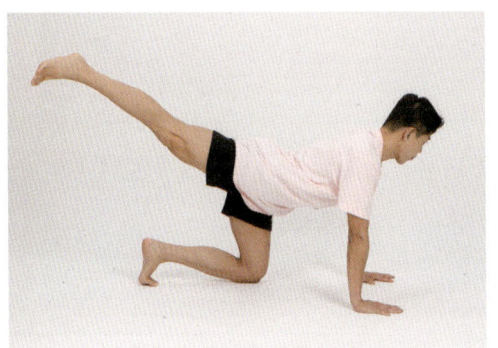 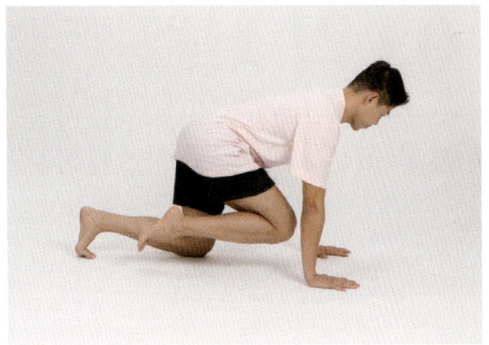

3 반대쪽도 똑같이 실시하세요. 양쪽을 각각 20회씩 동작하면 1세트입니다.

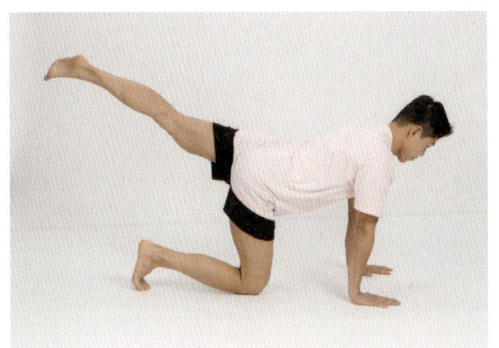 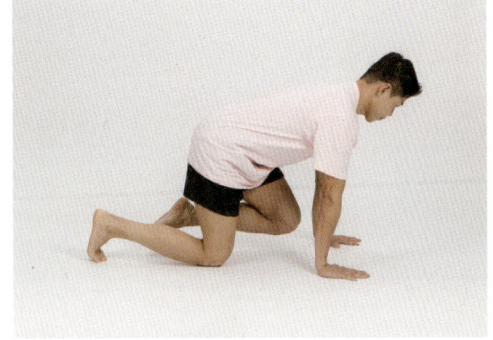

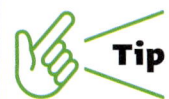
Tip 이 동작을 해도 힙업이 잘 안 된다면 대개 다리를 뒤로 뻗을 때 엉덩이 근육보다 허벅지 뒤쪽 근육을 많이 사용하기 때문이에요. 따라서 힙업 운동을 할 때 프로그 레그리프트(P.114)를 선행해서 힙 근육을 자극해 놓고 힙 익스텐션을 실시하면 허벅지 뒤 근육보다 엉덩이 근육을 더욱 많이 사용할 수 있어요.

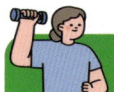

엉덩이 주변 지방 타파 운동

03 힙 서클 Hip Circle

힙 익스텐션과 연결해 실시하면 힙업에 큰 도움이 되는 운동이에요. 허벅지 뒤부터 힙까지 뒤쪽 근육 전체를 발달시키는 동작이에요.

자극 부위	운동 횟수	쉬는 시간	소모 열량
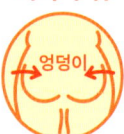 엉덩이	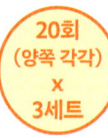 20회 (양쪽 각각) x 3세트	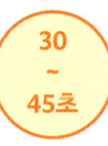 30 ~ 45초	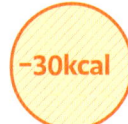 ~30kcal

주의 사항

동작을 실시할 때 팔꿈치가 굽지 않도록 쭉 펴고 실시해 주세요.

1 바닥에 무릎을 꿇고 네발 기기 자세를 취하세요.

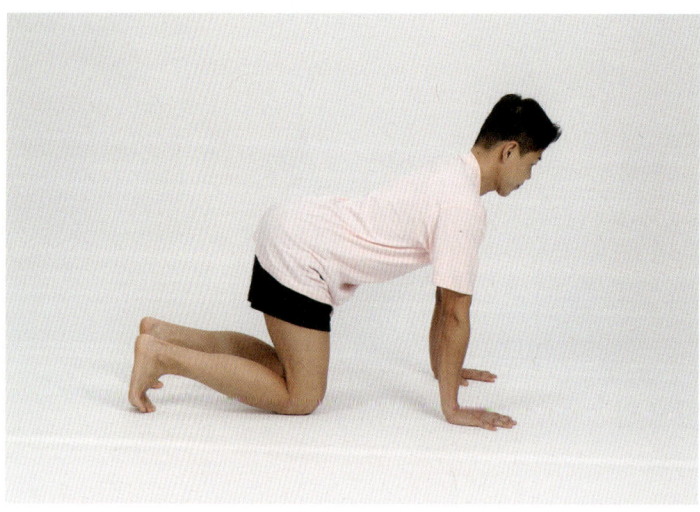

2 한쪽 발을 대각선 45도 뒤로 쭉 뻗어주세요.

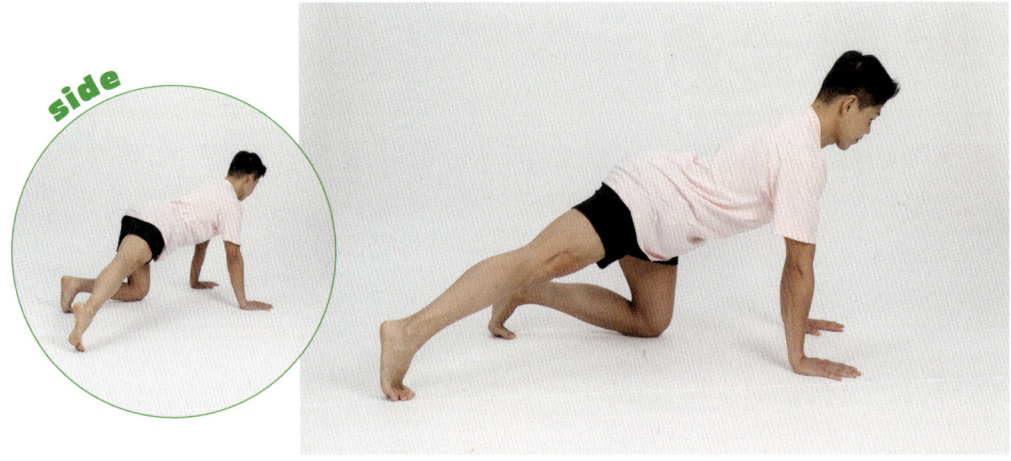

side

3 뻗은 발로 반원을 최대한 크게 그리면서 반대쪽으로 이동해 주세요. 이 동작을 20회 실시 후 반대쪽도 똑같이 실시해 주세요. 양쪽을 각각 20회씩 동작하면 1세트입니다.

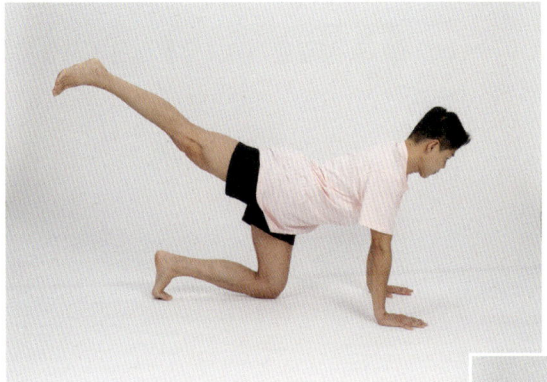

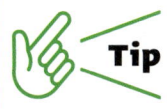

Tip 다리를 좌우로 이동할 때, 엉덩이보다 허벅지 뼈를 더 높게 들어 올린다는 기분으로 실시해 주세요.

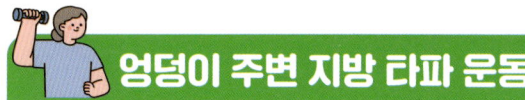
04 힙 스퀴징 Hip Squeezing

엉덩이 근육을 더욱 선명하게 만드는 효과가 있는 운동이에요. 엉덩이를 밀어 올리면서 수축할 때 괄약근까지 힘을 줘서 최대 힘으로 수축시켜 주세요.

자극 부위	운동 횟수	쉬는 시간	소모 열량	주의 사항
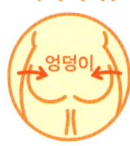 엉덩이	20회 x 3세트	30 ~ 45초	-30kcal	엉덩이 수축할 때 골반이 너무 앞쪽으로 밀려 나가지 않도록 마지막에 배꼽을 등 쪽으로 잡아당기세요.

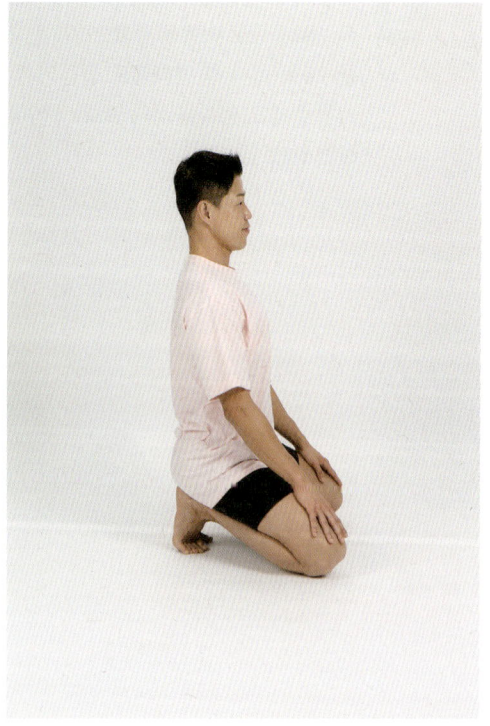

1 발끝을 세우고 무릎 꿇은 자세를 취하세요.

2 양손을 엉덩이 위쪽에 놓으세요.

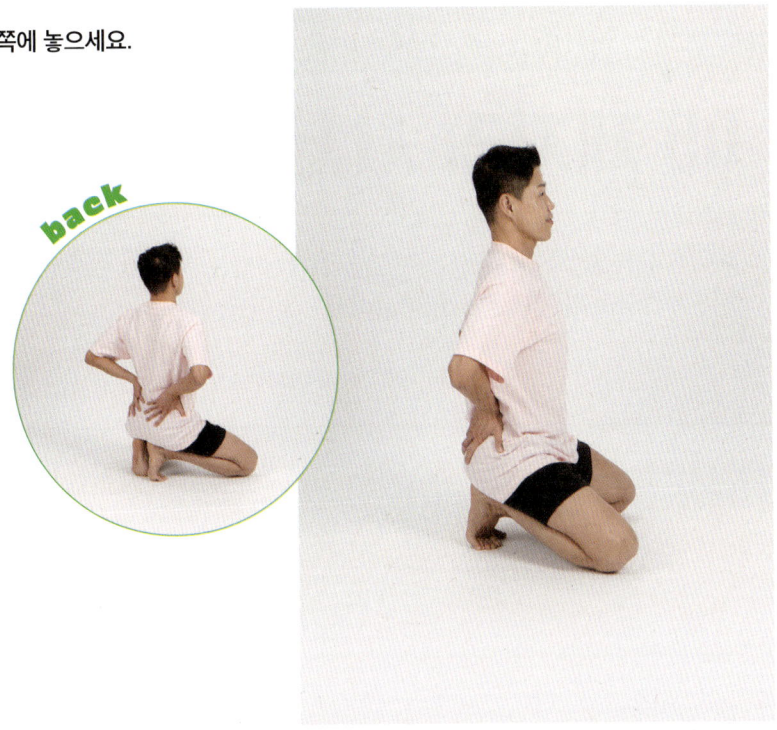

3 양손으로 엉덩이를 밀어 올리면서 골반을 들어주세요.

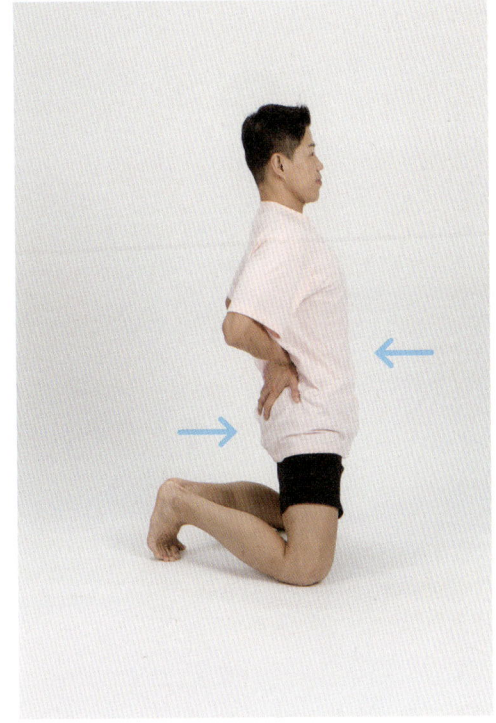

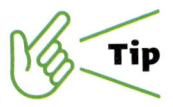 **Tip** 엉덩이 근육은 버티는 성질이 강하기 때문에, 아래로 내려놓을 때는 엉덩이 근육을 스트레칭하면서 천천히 동작하세요.

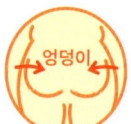

엉덩이 주변 지방 타파 운동

05 제자리 서서 힙 수축하기

엉덩이 근육의 기능을 살리는 필수적인 운동이에요. 허벅지 뼈가 바깥쪽으로 회전하는 능력이 제한되면 엉덩이 근육을 발달시킬 수 없어요.

자극 부위	운동 횟수	쉬는 시간	소모 열량
엉덩이	10초 x 3세트	30초	-30kcal

주의 사항

허벅지 뼈를 억지로 돌리면 발목에 부담이 갈 수 있으니, 발목이 과도하게 꺾이지 않도록 주의해 주세요.

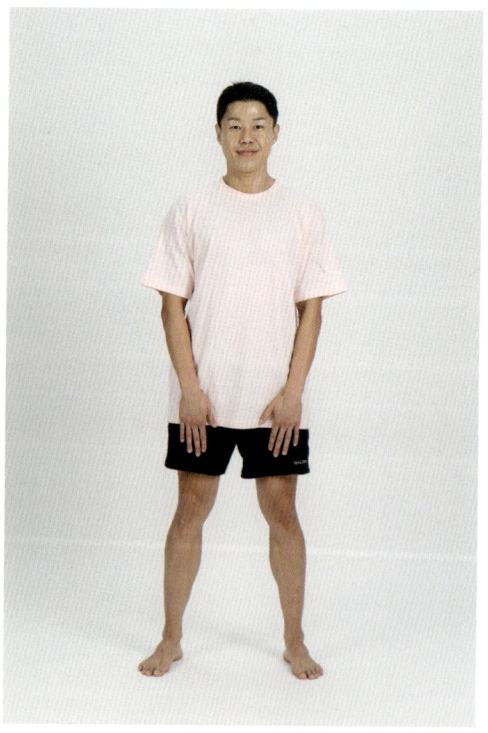

1 양발 간격은 어깨너비로 두고, 허벅지 앞쪽에 손을 대고 서세요.

2 양쪽 허벅지 뼈를 바깥쪽으로 살며시 돌렸다가 돌아오는 동작을 3회 반복하세요.

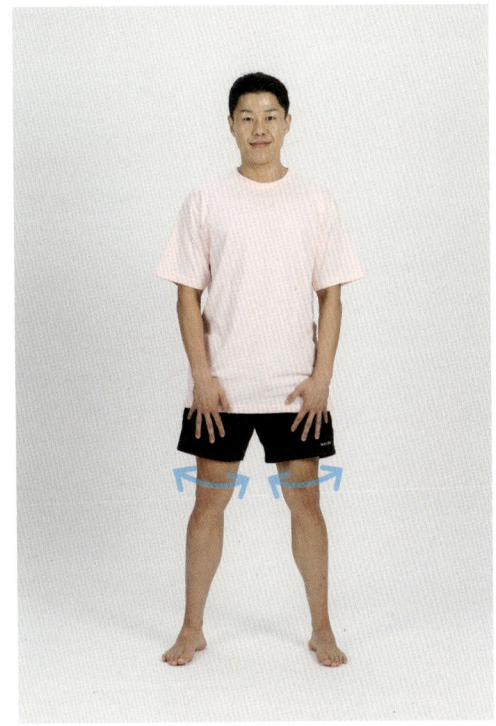

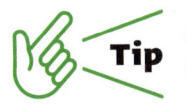
Tip 허벅지 앞쪽에 올려놓은 손으로 허벅지가 잘 돌아가는지 확인하세요.

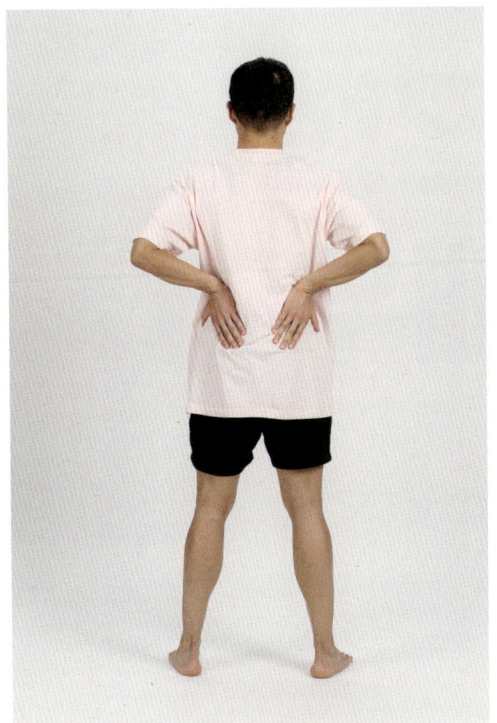

3 엉덩이 위쪽에 손을 얹고 다시 한번 허벅지 뼈를 돌려주세요. 엉덩이 위쪽 근육에 힘이 들어가는 것을 느끼면서 10초간 버티세요.

Tip 동작 끝날 때 힘이 한꺼번에 빠지지 않도록 천천히 이완하세요.

PART
2

탄력 강화
운동 배우기

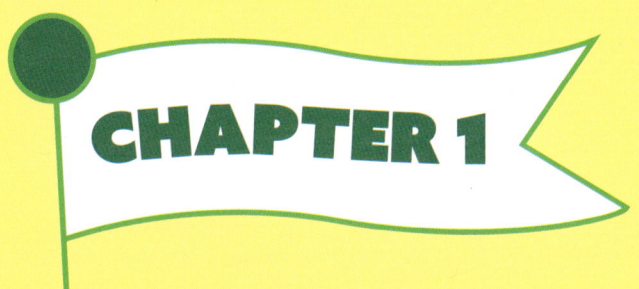

처진 뱃살 탄력 있게 만들기

여러분! 열심히 다이어트했지만 처진 뱃살 때문에 고민이라면? 이번 챕터에 집중! 감량은 했지만 뱃살이 처져서 고민인 분들을 굉장히 많이 보았는데요. 그래서 준비한 파트가 바로 처진 뱃살 탄력 있게 만들기 운동이에요. 유산소 운동만으로는 탄력 있는 복근을 만들 수 없다는 사실! 지금부터 김쌤과 함께 좀 더 탄탄하고 얇은 복부 라인을 만들러 가 볼까요?

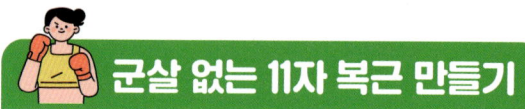
01 플랭크 Plank

집에서 가장 많이 따라 하는 뱃살 운동인데요. 뱃살이 빠지는 효과와 더불어 코어의 안정성도 함께 기를 수 있는 운동이에요.

자극 부위	운동 횟수	쉬는 시간	소모 열량
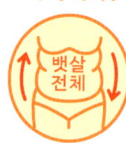 뱃살 전체	30초 x 4세트	60초	-30kcal

주의 사항

복근에 힘을 주며 동작할 때 버틸 수 있는 만큼 버티고, 30초쯤 잘 버틴다면 팁을 참고해서 운동 강도를 높여보세요.

1 바닥에 무릎을 꿇고 팔은 어깨와 일직선이 되도록 놓아주세요.

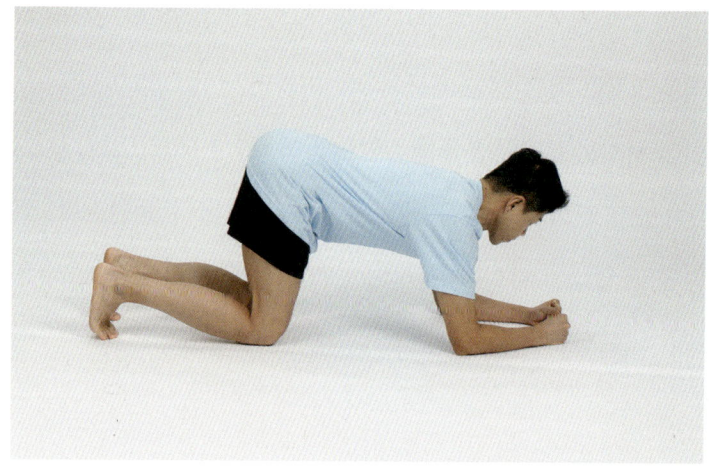

2 무릎을 바닥에서 들어 올리면서 몸통은 일자를 만들어 주세요. 골반이 내려가지 않도록 30초 동안 자세를 유지해 주세요.

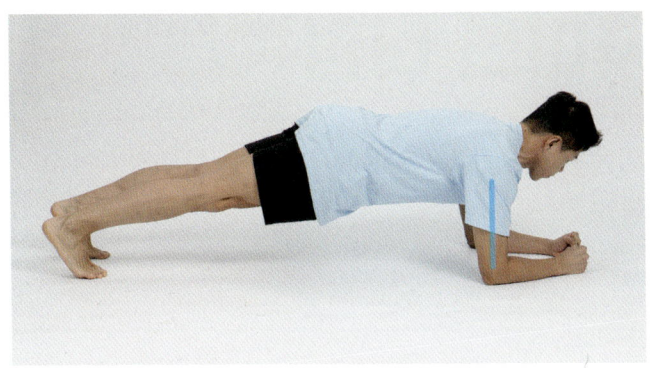

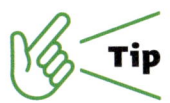 **Tip** 동작이 잘되는 분은 난이도를 높여서 팔을 어깨 선보다 위에 위치해 보세요. 코어에 힘이 많이 가서 뱃살 빼는 효과가 더 좋습니다.

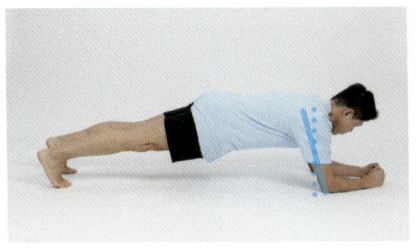

 잘못된 자세 ─────────

골반이 아래로 내려가면 복부 힘이 풀린 것이니 동작을 멈추고 내려와 주세요.

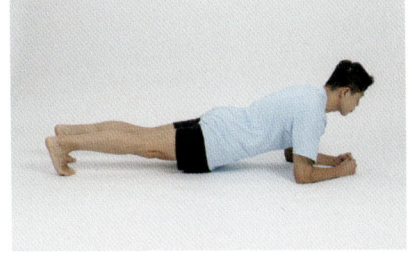

02 플랭크 사이드 니업 Plank Side Knee-up

뱃살을 빼면서 외복사근 코어 능력을 기르는 데 좋은 운동이에요. 동작만 잘 따라 하면 코어를 강화해서 허리 통증도 예방할 수 있는 동작이에요.

자극 부위	운동 횟수	쉬는 시간	소모 열량	주의 사항
뱃살 전체	10회 x 3세트	60초	~35kcal	동작을 진행할 때 엉덩이가 너무 과도하게 위로 들리지 않도록 주의하세요. 너무 힘들어서 엉덩이가 많이 들리면 동작이 익숙해질수록 엉덩이를 내려주세요.

1 바닥에 무릎을 꿇고 팔은 어깨와 일직선이 되도록 놓아주세요.

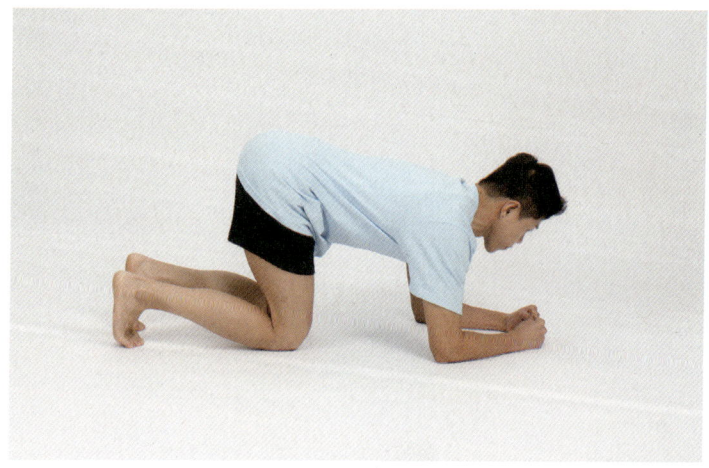

무릎을 바닥에서 들어 올리면서 몸통은 일자를 만들어 주세요.

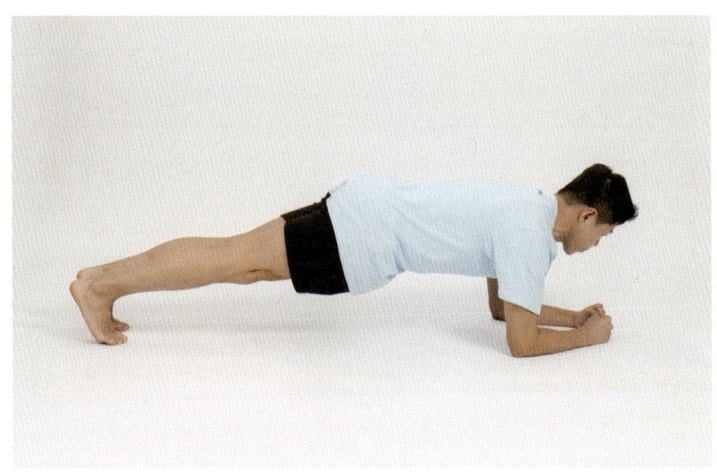

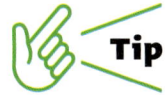 양다리를 한쪽씩 번갈아 가며 사이드 니업 동작을 실시해 주세요. 양쪽을 한 번씩 동작하면 1회입니다.

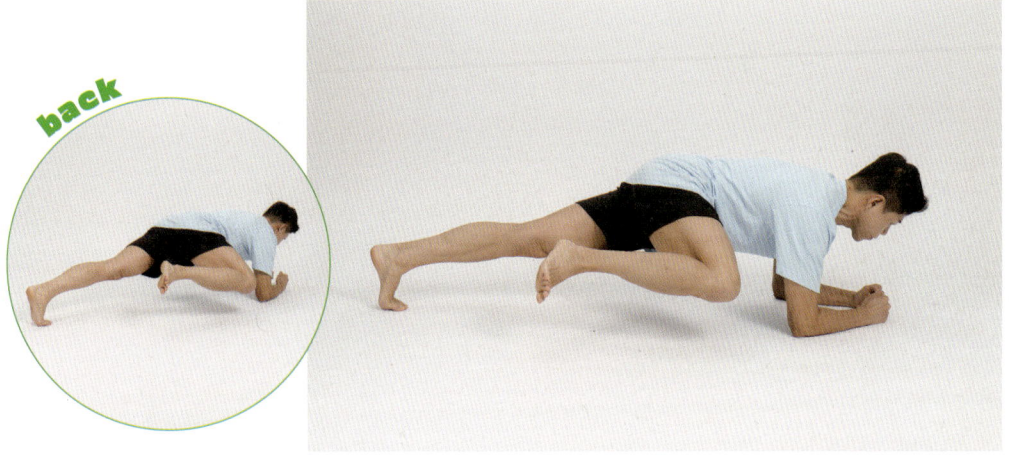

back

Tip 이 동작을 할 때는 엉덩이가 자연스럽게 올라오는데, 엉덩이가 올라오지 않게 일자를 유지할수록 운동 강도가 높아져요. 사이드 니업할 때 어깨도 무릎 방향으로 함께 누르면 운동 강도를 높일 수 있어요.

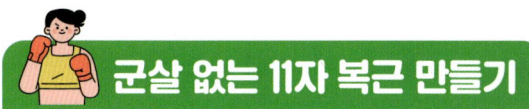
03 크런치 Crunch

상복부만 집중적으로 자극해서 상복부 라인을 잡는 대표적인 동작이에요. 허리 부담 없이 언제든 누워서 따라할 수 있는 쉬우면서 실용적인 운동입니다.

자극 부위	운동 횟수	쉬는 시간	소모 열량	주의 사항
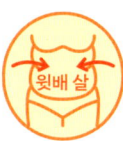윗배 살	20회 x 3세트	60초	-30kcal	양 어깨가 너무 많이 올라오려고 하면 호흡이 잠기게 되므로, 지면에서 떨어지는 범위까지만 올렸다가 내리면 충분합니다.

1 바닥에 누워서 무릎을 굽혀주세요.

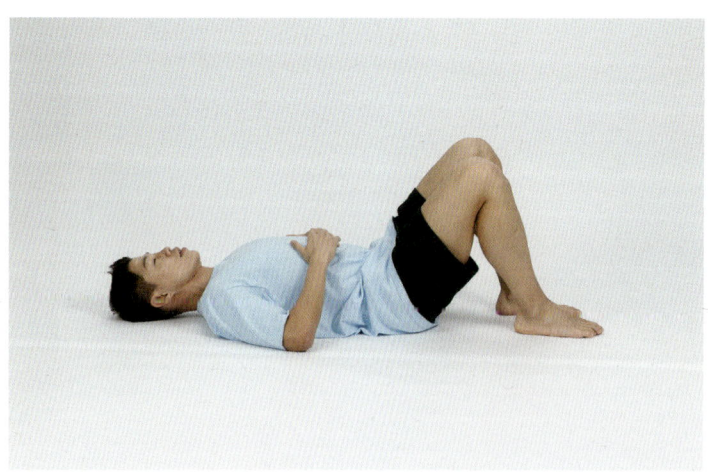

2 양손으로 머리를 감싸고 몸통은 둥글게 말면서 올렸다가 내리세요.

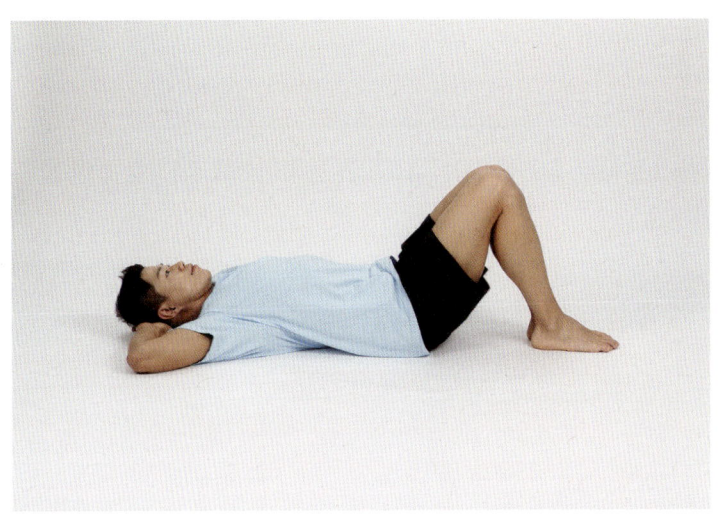

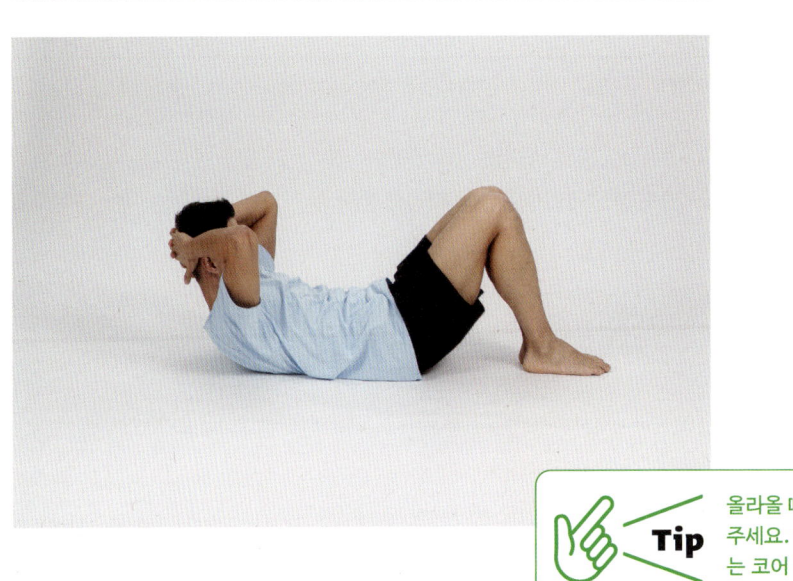

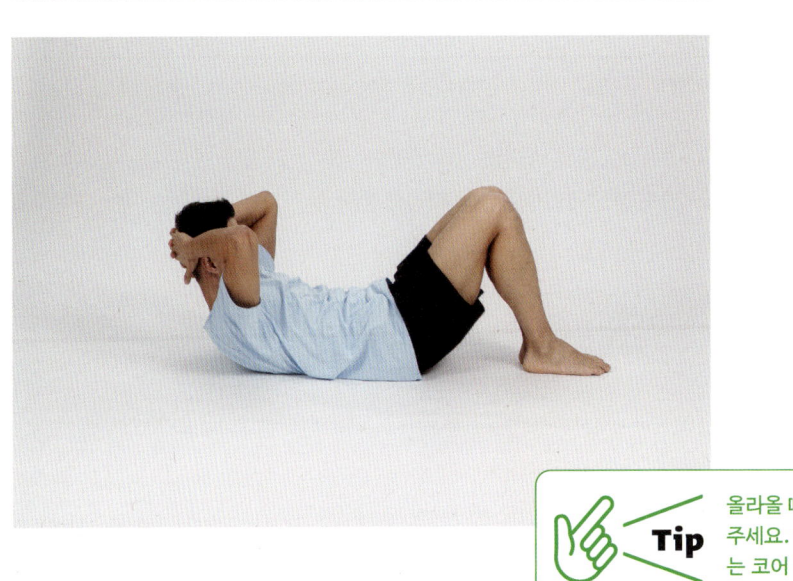
Tip 올라올 때 숨을 '후~' 하고 뱉어 주세요. 숨을 뱉으면 몸속에 있는 코어 근육도 강화할 수 있어요.

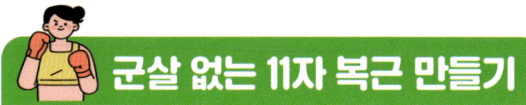
04 크런치 Crunch
[상급자 버전]

상복부만 집중적으로 자극해서 상복부 라인을 잡는 대표적인 동작이에요. 다리를 들어 올려서 난이도를 높인 동작이에요.

자극 부위	운동 횟수	쉬는 시간	소모 열량	주의 사항
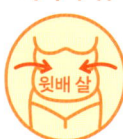 윗배 살	20회 x 3세트	60초	-35kcal	허리가 땅에서 떨어졌다 붙었다 하지 않도록 고정시키고 진행해 주세요.

1 바닥에 누운 후 무릎을 15~20도 정도 굽힌 상태에서 다리를 들어 주세요.

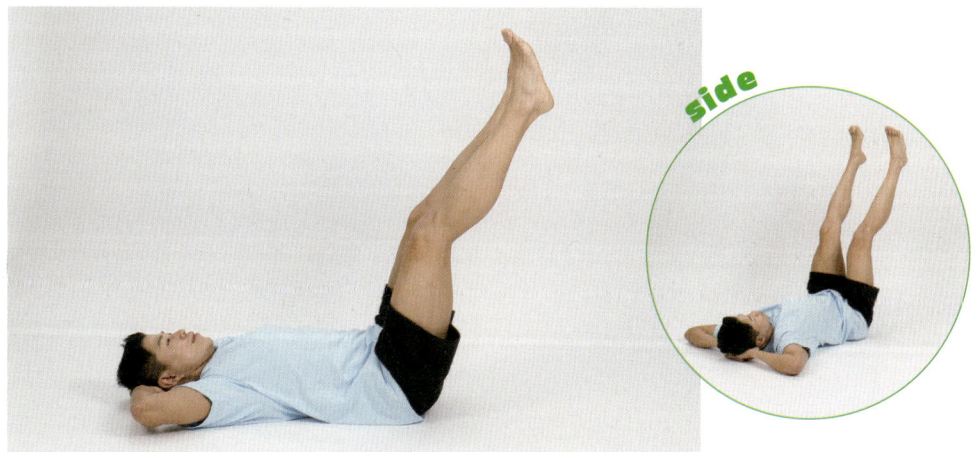

side

양손으로 머리를 감싸고 몸통은 둥글게 말면서 올라왔다가 내려가
세요.

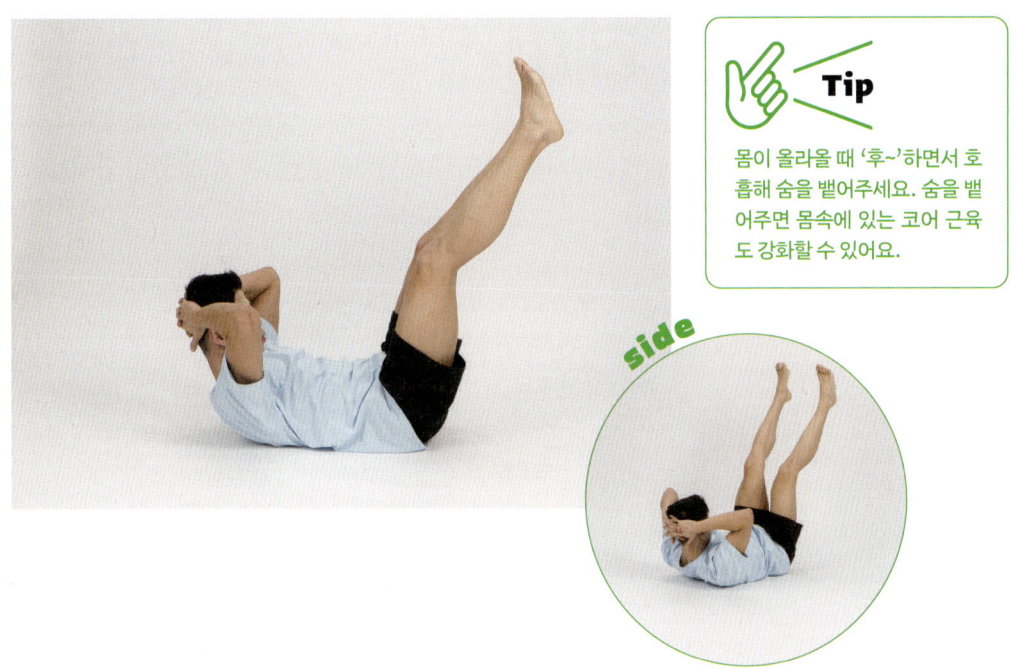

side

Tip

몸이 올라올 때 '후~'하면서 호
흡해 숨을 뱉어주세요. 숨을 뱉
어주면 몸속에 있는 코어 근육
도 강화할 수 있어요.

Tip

양다리 사이에 주먹 하나 들어갈 공간을 두고 실시하면
11자 복근 라인을 만드는 데 도움이 돼요. 그리고 양다리
를 꽉 붙여서 실시하면 복근 가운데 라인을 만드는 데 도
움이 되요.

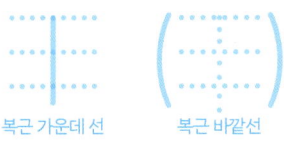

복근 가운데 선   복근 바깥선

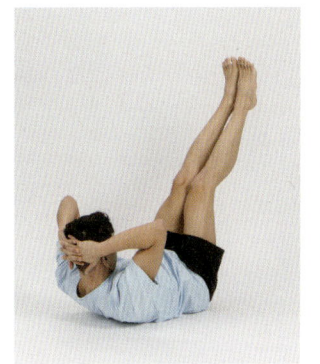

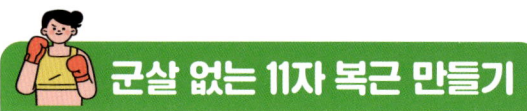

05 원 레그 레이즈 One Leg Raise

초보자들이 허리에 부담을 주지 않으면서 아랫배 살에 탄력을 만들 수 있고, 코어 근육을 강화하는 데 효과적인 운동이에요.

자극 부위	운동 횟수	쉬는 시간	소모 열량
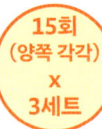아랫배 살	15회 (양쪽 각각) x 3세트	60초	-35kcal

주의 사항

동작을 실시하면서 몸통이 흔들리지 않도록 주의해야 코어의 안정성도 강화할 수 있어요.

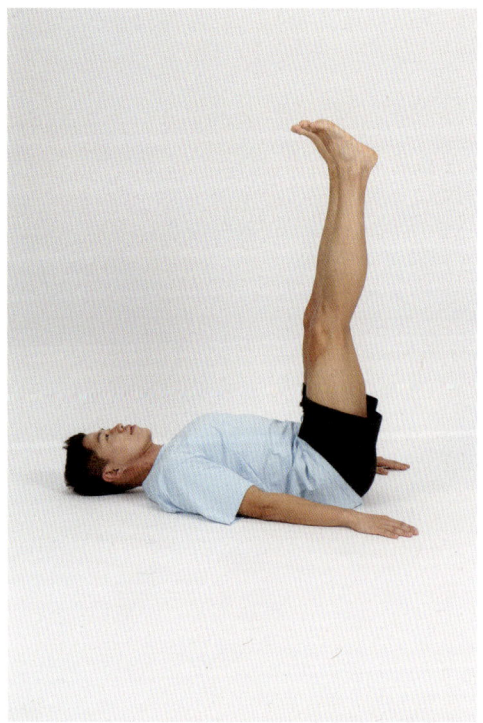

1 하늘을 향해 누운 상태에서 양발을 90도 각도로 들어 올려주세요.

2 한쪽 다리에 양손을 깍지 껴서 잡아주세요.

3 반대쪽 다리를 내렸다가 올렸다가 15회 반복하세요.

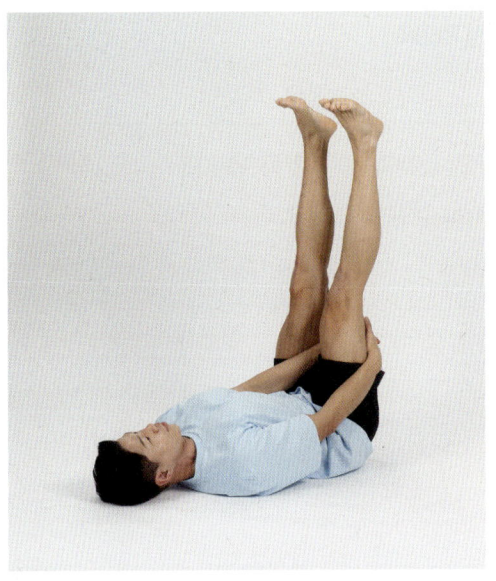

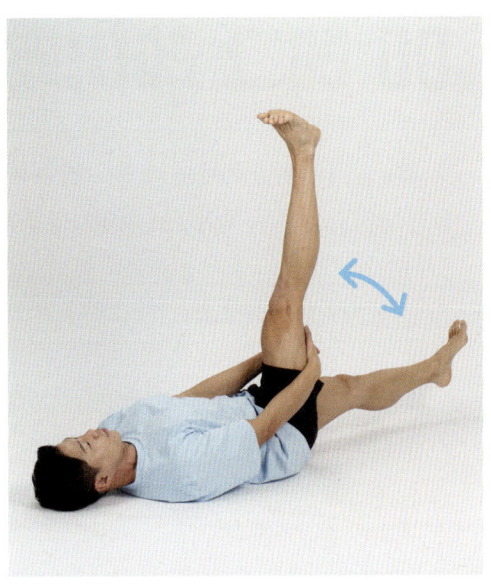

4 반대쪽도 똑같이 실시하세요. 양쪽을 각각 15회씩 동작하면 1세트입니다.

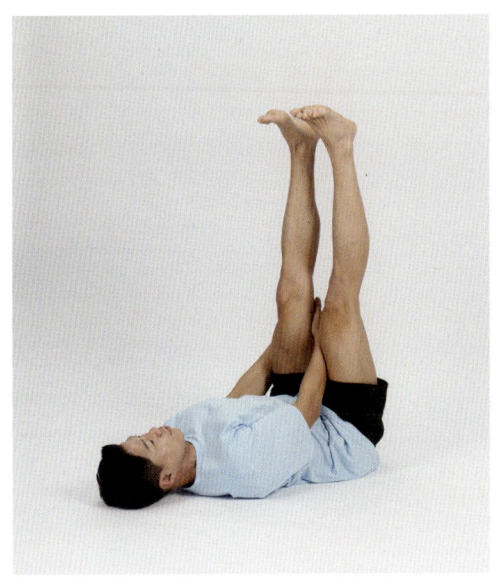

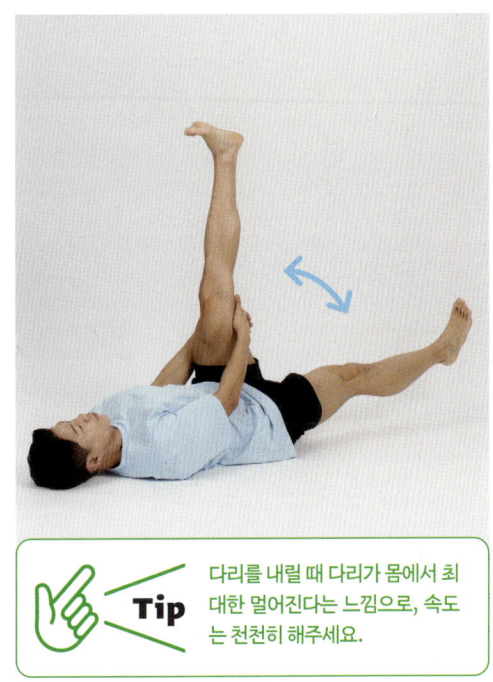

Tip 다리를 내릴 때 다리가 몸에서 최대한 멀어진다는 느낌으로, 속도는 천천히 해주세요.

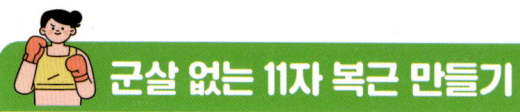

06 레그 레이즈 Leg Raise

아랫배 살의 탄력을 키우는 데 최고인 운동이에요. 효과가 좋은 만큼 복부의 힘이 많이 필요한 난이도 있는 동작이므로 주의사항을 체크하고 진행해 주세요.

자극 부위	운동 횟수	쉬는 시간	소모 열량	주의 사항
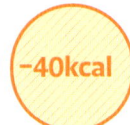 아랫배 살	15회 x 3세트	60초	-40kcal	움직임이 과도하면 허리에 부담이 될 수 있어요. 따라서 동작을 진행할 때는 허리가 뜨지 않는 범위까지만 다리를 내렸다가 올려주세요.

1 하늘을 향해 보고 누우세요.

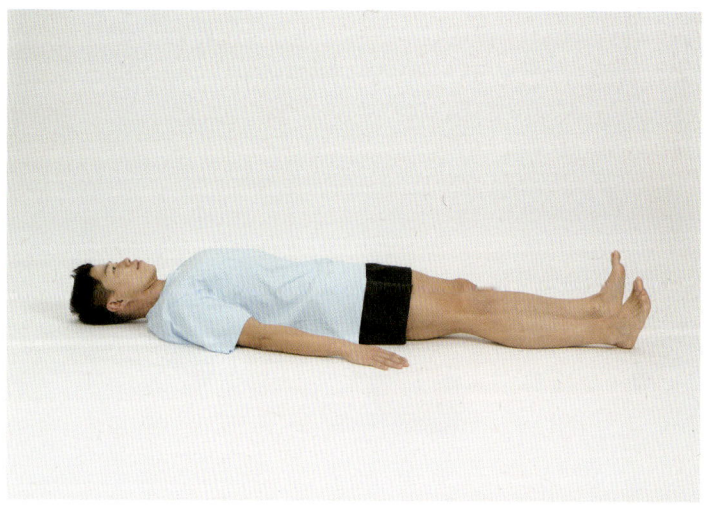

2 양발을 90도 각도로 들고 엉덩이 밑에 손을 넣어서 받쳐주세요.

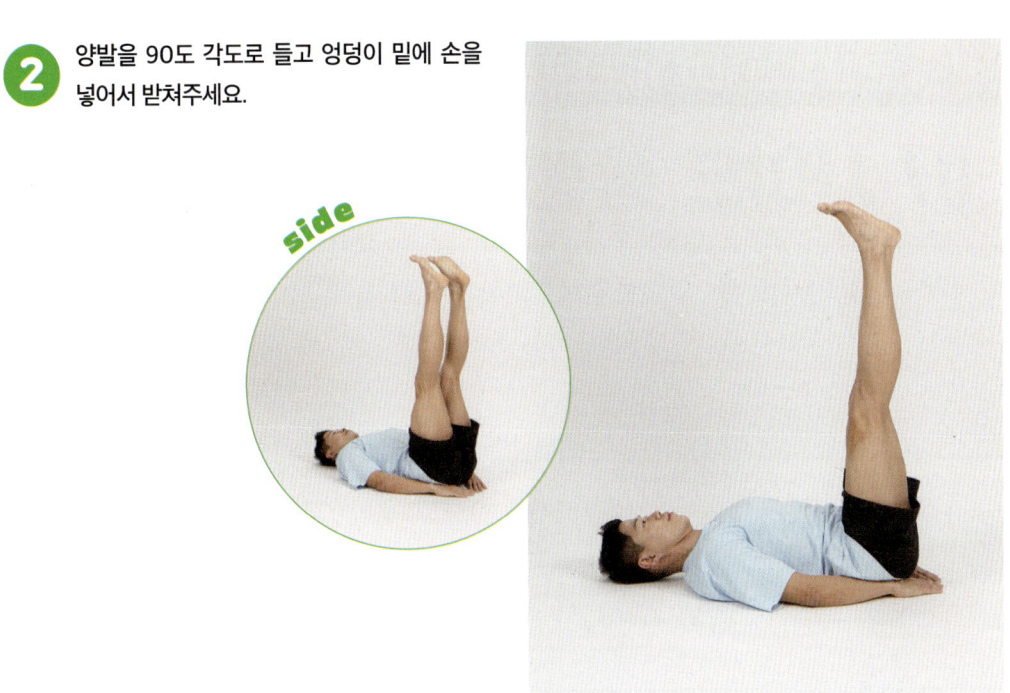

3 다리가 바닥에 닿기 전에 내렸다 올렸다를 15회 반복하세요.

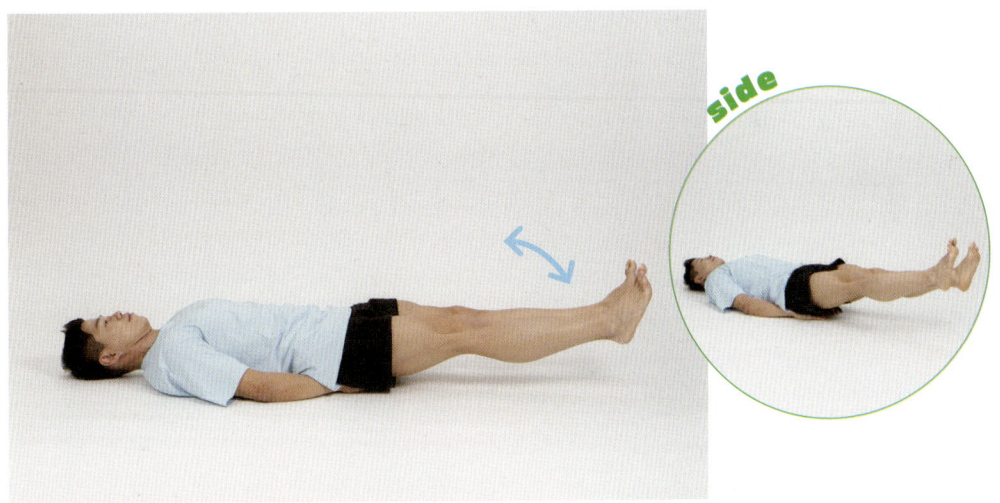

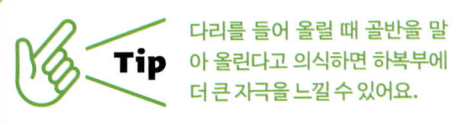 **Tip** 다리를 들어 올릴 때 골반을 말아 올린다고 의식하면 하복부에 더 큰 자극을 느낄 수 있어요.

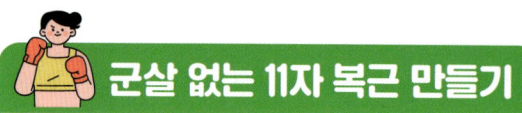

07 사이드 플랭크 Side Plank

사이드 플랭크 동작은 옆구리 살을 빠르게 빼서 허리둘레를 줄이는 데 큰 도움을 줍니다.

자극 부위	운동 횟수	쉬는 시간	소모 열량	주의 사항
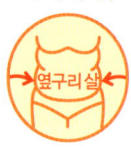 옆구리살	30초 (양쪽 각각) x 3세트	60초	~40kcal	몸을 드는 동작을 할 때 골반이 아래로 떨어지지 않도록 몸을 일자로 만들어 주세요. 팔로 바닥을 밀어내 어깨가 무너지지 않도록 주의하세요.

1 바닥에 옆으로 누워, 바닥에 닿은 팔은 어깨와 일직선에 놓으세요.

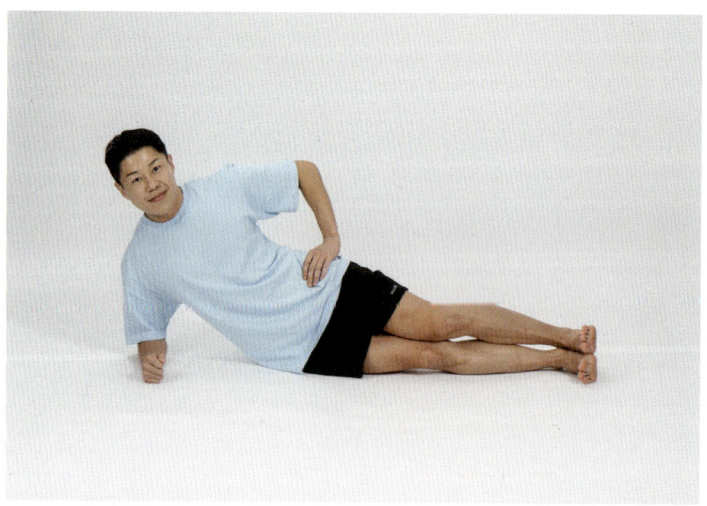

② 골반을 바닥에서 들어 올리면서 갈비뼈와 골반 사이의 간격을 좁힌 후 골반이 내려가지 않도록 30초 동안 자세를 유지하세요.

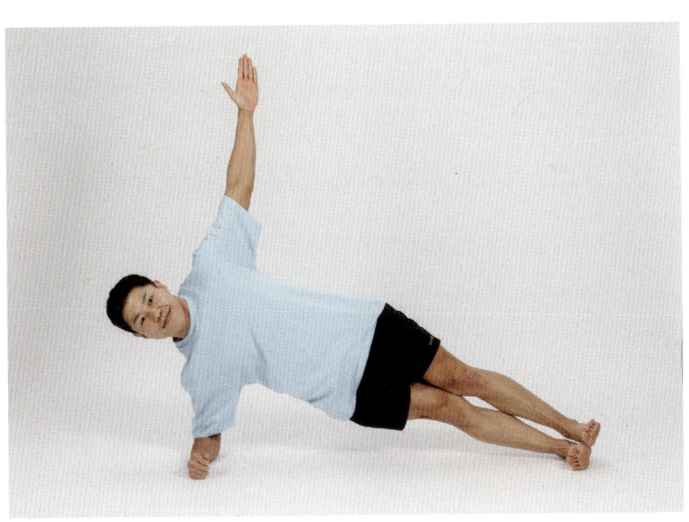

③ 반대쪽도 똑같이 실시하세요. 양쪽을 각각 30초씩 동작하면 1세트입니다.

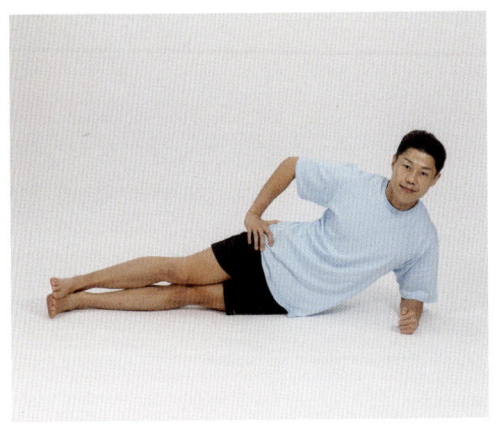 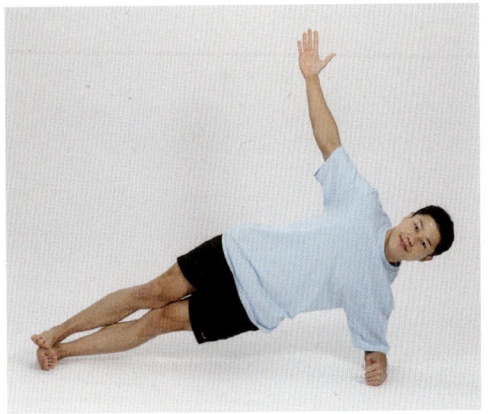

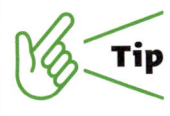 **Tip** 동작이 잘되면 팔을 어깨선보다 위쪽에 놓고 실시해 보세요. 복근에 훨씬 강한 자극이 느껴질 거예요.

08 사이드 플랭크 업다운 Side Plank Up-down

기본적으로 버티는 등척성 수축의 플랭크 동작에 수축과 이완(단축성/신장성 수축) 동작을 추가해 난도를 높인 동작이에요.

자극 부위	운동 횟수	쉬는 시간	소모 열량	주의 사항
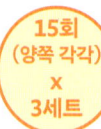 옆구리살	15회 (양쪽 각각) x 3세트	60초	-40kcal	무작정 따라 하지 말고, 옆구리에 자극을 정확히 느끼면서 따라 하세요.

1 옆으로 누워 바닥에 닿은 팔을 어깨와 일직선에 놓고, 위쪽 다리의 발은 바닥에 내려놓으세요.

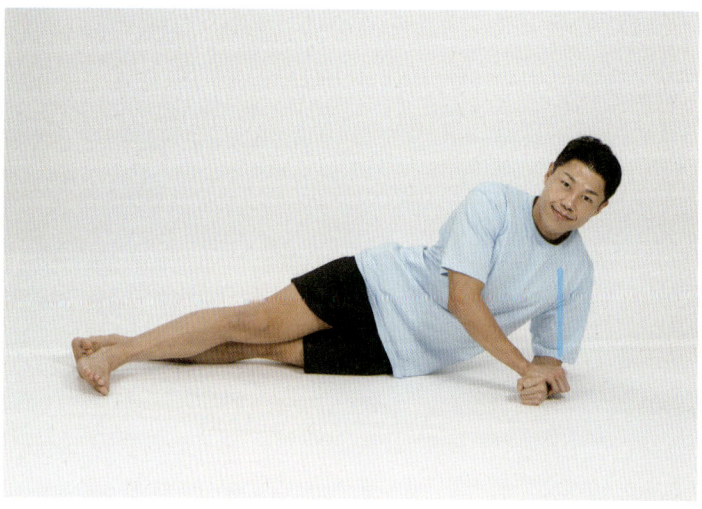

2 골반을 바닥에서 들어 올리면서 갈비뼈와 골반 사이 간격을 좁혀주세요.

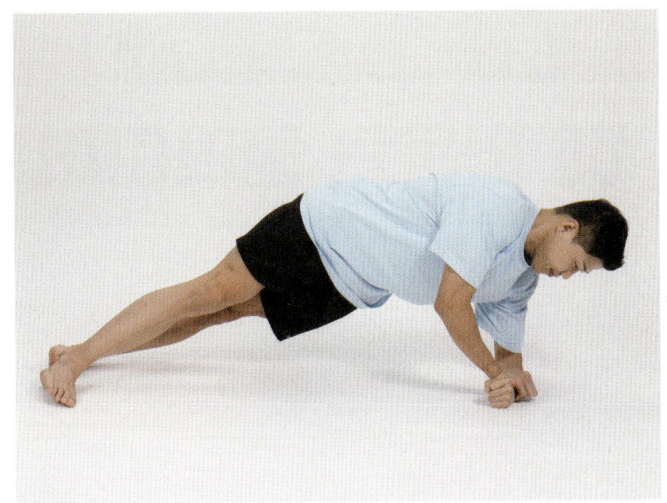

3 골반으로 바닥을 터치하고 다시 올라가세요. 이 동작을 15회 실시하세요.

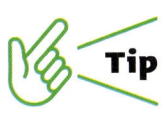 **Tip**

동작이 잘되면 사이드 플랭크 (P.138) 자세로 30초 버티고 나서, 쉬는 시간 없이 사이드 플랭크 업다운을 추가해 보세요. 그럼 더 빠르게 옆구리 살을 뺄 수 있어요.

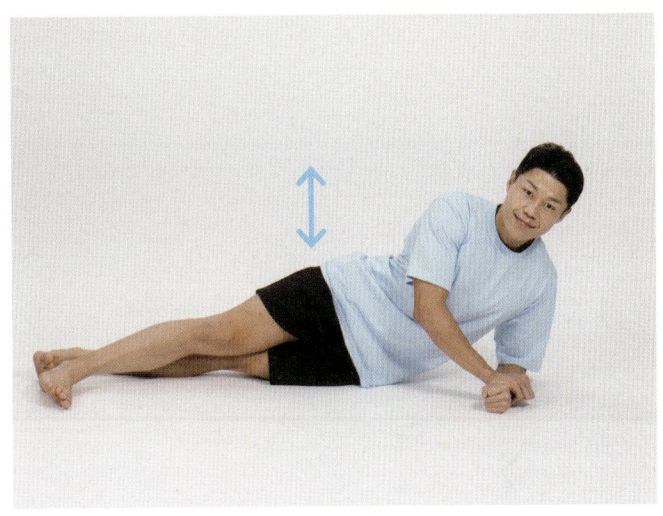

4 반대쪽도 똑같이 실시하세요. 양쪽을 각각 15회씩 진행하면 1세트입니다.

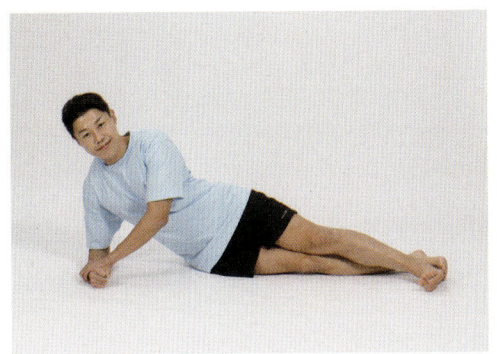

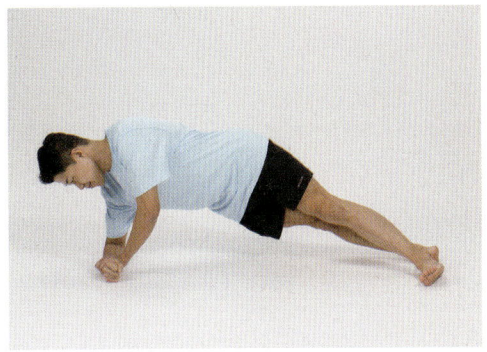

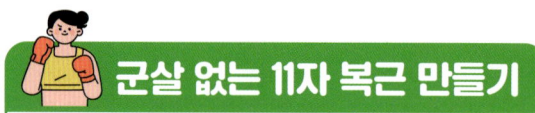

09 마운틴 클라이머 Mountain Climber

복부 지방을 제거해 복근이 더 선명해지게 돕고, 초보자에게는 기본 상체 근력도 만들어 주는 아주 좋은 동작이에요.

자극 부위	운동 횟수	쉬는 시간	소모 열량
뱃살 전체	20회 x 3세트	60초	-35kcal

주의 사항
팔과 어깨 라인을 일자로 만들고 진행해야 복부에 더 큰 자극을 줄 수 있어요.

1 바닥에 두 손 짚고 엎드려 푸시업 자세를 취하세요.

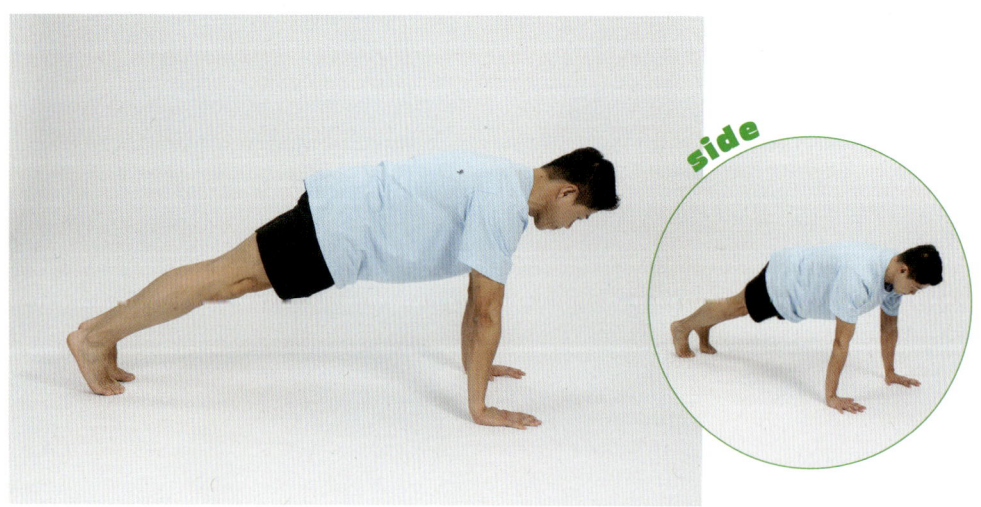

side

2 한쪽 무릎을 가슴을 향해 올리세요.

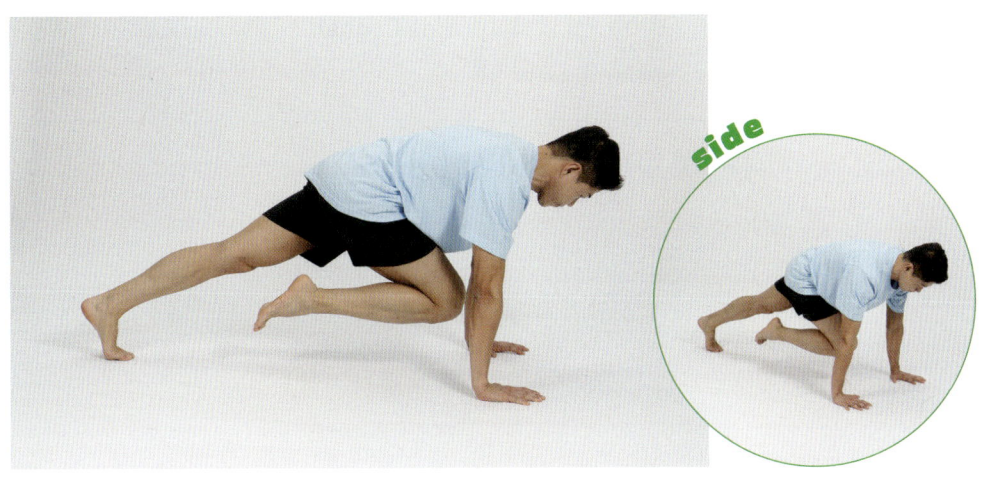

3 반대쪽 발로 바꿔가며 번갈아 실시하세요. 양쪽을 한 번씩 동작하면
1회입니다.

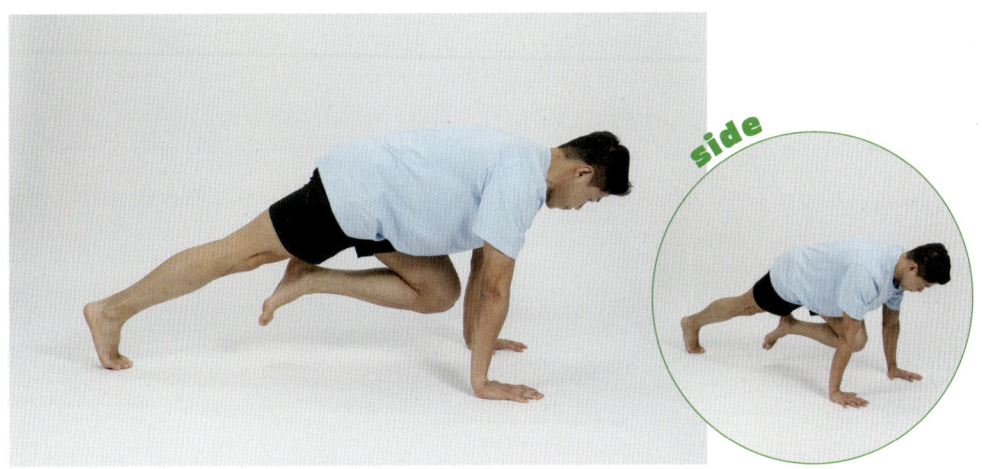

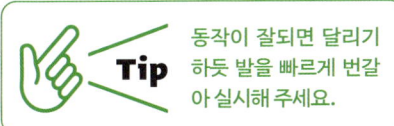 **Tip** 동작이 잘되면 달리기
하듯 발을 빠르게 번갈
아 실시해 주세요.

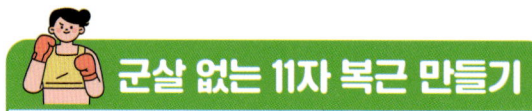
10 사이드 크런치 Side Crunch

옆구리 살을 빼서 허리둘레를 줄이는 데 도움을 주는 동작이에요.

자극 부위	운동 횟수	쉬는 시간	소모 열량
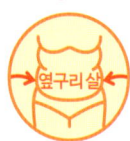 옆구리 살	20회 (양쪽 각각) x 3세트	60초	-30kcal

주의 사항

올라올 때 호흡이 잠기지 않도록 숨을 꼭 후~ 뱉어주세요. 숨을 뱉어야 복근을 더 강하게 자극할 수 있어요.

1 바닥에 옆으로 누워 한 손으로 머리를 감싸주세요.

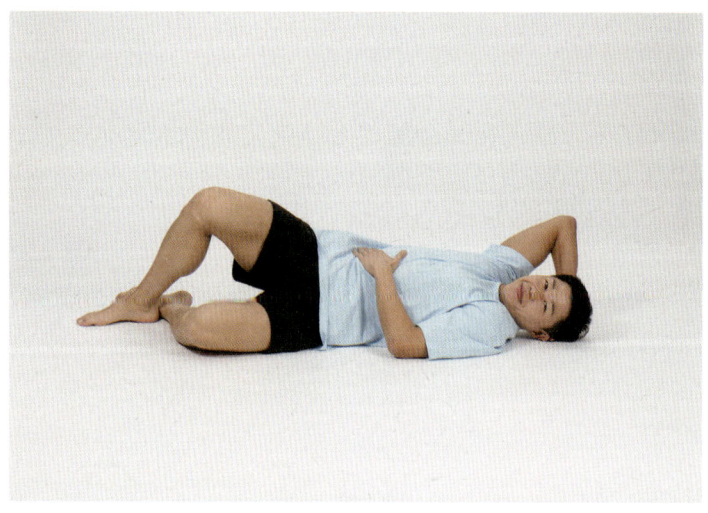

2 바닥에 손을 짚고 상체를 둥글게 말면서 어깨가 떨어지는 선까지 올라오세요. 반대쪽도 똑같이 실시하세요. 각각 20회 동작하면 1세트입니다.

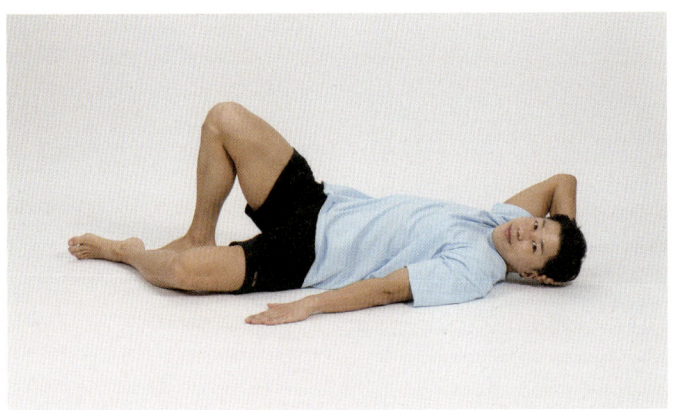

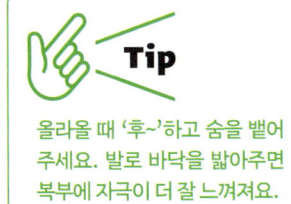

Tip

올라올 때 '후~'하고 숨을 뱉어주세요. 발로 바닥을 밟아주면 복부에 자극이 더 잘 느껴져요.

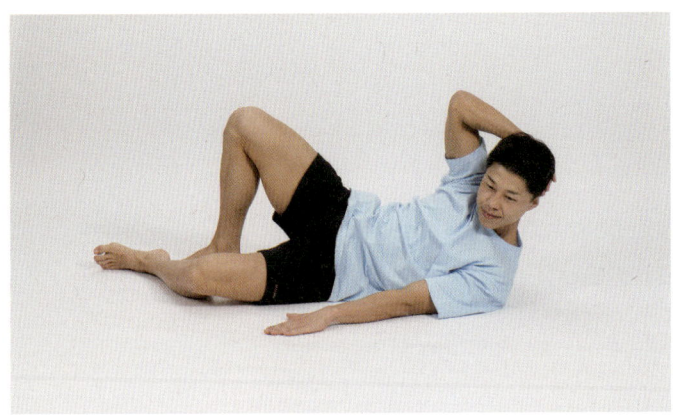

Tip

상급자 분들은 운동 부위인 옆구리에 손을 얹고 자극을 느끼면서 실시해 주세요.

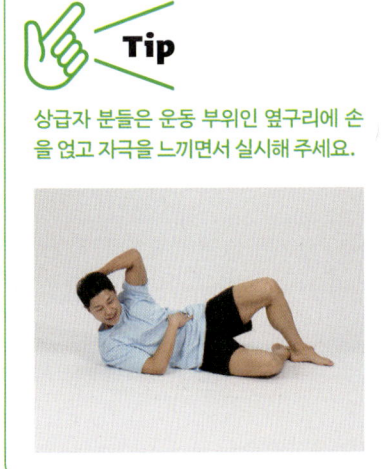

PART 2

탄력 강화
운동 배우기

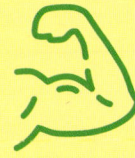

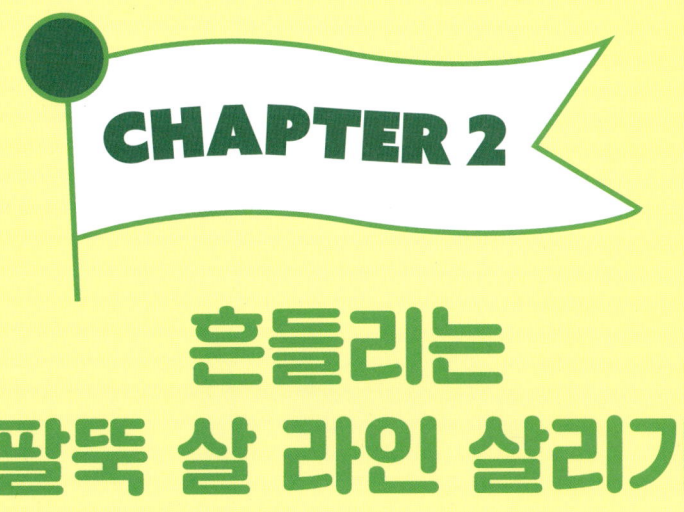

CHAPTER 2

흔들리는
팔뚝 살 라인 살리기

여러분! 다이어트를 하니 팔뚝이 가늘어지긴 하는 것 같은데, 흔들흔들해서 고민

이라고요? 걱정하지 마세요. 지금부터 김쌤과 함께 집에서도 할 수 있는 간단한

팔뚝 근력 운동 배워 볼게요. 동작이 어렵지 않으니 천천히 따라오시고, 중간중

간 김쌤의 팁만 잘 기억하시면 아주 좋은 운동 효과를 볼 수 있을 거예요.

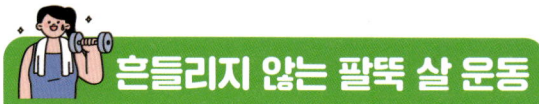

01 원암 덤벨 킥백 One Arm Dumbbel Kick-back

한 팔씩 운동하면서 좌우 팔의 힘 차이를 파악하고 자극에 더 집중해서 운동할 수 있는 동작이에요.

자극 부위	운동 횟수	쉬는 시간	소모 열량
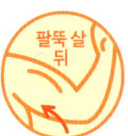 팔뚝 살 뒤	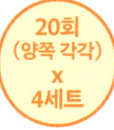 20회 (양쪽 각각) x 4세트	 60초	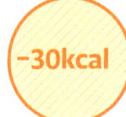 -30kcal

주의 사항

지탱하는 팔의 팔꿈치가 굽지 않도록 쭉 펴고, 동작을 실시할 때는 팔꿈치에 충격이 가지 않도록 부드럽게 뻗어주세요.

1 바닥에 엎드려 네발 기기 자세를 취하세요.

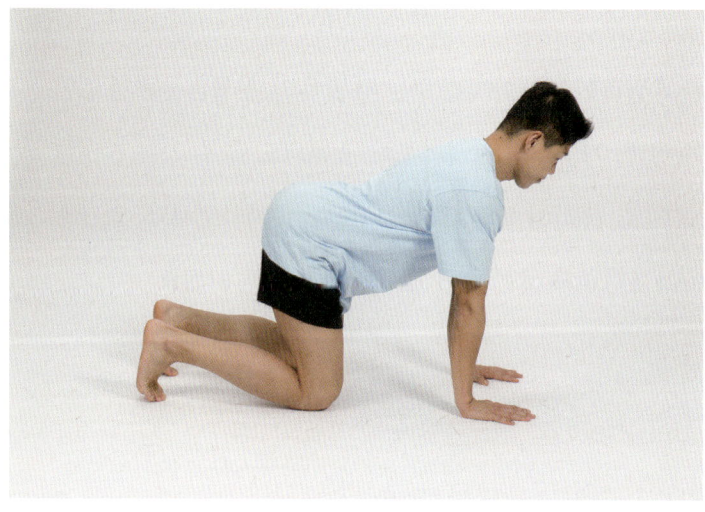

2 한쪽 팔을 90도 각도로 구부려 몸 옆에 붙여 주세요.

3 팔을 뒤로 부드럽게 뻗어주세요. 이 동작을 20회 실시하세요.

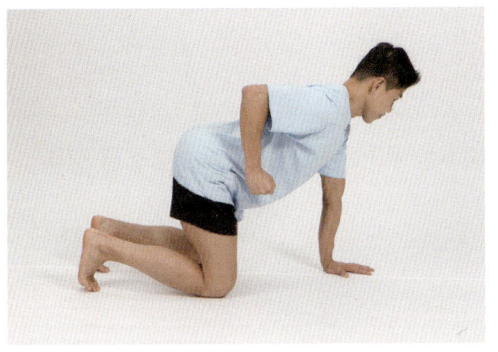

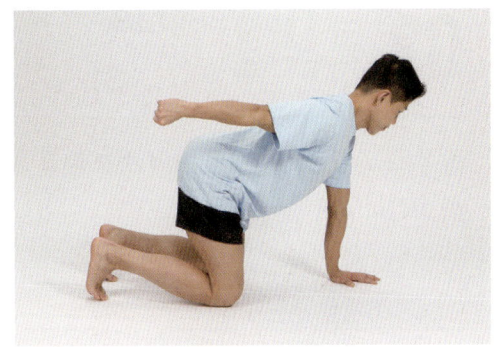

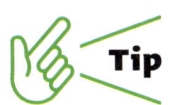
Tip 몸에 붙는 팔이 흔들리지 않도록 단단히 고정해야 정확하게 자극을 전달할 수 있어요.

4 반대쪽도 똑같이 실시하세요. 양쪽을 각각 20회씩 동작하면 1세트입니다.

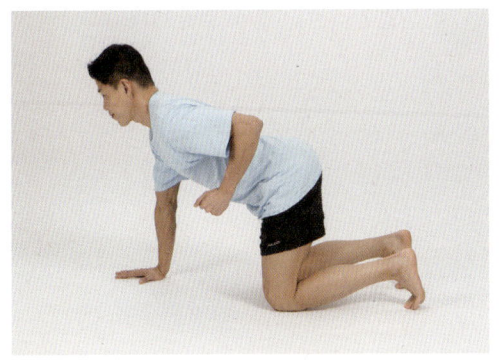

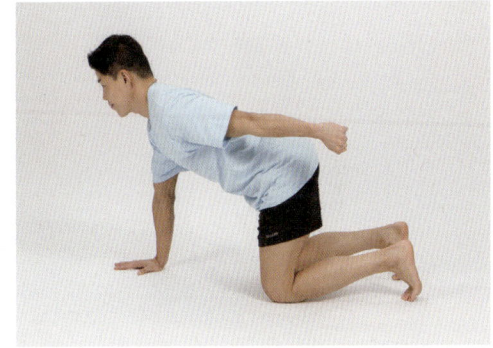

 잘못된 자세

팔을 뻗을 때 손목이 꺾이지 않도록 주의하세요.

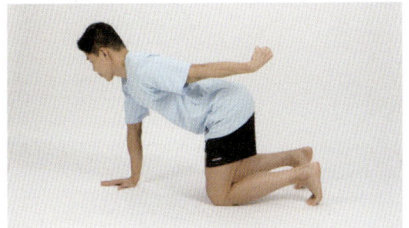

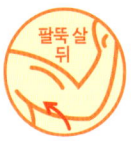

흔들리지 않는 팔뚝 살 운동

02 킥백 Kick Back

탄력 있고 가는 팔뚝을 만들어 주는 대표 동작입니다. 무거운 무게로 하기보다 팔을 정확히 고정하고 진행하는 게 중요해요.

자극 부위	운동 횟수	쉬는 시간	소모 열량	주의 사항
 팔뚝 살 뒤	20회 x 3세트	60초	-30kcal	상체가 굽지 않도록 주의하시고 동작을 실시할 때 팔꿈치에 충격이 가지 않도록 부드럽게 뻗으세요. 팔을 뻗을 때 손목이 꺾이지 않도록 주의하세요.

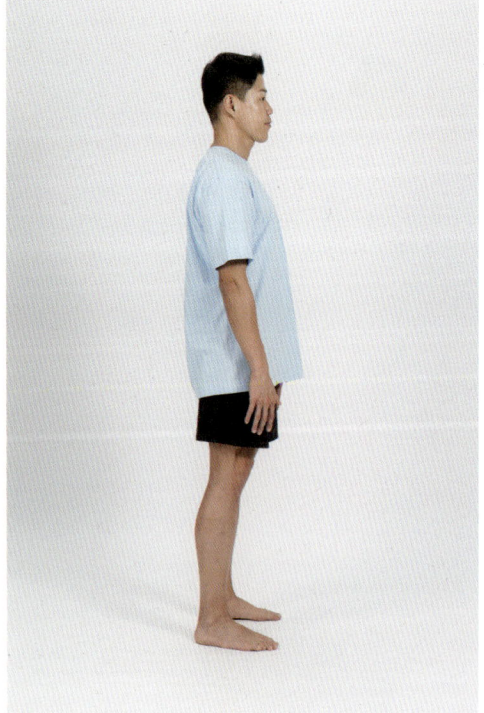

1 양발 간격은 어깨너비로 두세요.

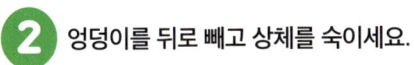 **2** 엉덩이를 뒤로 빼고 상체를 숙이세요.

3 주먹을 쥐고 양팔을 몸 뒤쪽으로 빼서 90도 각도에서 고정해 주세요.

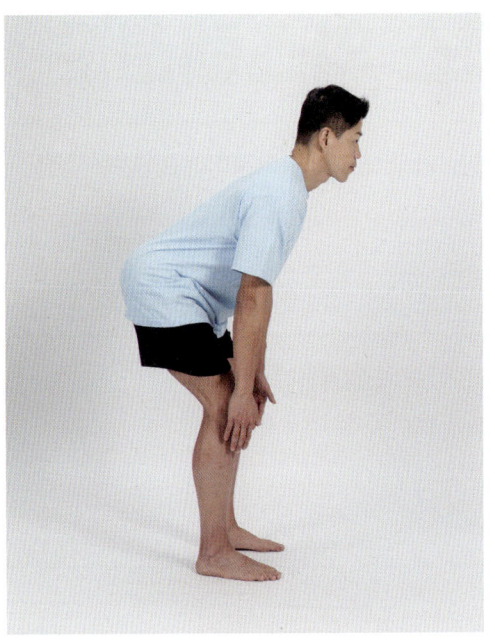

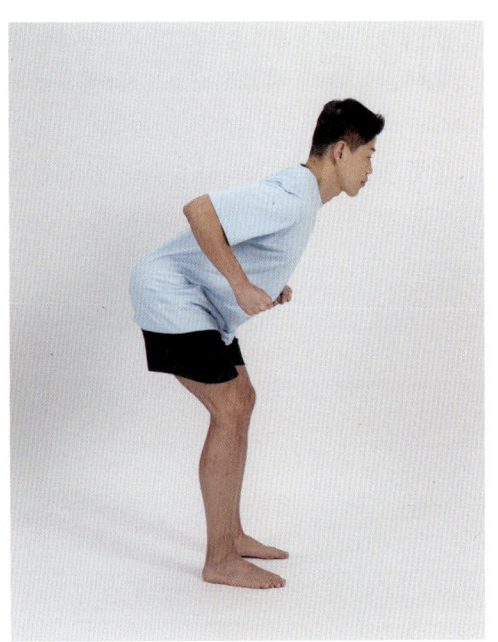

4 주먹을 쥔 손을 뒤로 밀면서 양팔을 뻗어주세요.

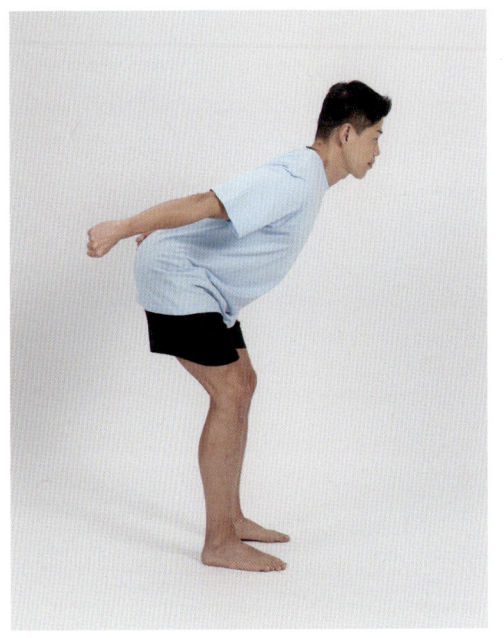

 **Tip** 동작을 실시하면서 양팔이 흔들리지 않도록 고정해야 정확하게 자극을 전달할 수 있어요. 팔은 90도까지만 접었다가 다시 뻗어주세요.

03 라잉 트라이셉스 익스텐션 Lying Triceps Extension

팔뚝 뒷살 라인을 정리하고 탄력 있게 만들어 주는 가장 대표적인 운동이에요. 팔뚝 살 뒤 운동 중 대표 운동을 뽑으라면 바로 이것!

자극 부위	운동 횟수	쉬는 시간	소모 열량
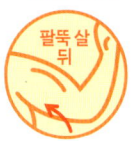 팔뚝 살 뒤	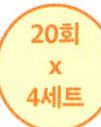 20회 x 4세트	 60초	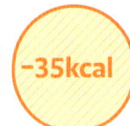 -35kcal

주의 사항

동작을 진행할 때 위팔뼈가 흔들리지 않도록 주의해 주세요. 팔을 뻗을 때 팔꿈치에 충격이 가지 않도록 진행해 주세요.

1 하늘을 보고 누워서 무릎을 굽히세요.

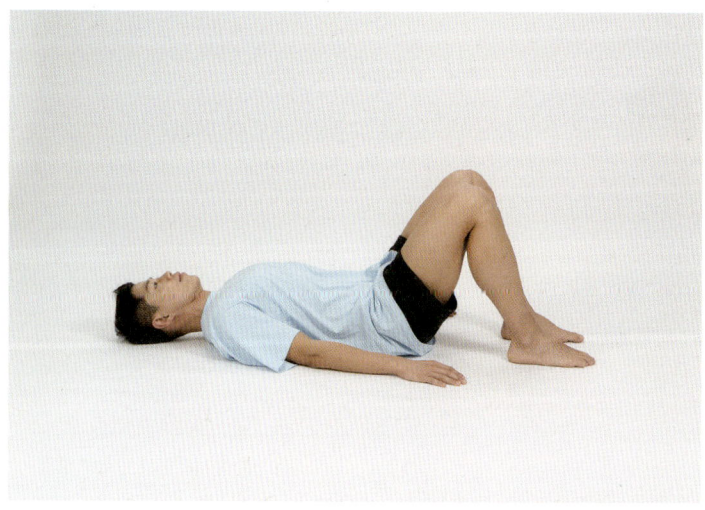

2 양손은 주먹을 쥐고 팔을 접어 이마 쪽에 올리세요.

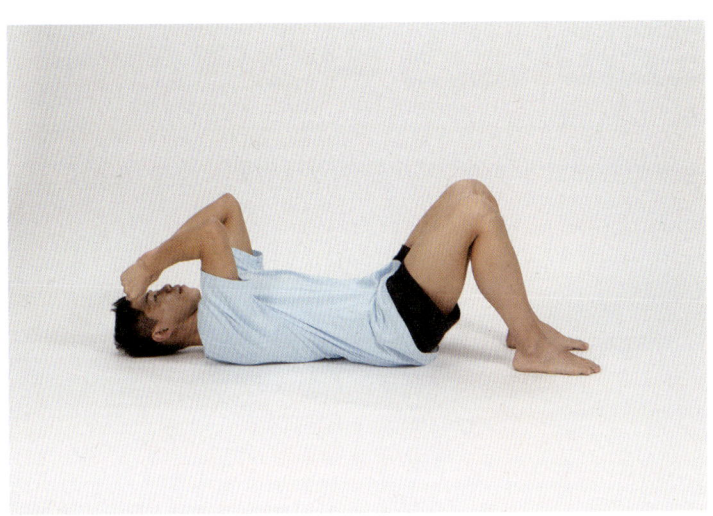

3 팔을 고정한 상태에서 양손을 뻗으세요.

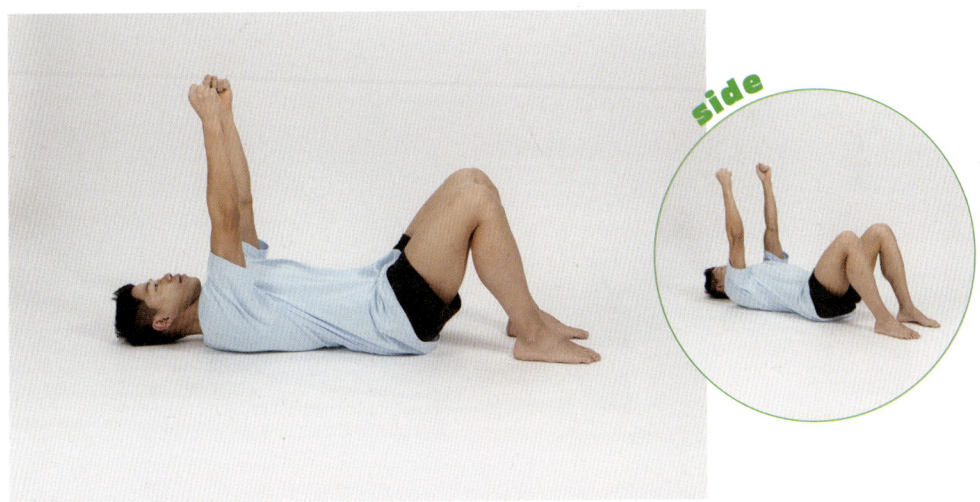

side

Tip 위팔뼈가 머리 위로 많이 넘어 갈수록 팔뚝 살 뒤 위쪽까지 자극을 전달할 수 있어요.

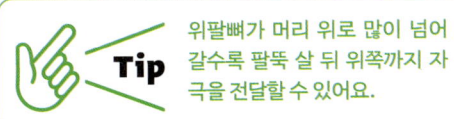

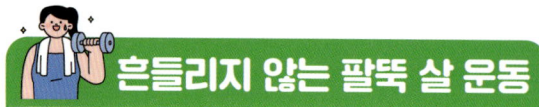
04 라잉 트라이셉스 익스텐션 Lying Triceps Extensions
[팔 위쪽 정리]

팔을 머리 위로 넘기면 팔뚝 뒤 위쪽 라인까지 정리하고 탄력 있게 만들어 줄 수 있어요.

자극 부위	운동 횟수	쉬는 시간	소모 열량	주의 사항
팔뚝 살 뒤 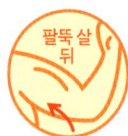	20회 x 4세트	60초	~35kcal	동작을 진행할 때 위팔뼈가 흔들리지 않도록 주의하세요. 팔을 뻗을 때는 팔꿈치에 충격이 가지 않도록 주의하세요.

1 하늘 보고 누워서 무릎을 굽히세요.

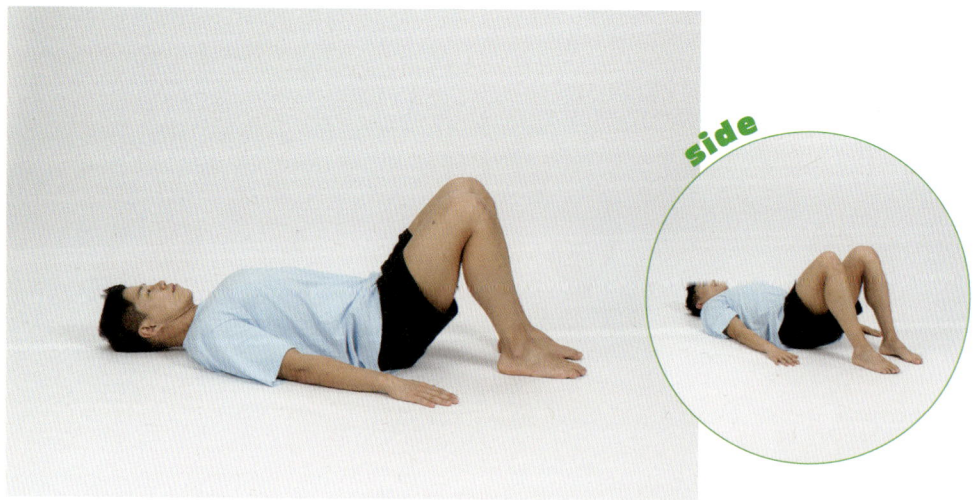

side

2 주먹이 머리 위에 위치하도록 팔을 위로 넘기세요.

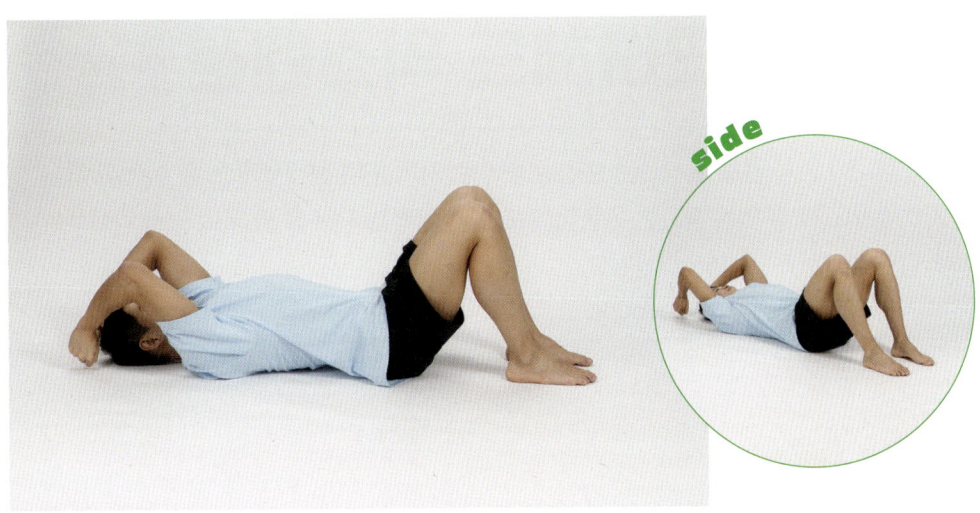

3 팔 각도를 고정한 상태에서 양손을 뻗으세요.

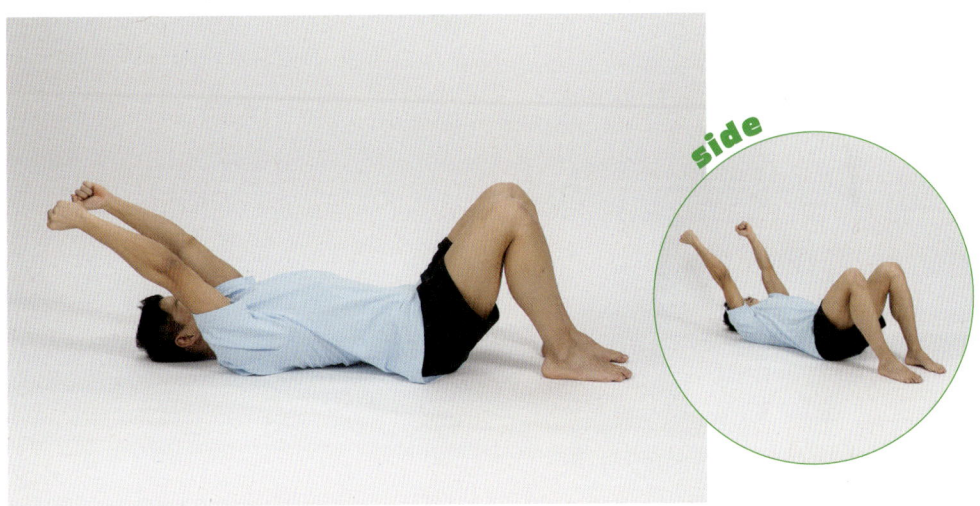

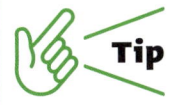 **Tip** 위팔뼈가 머리 위로 많이 넘어 갈수록 팔뚝 위쪽까지 자극이 전달됩니다.

05 원암 오버헤드 익스텐션 One Arm Overhead Extension

양팔이 아니라 한쪽 팔로 실시하는 분리 운동으로, 자극을 더 섬세하게 느낄 수 있고 좌우 힘 차이를 비교할 수 있는 중요한 운동이에요. 한쪽 팔씩 실시한 후 약한 쪽 팔을 강화해야 좌우 힘의 불균형을 교정할 수 있어요.

자극 부위	운동 횟수	쉬는 시간	소모 열량
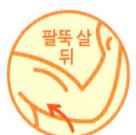팔뚝 살 뒤	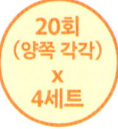20회 (양쪽 각각) x 4세트	60초	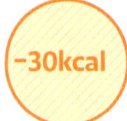-30kcal

주의 사항

횟수는 힘이 약한 쪽 팔에 맞추세요. 팔을 뻗을 때 어깨가 올라오지 않도록 주의하세요.

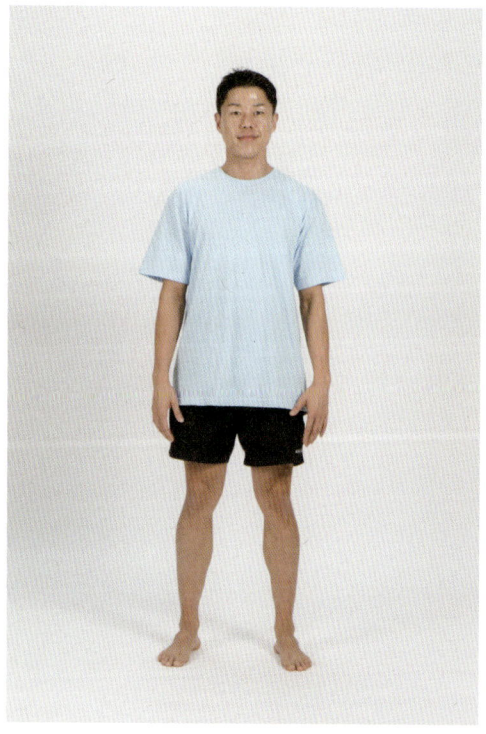

1 양발 간격은 어깨너비로 두세요.

2 한쪽 팔을 위로 올려 귀에 붙이고 손이 목 뒤에 위치하도록 팔꿈치를 접어주세요.

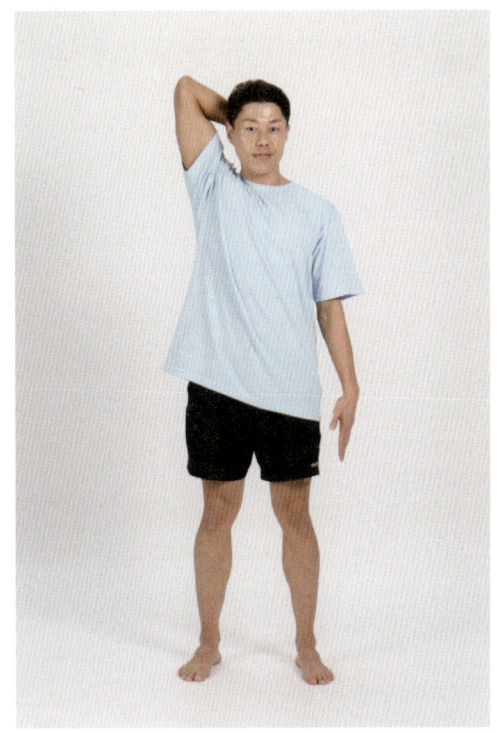

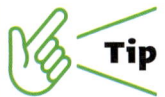 **Tip** 수축보다는 팔을 굽히는 이완 동작에 집중해 주세요. 손목이 꺾이지 않도록 실시하세요.

3 반대쪽 손으로 팔이 흔들리지 않도록 고정해 주세요.

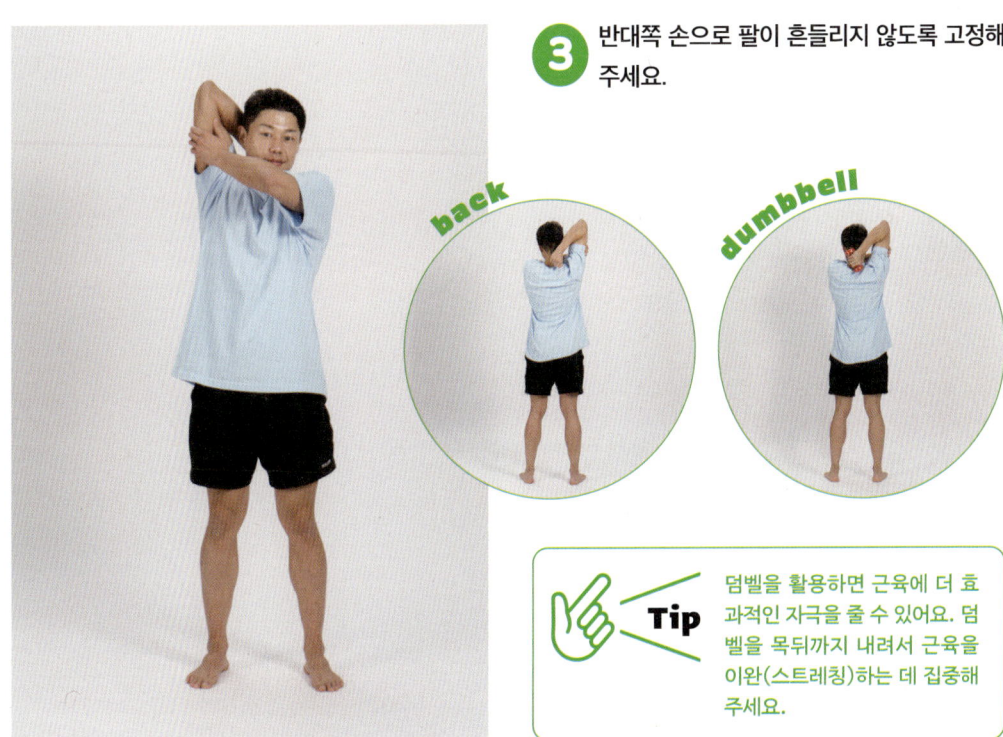

back

dumbbell

Tip 덤벨을 활용하면 근육에 더 효과적인 자극을 줄 수 있어요. 덤벨을 목뒤까지 내려서 근육을 이완(스트레칭)하는 데 집중해 주세요.

머리 위로 팔을 쭉 뻗어주세요. 이 동작을 20회 실시하세요.

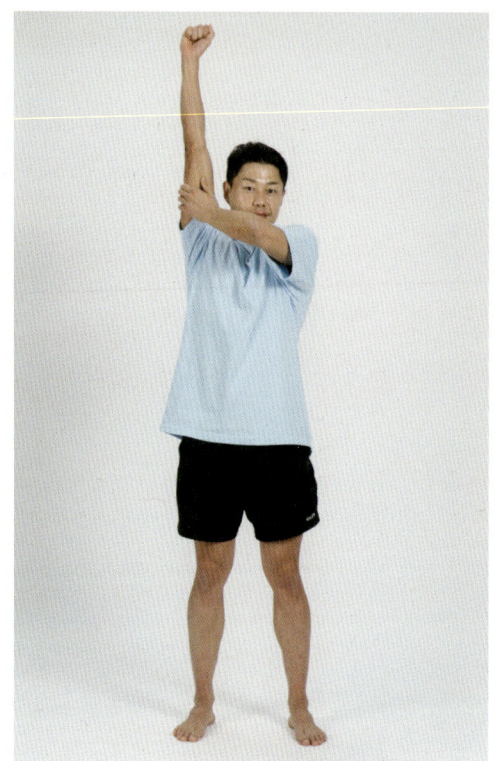

dumbbell

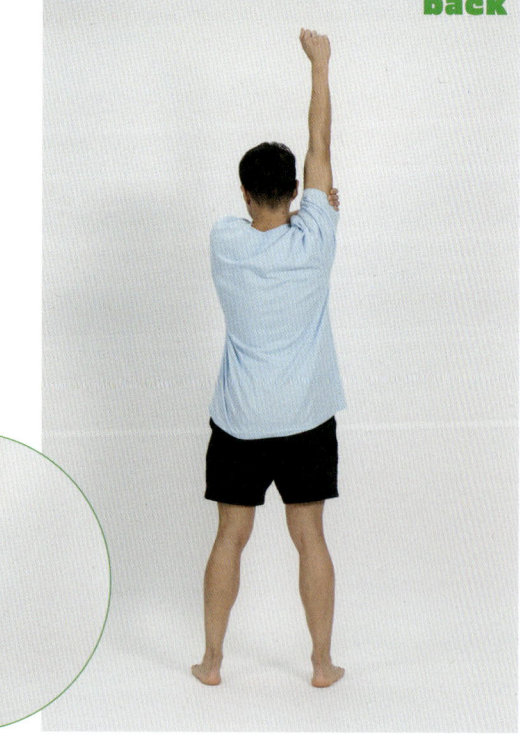

back

5 반대쪽도 똑같이 실시하세요. 양쪽을 각각 20회씩 동작하면 1세트입니다.

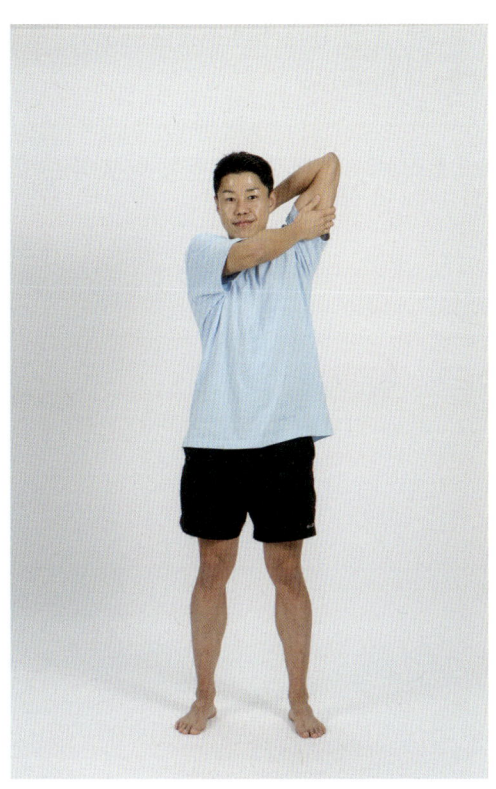

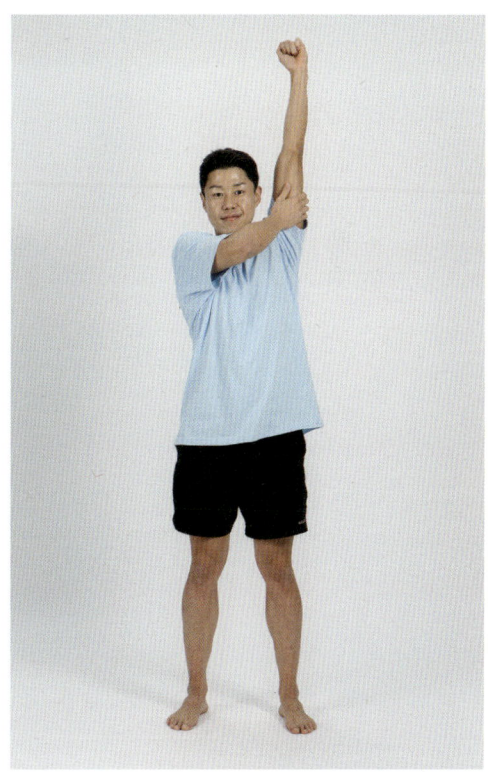

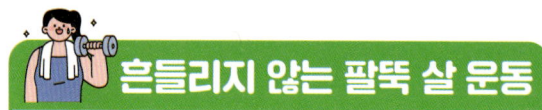
06 오버헤드 익스텐션 Overhead Extensions

양팔로 진행하기 때문에 원암 오버헤드 익스텐션 동작보다 더 무겁게·운동할 수 있어 운동의 효율성이 높아져요.

자극 부위	운동 횟수	쉬는 시간	소모 열량	주의 사항
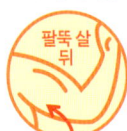 팔뚝 살 뒤	20회 x 4세트	60초	-35kcal	손을 머리 위로 뻗을 때 어깨가 따라 올라오지 않도록 주의하세요.

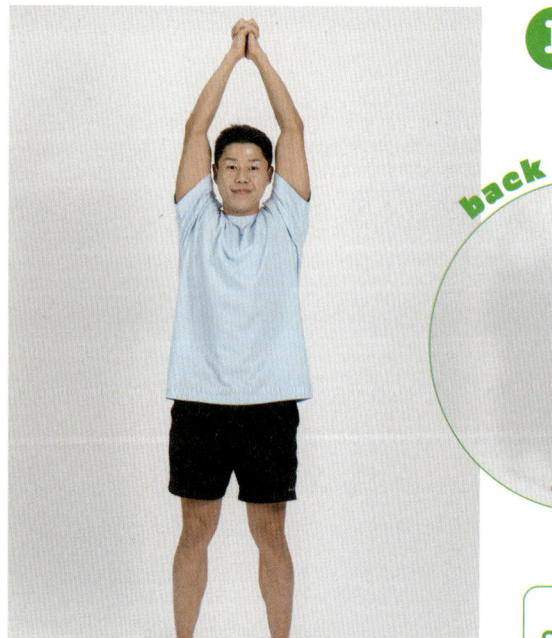

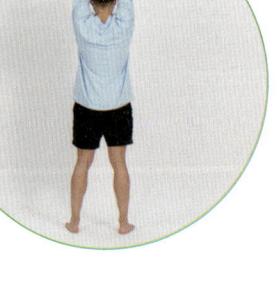
back

1 손깍지를 낀 후 양손을 머리 위로 뻗으세요.

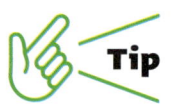 **Tip** 위로 올린 양손과 팔이 삼각형 모양이 되어야 합니다.

손이 목 뒤에 가도록 팔꿈치를 접고 다시 머리 위로 팔을 쭉 뻗어주세요.

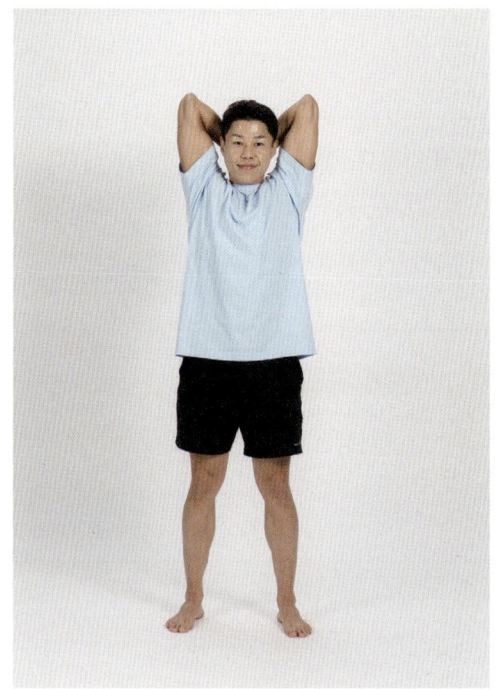

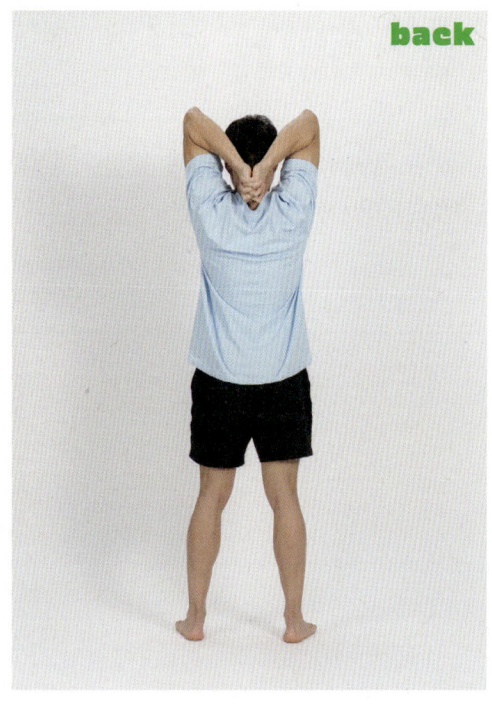

back

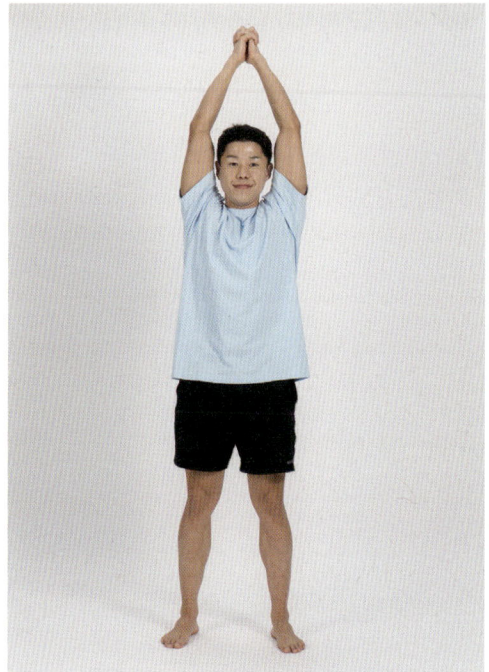

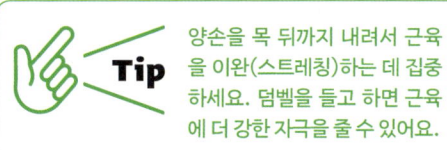 **Tip** 양손을 목 뒤까지 내려서 근육을 이완(스트레칭)하는 데 집중하세요. 덤벨을 들고 하면 근육에 더 강한 자극을 줄 수 있어요.

07 해머 컬 Hammer Curl

팔 옆 라인을 살려주어 어깨, 팔 라인을 더 돋보이게 만들고, 팔의 근육을 더 건강미 넘치게 만들어 주는 운동이에요.

자극 부위	운동 횟수	쉬는 시간	소모 열량
 팔뚝 살 옆	20회 x 3세트	60초	~30kcal

주의 사항

팔을 펼 때 팔꿈치에 충격이 가지 않도록 천천히 움직이세요. 실시하는 동안 위팔뼈가 흔들리지 않도록 고정해 주세요.

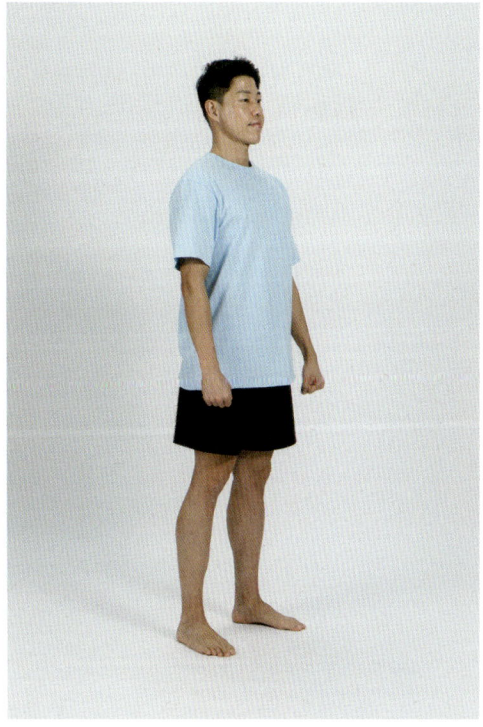

1 양발 간격은 어깨너비로 두고, 양손은 주먹을 쥐고 허벅지 옆에 위치해 주세요.

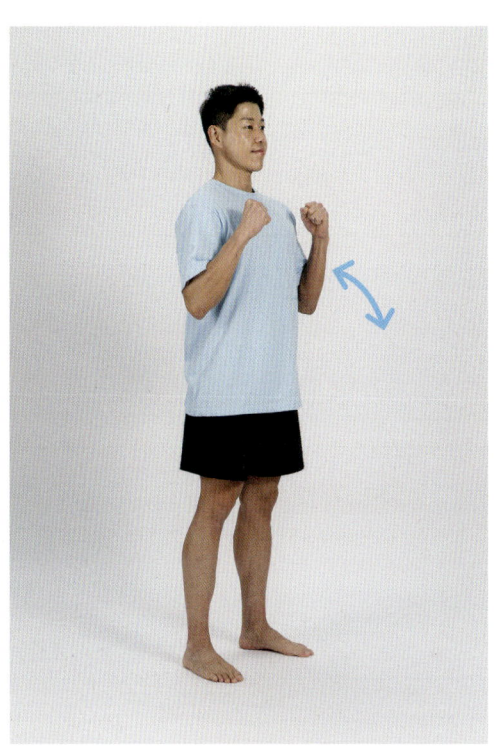

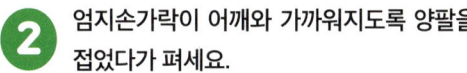 엄지손가락이 어깨와 가까워지도록 양팔을 접었다가 펴세요.

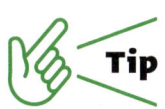 **Tip** 팔을 접을 때 마지막 수축 지점에서 1초 정도 멈추면 근육을 더욱 강하게 수축시킬 수 있어요.

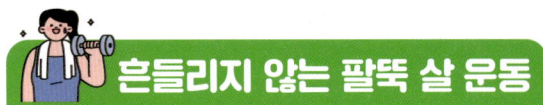
08 덤벨 컬 Dumbbell Curl

팔의 앞쪽 근육을 자극하는 대표적인 운동이에요.

자극 부위	운동 횟수	쉬는 시간	소모 열량
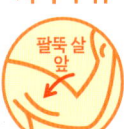 팔뚝 살 앞	20회 x 4세트	60초	-30kcal

주의 사항

팔을 펼 때 팔꿈치에 충격이 가거나 팔이 뒤쪽으로 빠지지 않도록 위팔뼈를 고정하고 실시하세요.

1 양발 간격은 어깨너비로 두고, 손바닥이 정면을 향하게 둔 다음 주먹을 쥐세요.

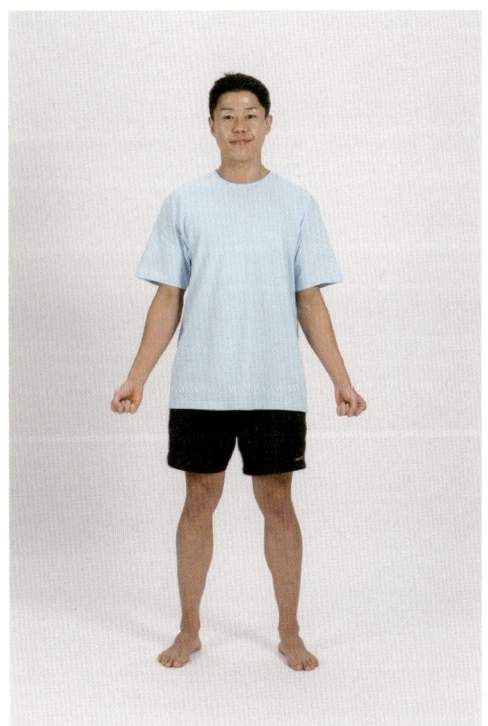

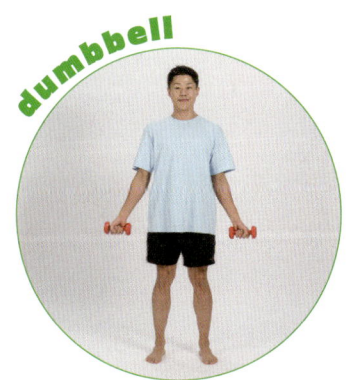

dumbbell

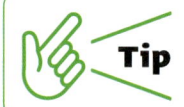 **Tip** 덤벨을 들고 하면 근육에 더 강한 자극을 줄 수 있어요.

2 주먹이 어깨와 가까워지도록 팔을 접었다가 펴세요.

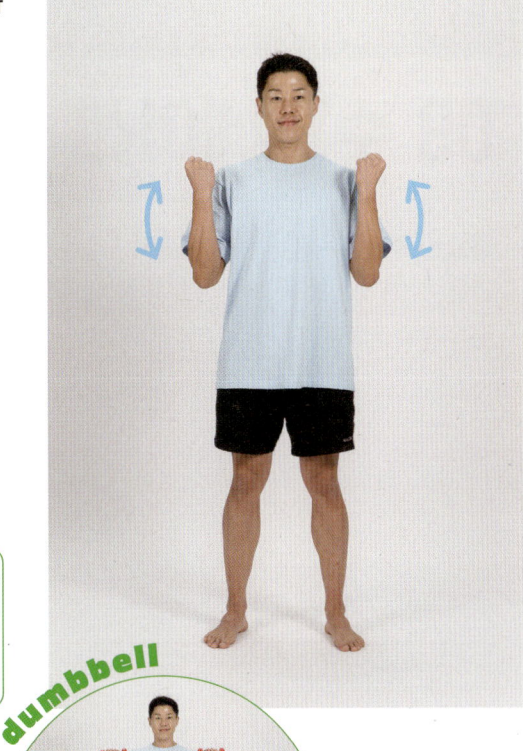

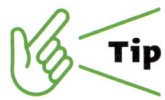 **Tip** 팔을 접었을 때 손등이 바깥쪽이 아니라 정면을 바라보도록 진행해야 근육을 더욱 강하게 수축할 수 있어요.

dumbbell

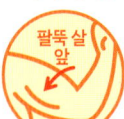
09 수피네이션 컬 Supination Crul

팔근육(이두근)의 해부학적 성질을 이용하여 동작 한 가지로 근육을 더 선명하고 예쁘게 만들 수 있어요. 운동 시간이 부족할 때, 여름철 더 선명한 근육을 만들고 싶을 때 해주면 좋은 동작이에요.

자극 부위	운동 횟수	쉬는 시간	소모 열량	주의 사항
팔뚝 살 앞	20회 x 4세트	60초	~35kcal	동작을 실시할 때 마지막 수축 지점에서 꼭 손등이 정면을 보도록 하세요.

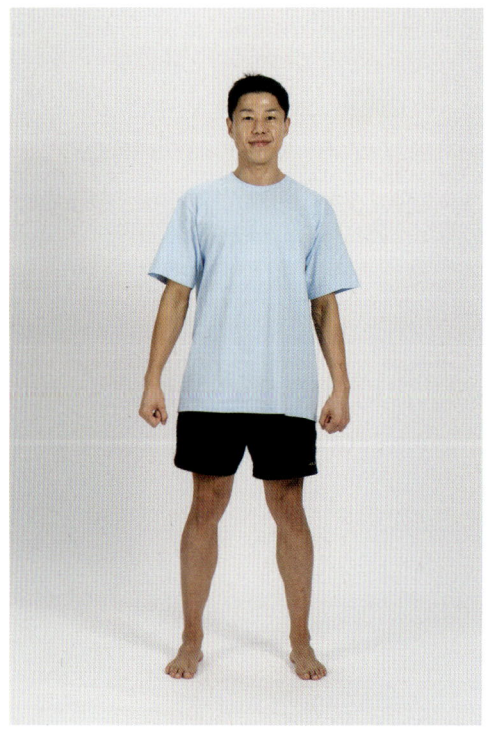

1 양발 간격은 어깨너비로 두고, 손바닥은 바지 봉제선을 향하게 둔 다음 주먹을 쥐세요.

2 손등이 정면을 향하도록 팔을 회전하면서
접어주세요.

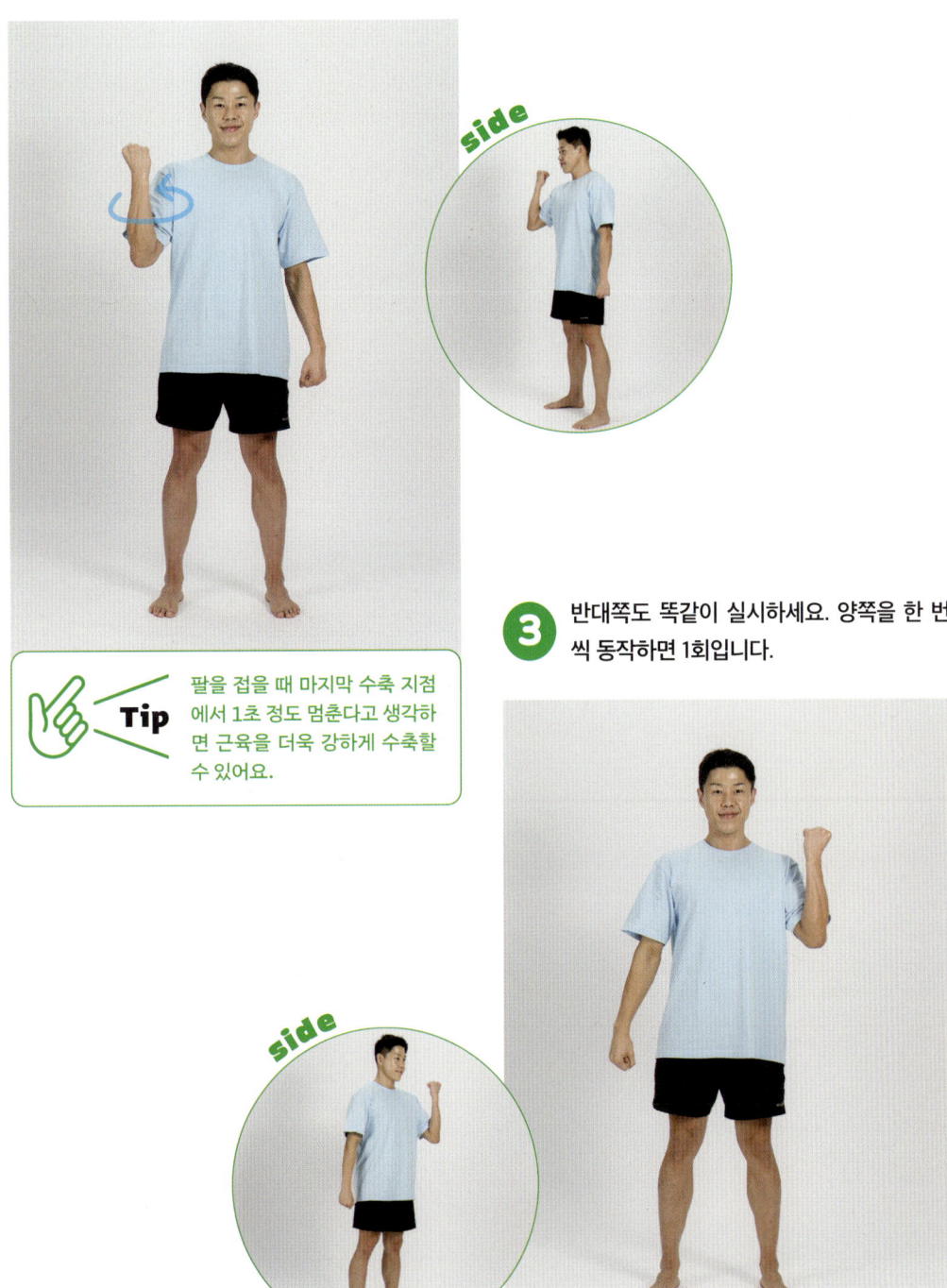

side

Tip 팔을 접을 때 마지막 수축 지점
에서 1초 정도 멈춘다고 생각하
면 근육을 더욱 강하게 수축할
수 있어요.

3 반대쪽도 똑같이 실시하세요. 양쪽을 한 번
씩 동작하면 1회입니다.

side

PART 2

탄력 강화
운동 배우기

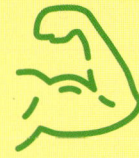

CHAPTER 3

여리여리한 등,
일자어깨·예쁜 쇄골 라인
만들기

여러분! 이번 챕터에서는 반소매 옷을 입었을 때 등 라인을 따라 튀어나오는 군살들, 딱 떨어지는 예쁜 어깨와 쇄골 라인을 만들어 주는 운동을 소개할 거예요. 난이도가 좀 높은 동작도 있기 때문에 김쌤처럼 완벽하게 하기보다는 '오늘보다 내일 더 잘해야지' 하는 마음으로 연습한다고 생각해 주세요. 근력 운동은 처음에 습관이 잘못 들면 나중에 고치기가 정말 어려워요. 제가 팁을 통해 중요한 정보를 알려드리니, 동작 하나씩 차근차근 따라해 보세요.

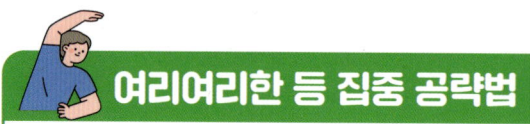
01 라잉 백 익스텐션 Lying Back Extension

허리에 부담 없이 기립근을 포함한 등 전체를 자극할 수 있는 운동이에요. 기립근은 등 전체를 덮고 있기 때문에 제가 설명한 팁을 꼭 참고해서 진행해 주세요.

자극 부위	운동 횟수	쉬는 시간	소모 열량
등살	20회 x 4세트	60초	-25kcal

주의 사항

가슴을 들어 올릴 때 다리가 바닥에서 떨어지지 않도록 발끝은 세우고 실시하세요.

1 얼굴을 바닥을 향하게 엎드리고, 양손을 머리 위로 올려 어깨너비보다 넓게 두세요.

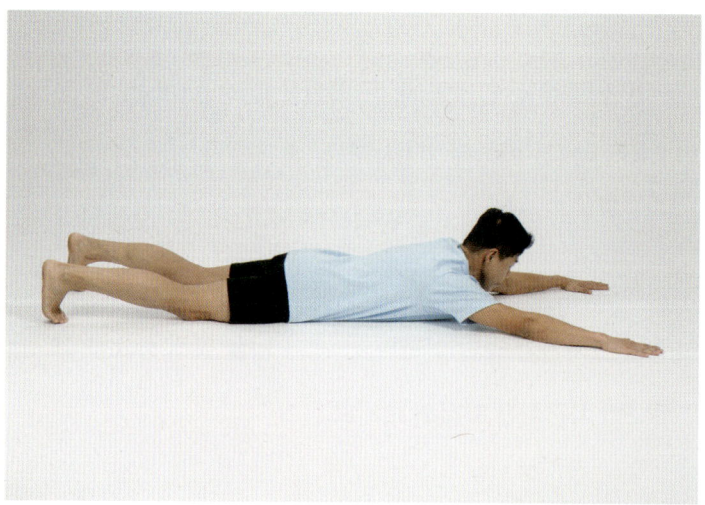

2 양손을 몸쪽으로 당기면서 가슴을 들어 올리고, 등은 날개뼈가 접히
도록 접어주세요.

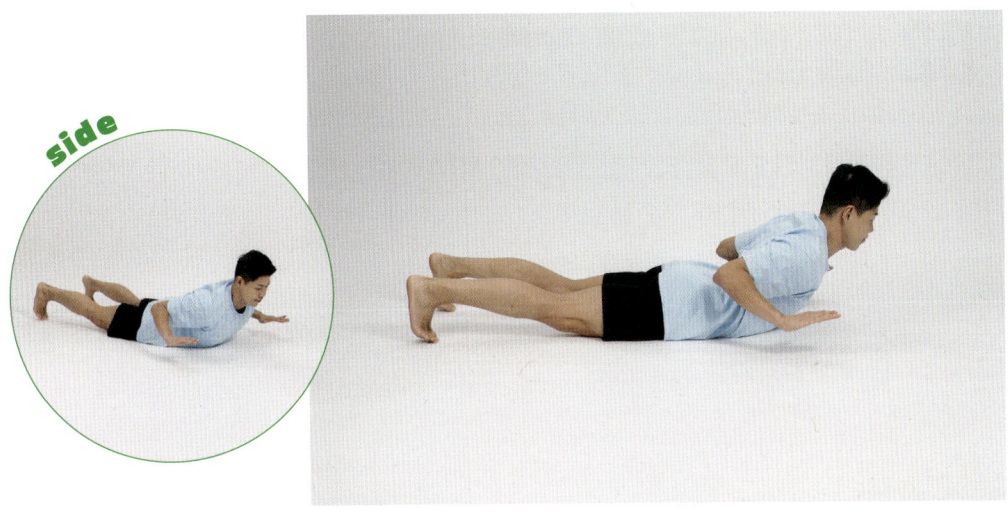

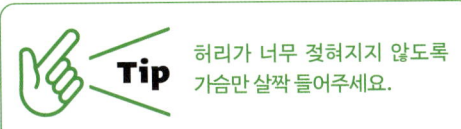

Tip 허리가 너무 젖혀지지 않도록
가슴만 살짝 들어주세요.

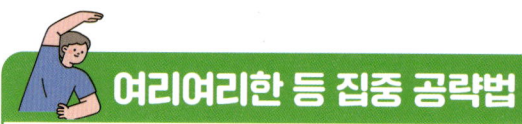

여리여리한 등 집중 공략법

02 덤벨 로우 Dumbbell Row

등 근육을 발달시키고 군살을 없애는 대표적인 동작이에요. 눈으로 보기와 다르게 난이도가 꽤 있는 동작이니 천천히 연습해 보세요.

자극 부위	운동 횟수	쉬는 시간	소모 열량	주의 사항
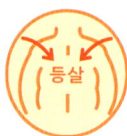 등살	20회 x 4세트	60초	~35kcal	동작을 진행하면서 상체가 서지 않도록 고정하세요. 상체가 설수록 승모근의 개입도가 높아져요. 허리가 굽지 않도록 주의하세요.

1 양발 간격은 어깨너비로 두고 양손은 주먹을 쥐세요.

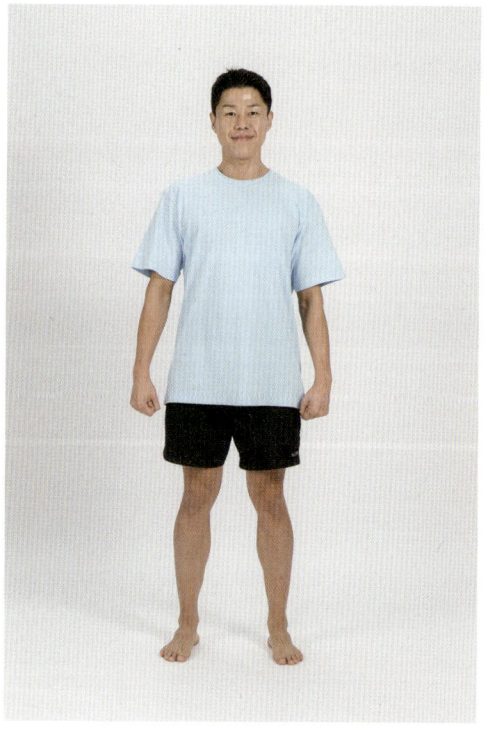

2 엉덩이를 뒤로 빼고 상체를 앞으로 숙이세요.

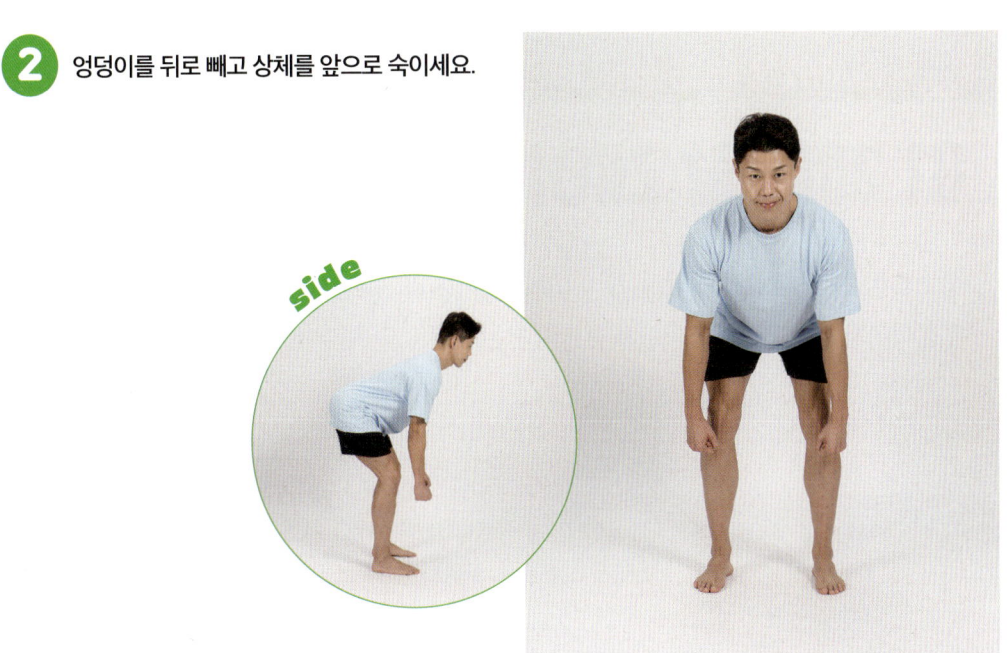

side

3 양팔을 몸쪽으로 당기면서 날개뼈를 접어주세요.

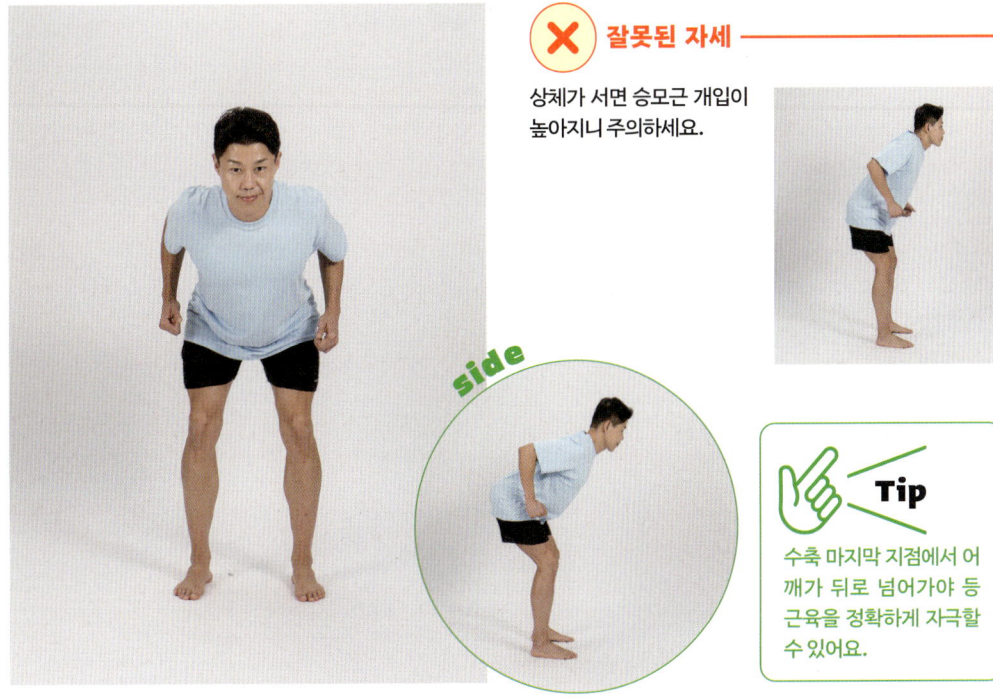

✕ 잘못된 자세 ─────────

상체가 서면 승모근 개입이 높아지니 주의하세요.

side

Tip

수축 마지막 지점에서 어깨가 뒤로 넘어가야 등 근육을 정확하게 자극할 수 있어요.

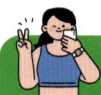
01 레터럴 레이즈 Lateral Raise

어깨 측면 라인을 살려주는 대표적인 어깨 운동 중 하나예요. 많은 분들이 헬스장에서 하는 동작이지만 생각보다 난이도가 높으니 천천히 잘 따라 해주세요.

자극 부위	운동 횟수	쉬는 시간	소모 열량	주의 사항
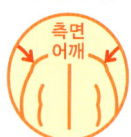 측면 어깨	20회 x 4세트	60초	-30kcal	주의 사항 팔이 어깨선보다 위쪽으로 올라가면 승모근이 따라 올라갈 수 있으므로 어깨선까지만 들어 올리세요.

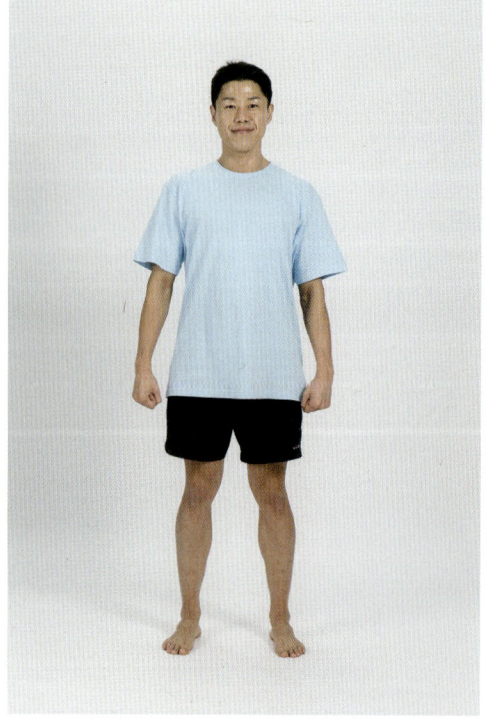

1 양발 간격은 어깨너비로 두고 양손은 주먹을 쥐세요.

2 양팔을 어깨선까지 들어 올리세요.

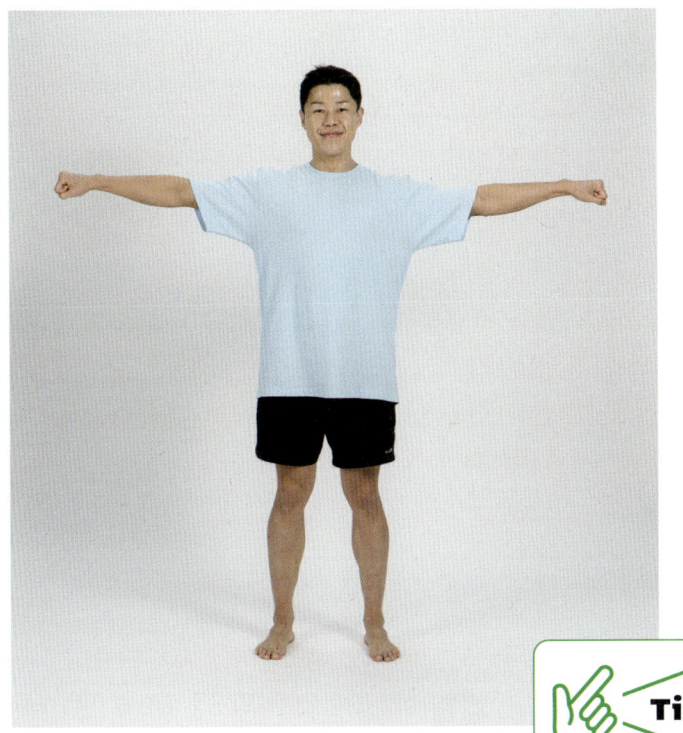

Tip 동작 실시할 때 팔을 쭉 펴고 해주세요. 팔을 들어 올렸다가 내릴 때 천천히 버티면서 진행하세요. 손목을 바깥쪽으로 살짝 꺾고 하면 승모근 개입을 막는 효과가 있어요.

✕ 잘못된 자세 ————————

팔이 어깨선보다 위로 올라가면 승모근이 개입되니 어깨선까지만 올리세요.

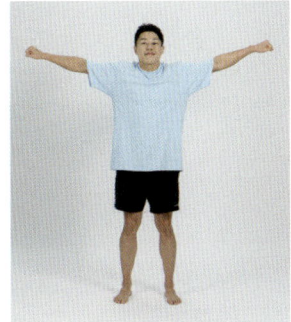

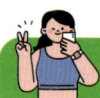
02 숄더 프레스 Shoulder Press

어깨 라인부터 쇄골 라인까지 정리해 주는 동작이에요. 프레스 동작은 레이즈 동작에 비해 더 큰 힘을 쓸 수 있으므로 덤벨이 있다면 덤벨을 들고 진행해 주세요.

자극 부위	운동 횟수	쉬는 시간	소모 열량	주의 사항
어깨, 쇄골 라인	20회 x 4세트	60초	~30kcal	팔을 올릴 때 앞으로 나가지 않고 수직으로 올라올 수 있도록 실시해 주세요.

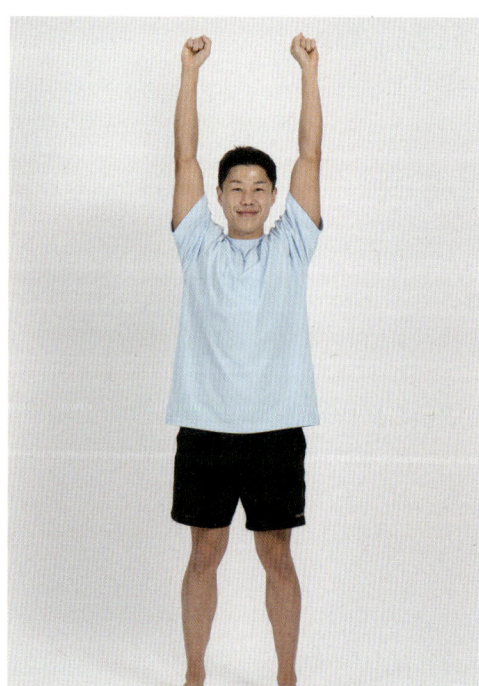

① 양발은 어깨너비로 두고 양손을 머리 위로 뻗으세요.

 Tip 덤벨을 이용하면 근육에 더 강한 자극을 줄 수 있어요. 덤벨을 머리 위로 들어 올렸을 때 덤벨이 정수리 위에 위치하도록 밀어 올려 주세요.

dumbbell

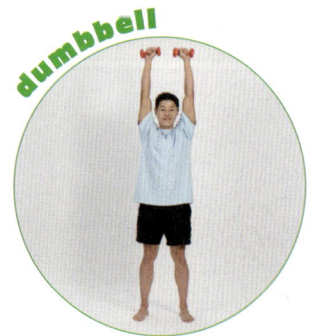

2 양팔의 각도가 각각 90도가 되도록 내렸다
가 다시 올려주세요.

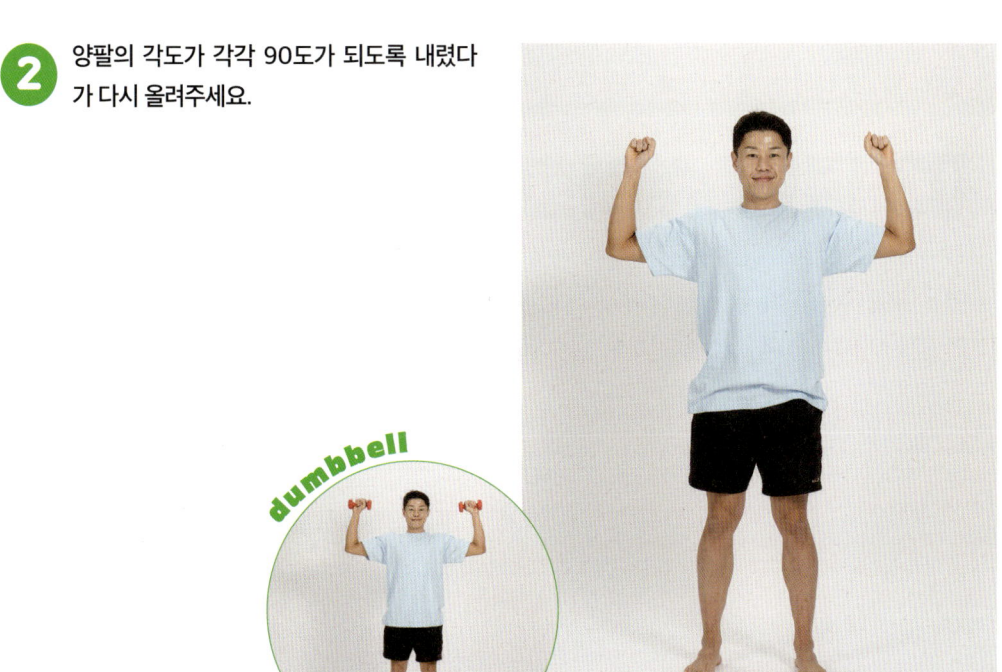

dumbbell

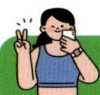

03 덤벨 슈러그 Dumbbell Shrug

어깨 재활에 굉장히 좋은 동작이에요. 어깨 움직임을 더욱 부드럽게 만들어 주는 동작이라 평소 어깨가 불편할 때 추천하는 필수 동작이에요.

자극 부위	운동 횟수	쉬는 시간	소모 열량	주의 사항
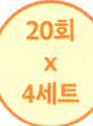 어깨 (승모근)	20회 x 4세트	60초	-25kcal	어깨를 위로 올릴 때 팔꿈치가 굽지 않도록 진행해 주세요.

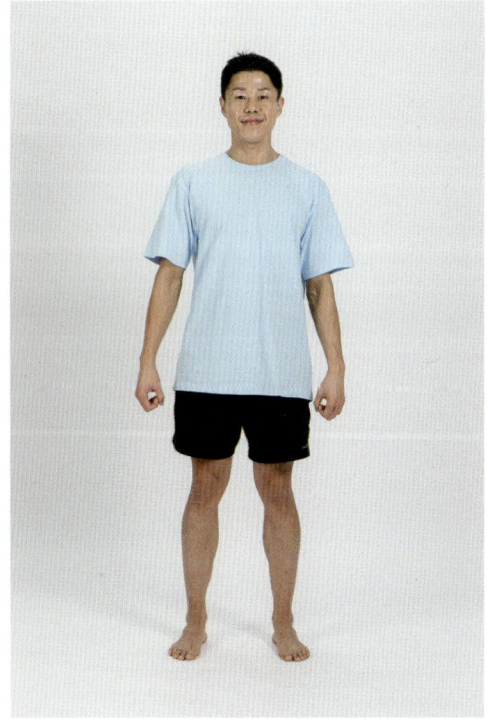

1 양발 간격은 어깨너비로 두세요.

2 귀와 어깨가 가까워지도록 어깨를 올렸다가
내리세요.

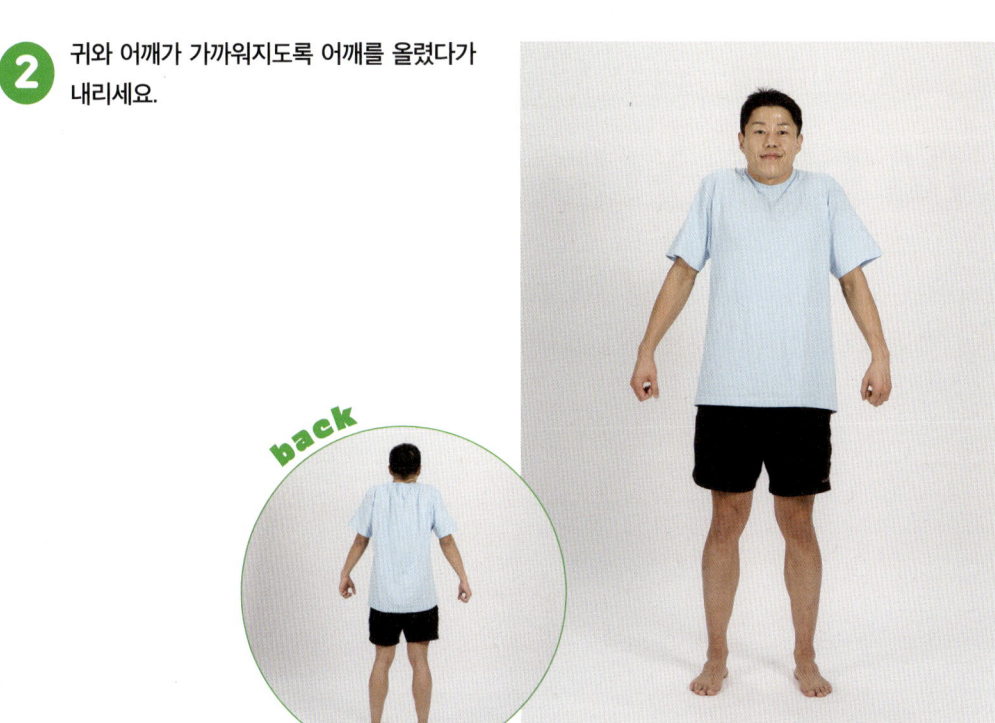

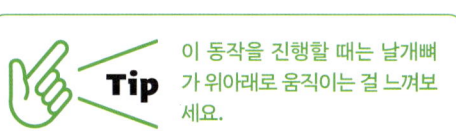
이 동작을 진행할 때는 날개뼈
Tip 가 위아래로 움직이는 걸 느껴보
세요.

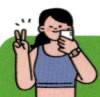

일자어깨·예쁜 쇄골 라인 집중 공략법

04 덤벨 스내치 Dumbbell Snatch

어깨 근육을 발달시키는 동시에 어깨 움직임을 바르게 만드는 동작이에요. 어깨 관절은 다른 관절과 복합적으로 사용되기 때문에 이 동작을 꾸준히 하면 어깨 가동성이 좋아질 거예요.

자극 부위	운동 횟수	쉬는 시간	소모 열량	주의 사항
전면 어깨 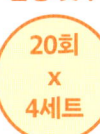	20회 x 4세트	60초	~35kcal	양손을 머리 위로 뻗었을 때 두 주먹이 정수리 위에 있도록 진행해 주세요.

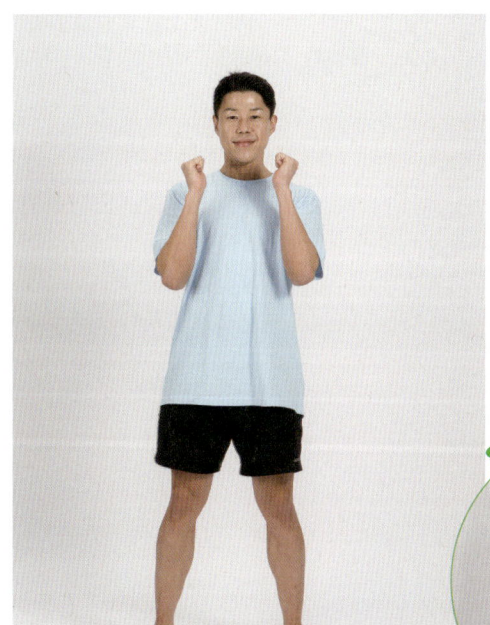

1 양발 간격은 어깨너비로 두고 양손을 가슴 앞에 두세요.

 Tip 덤벨 무게를 처음부터 무겁게 하기보다 점진적으로 무게를 늘려 주세요.

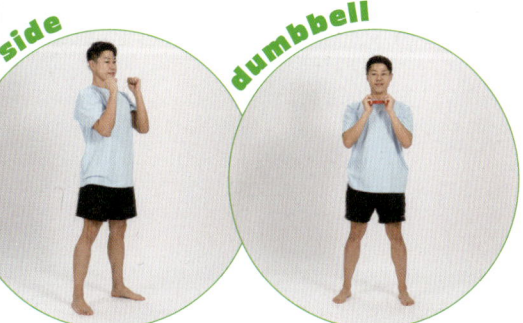

side   dumbbell

2 양손을 머리 위로 뻗었을 때 두 주먹이 정수리 위에 있도록 실시해 주세요.

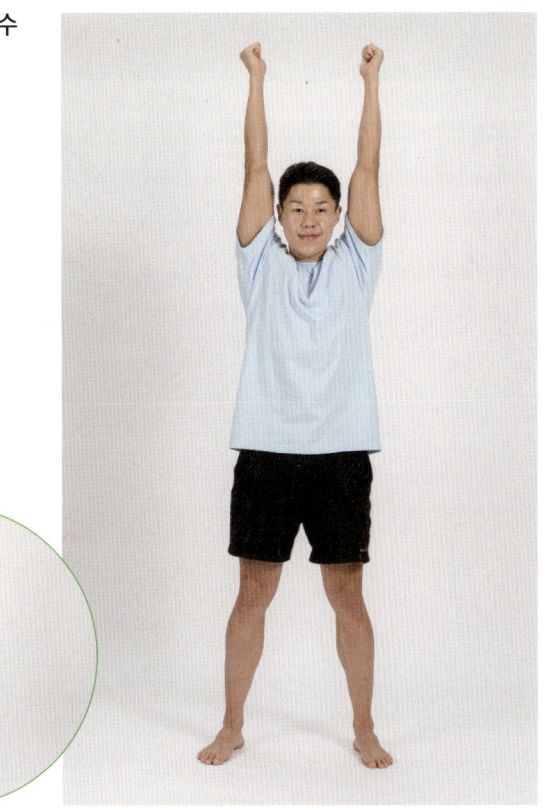

side

dumbbell

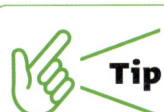 **Tip**

양손을 머리 위로 뻗을 때
날개뼈까지 위로 함께 밀어
주세요.

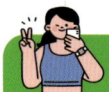

05 프런트 레이즈 Front Raise

어깨 전면 라인을 예쁘게 만드는 데 좋은 동작이에요. 어깨 전면 근육을 집중적으로 사용해서 가슴과 어깨 경계선을 갈라주는 중요한 운동이에요.

자극 부위	운동 횟수	쉬는 시간	소모 열량	주의 사항
전면 어깨	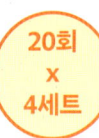20회 x 4세트	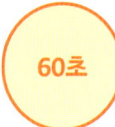60초	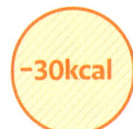-30kcal	양손이 허벅지 라인에서 바깥쪽으로 빠지게 되면 측면 어깨도 사용되어 운동 효과가 떨어질 수 있으니 주의하세요.

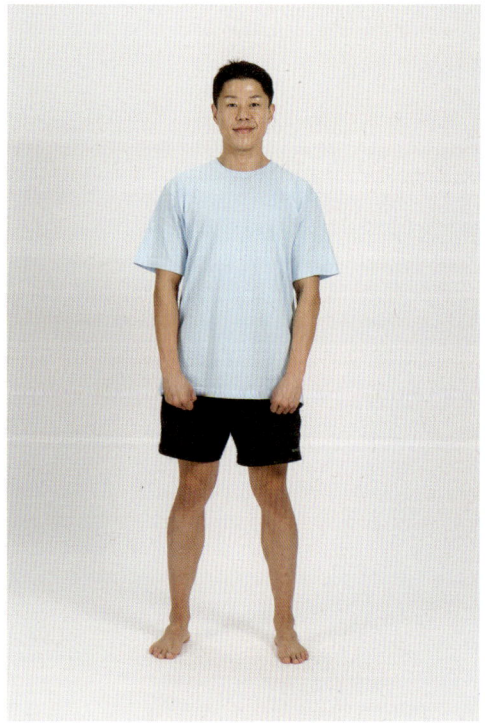

1 양발 간격은 어깨너비로 두고, 양손은 주먹을 쥐고 허벅지 앞에 두세요.

2 주먹이 인중 높이까지 오도록 양팔을 들어
올려주세요.

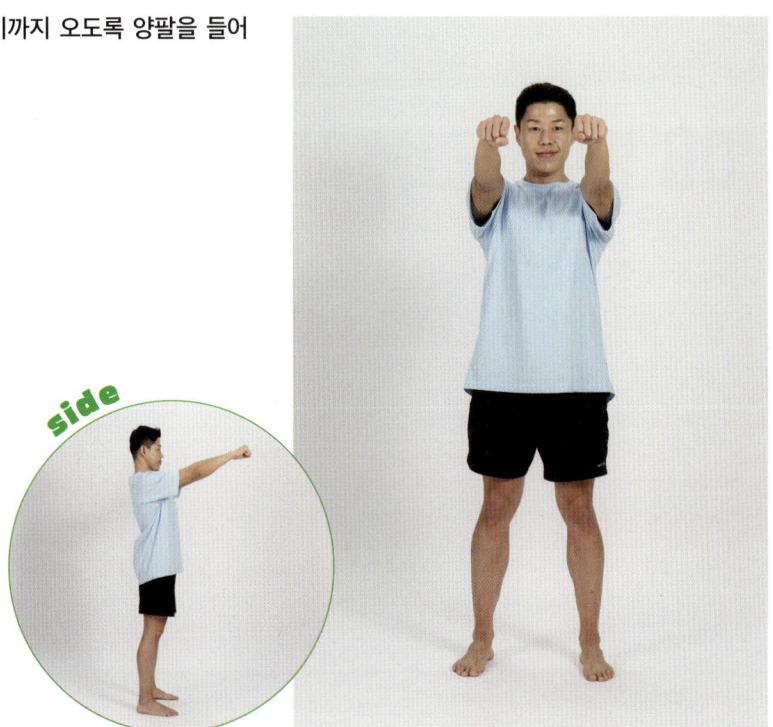

side

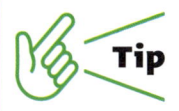 **Tip** 팔을 올렸다가 내릴 때 등이 굽
지 않도록 가슴을 펴고 진행하
면 전면 어깨에 더 강한 자극을
줄 수 있어요.

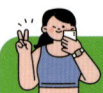
06 벤트오버 레이즈 Bent-over Raise

벤트오버 레이즈는 어깨 후면 부분 발달에 도움이 되는 동작이에요. 어깨선을 좀 더 입체적이고 예쁘게 만들어 뒤태를 살려주는 운동이에요.

자극 부위	운동 횟수	쉬는 시간	소모 열량
후면 어깨 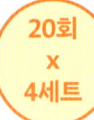	20회 x 4세트	60초	-30kcal

주의 사항
날개뼈가 접히지 않도록 팔만 옆으로 뻗어 주세요.

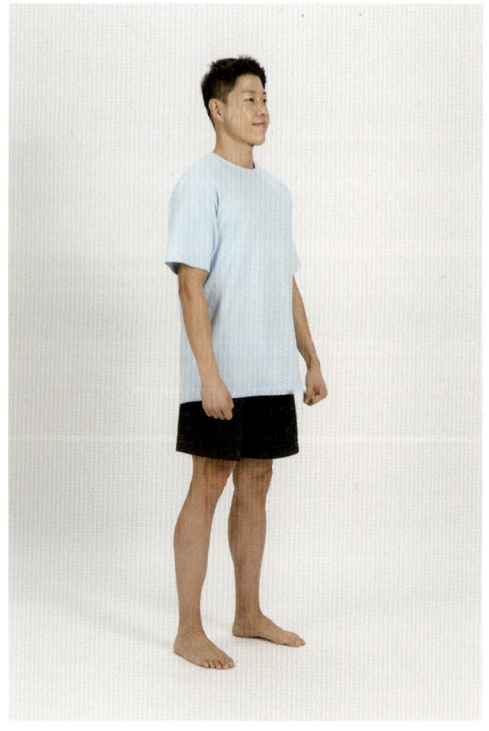

1 편안하게 서서 양발 간격은 어깨너비로 두세요.

2 엉덩이를 뒤로 빼고 상체를 75~80도 정도로 숙이세요.

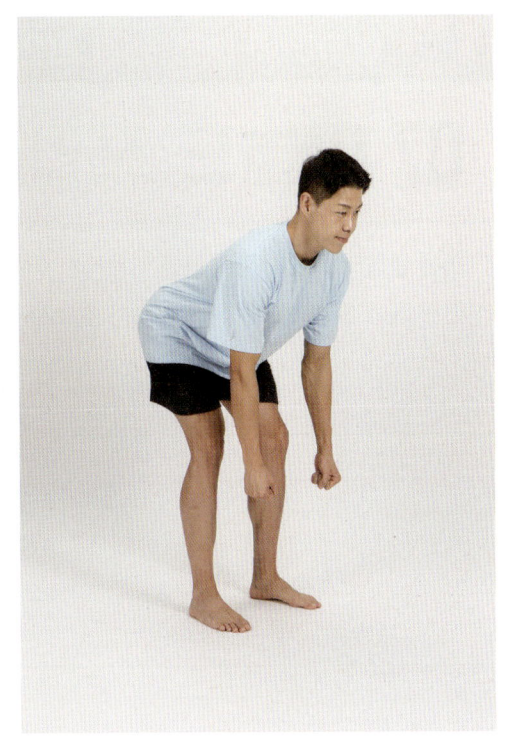

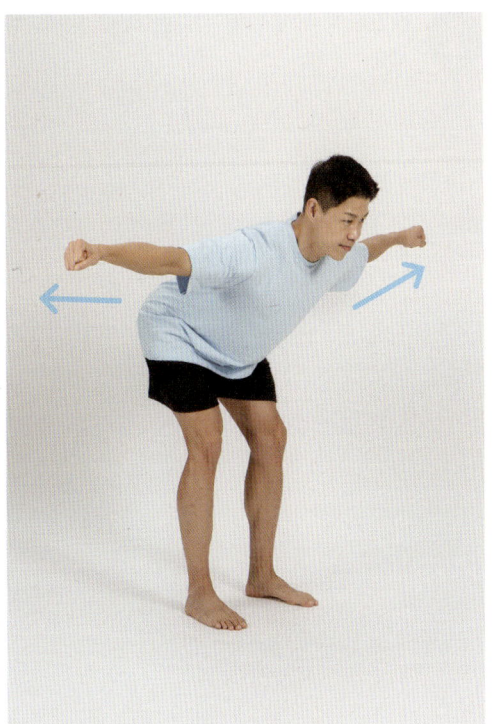

3 양팔을 밖으로 멀리 밀면서 벌리세요.

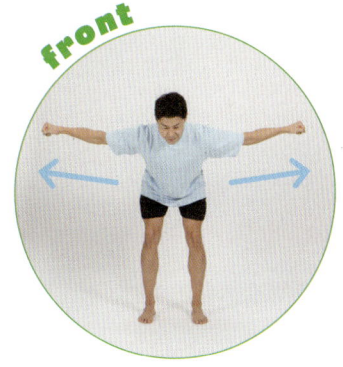

front

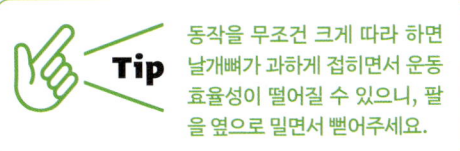

Tip 동작을 무조건 크게 따라 하면 날개뼈가 과하게 접히면서 운동 효율성이 떨어질 수 있으니, 팔을 옆으로 밀면서 뻗어주세요.

07 아놀드 프레스 Arnold Press

어깨 근육의 해부학적 특성을 이용해서 어깨 전면을 집중적으로 자극하는 동작이에요. 프런트 레이즈(P.182) 동작이 어려운 초보자가 하기 좋은 동작이에요.

자극 부위	운동 횟수	쉬는 시간	소모 열량
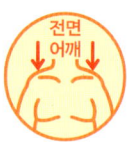전면 어깨	20회 x 4세트	60초	-35kcal

주의 사항

손을 앞으로 보내지 말고, 마지막 수축 지점에 두 주먹이 머리 위에 오도록 만들어 주세요.

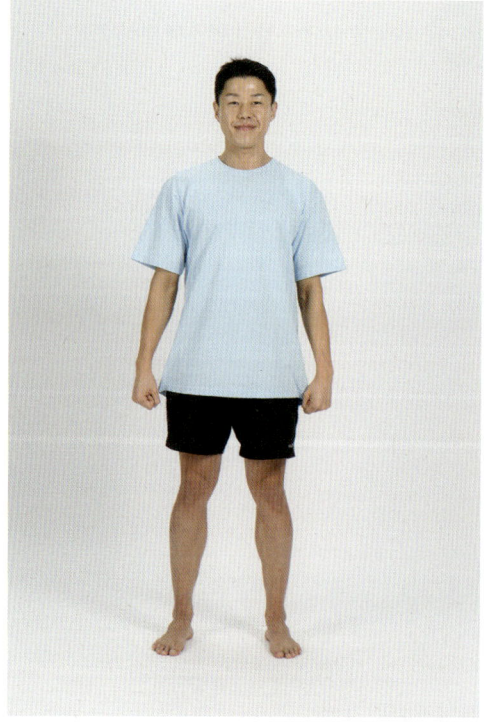

① 편안하게 서서 양발 간격은 어깨너비로 두세요.

2 손등이 정면을 향하도록 두 주먹을 가슴 앞에 두세요.

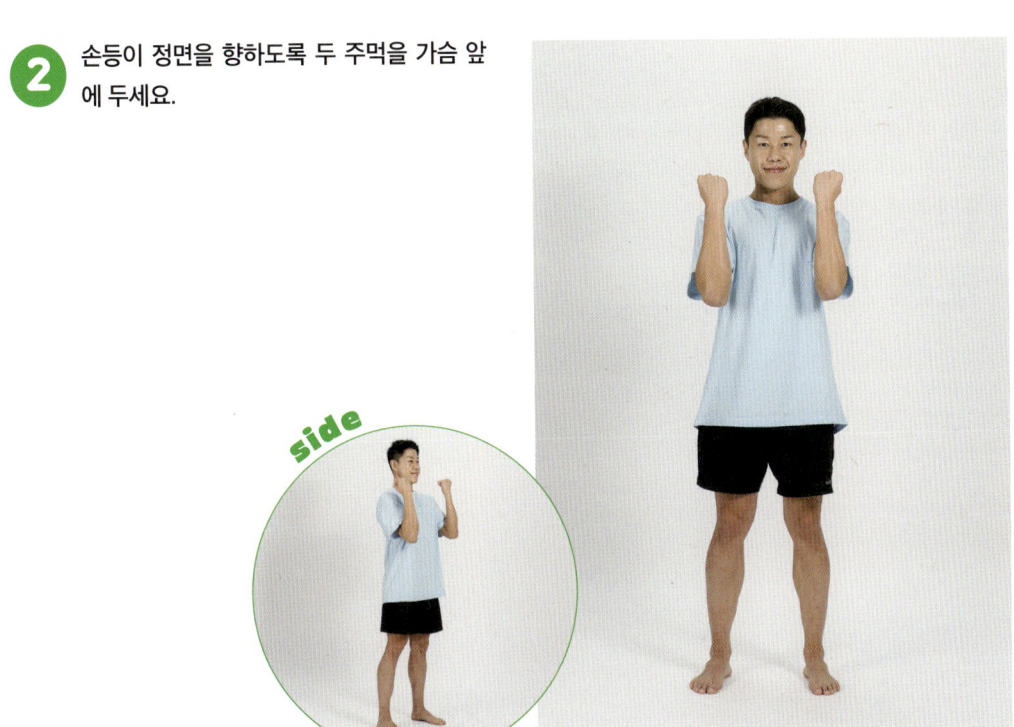

side

3 손바닥이 정면을 향하도록 양손을 머리 위로 뻗어주세요.

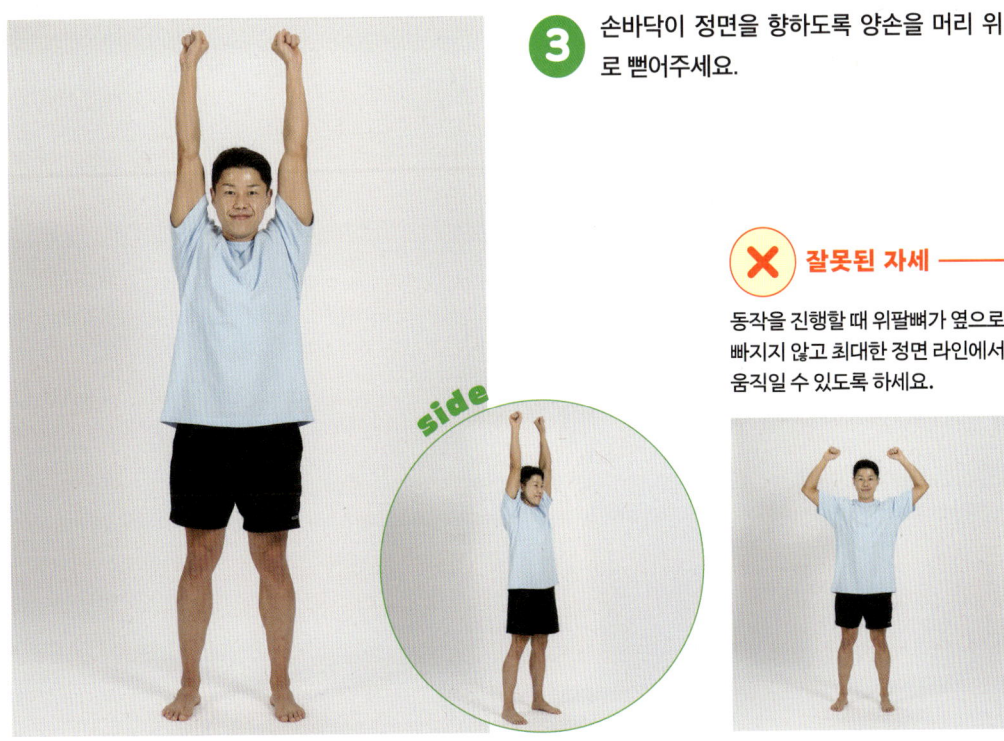

side

❌ **잘못된 자세** ──────

동작을 진행할 때 위팔뼈가 옆으로 빠지지 않고 최대한 정면 라인에서 움직일 수 있도록 하세요.

PART 2

탄력 강화 운동 배우기

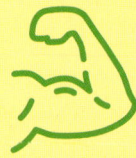

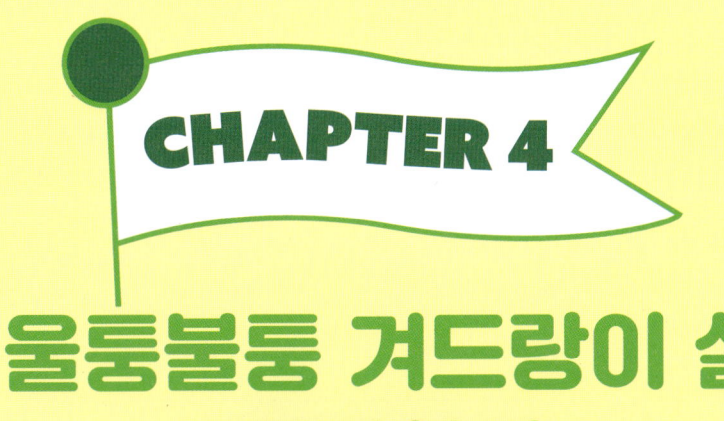

CHAPTER 4

울퉁불퉁 겨드랑이 살 정리하기

여러분! 여름이면 너무 더워 민소매가 입고 싶을 때 가장 신경 쓰이는 곳, 바로 '부유방'이죠? 앞 챕터에서 쇄골 라인을 예쁘게 정리했으니 이번 챕터에서는 부유방 정리 운동을 해볼게요. 김쌤이 알려주는 달달한 꿀팁에 집중해서 따라와 주세요!

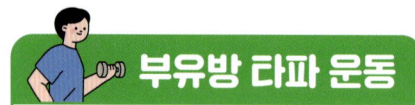

01 덤벨 플라이 Dumbbell Fly

가슴 근육을 스트레칭하면서 굽은 등, 라운드 숄더 교정에 아주 중요한 동작이에요.

자극 부위	운동 횟수	쉬는 시간	소모 열량	주의 사항
 가슴	20회 x 4세트	60초	-30kcal	위팔뼈를 가슴 라인에 맞춰서 동작을 실시해 주세요.

1 하늘을 보고 누워 무릎을 굽히세요.

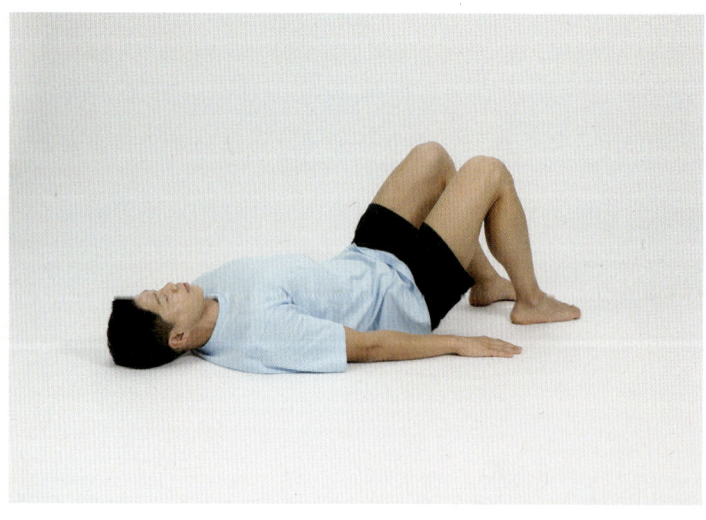

2 양손을 마주 보게 쥐고 뻗어 가슴 앞에 두세요.

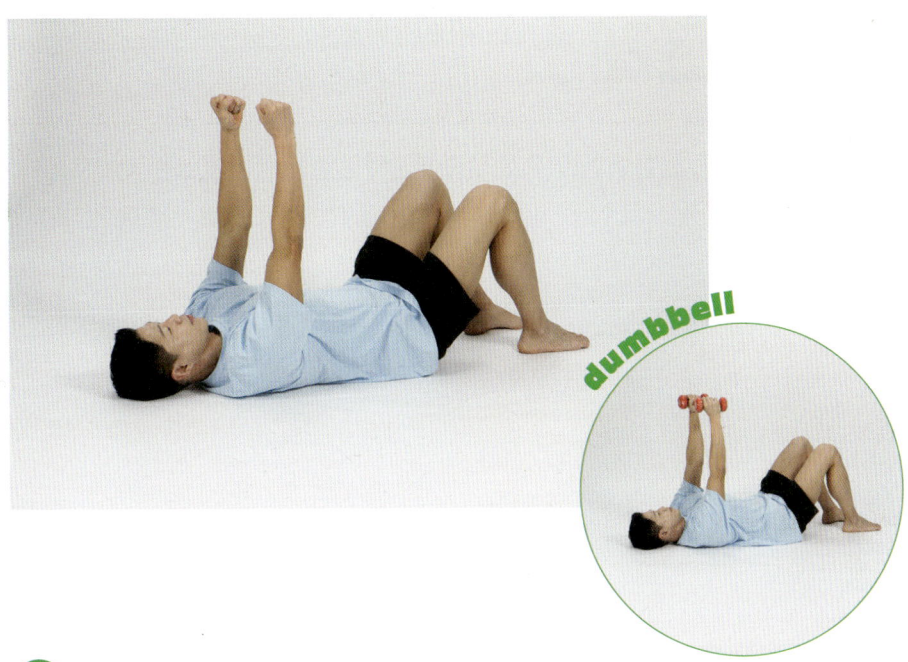

dumbbell

3 양팔을 천천히 펼쳤다가 모아주세요.

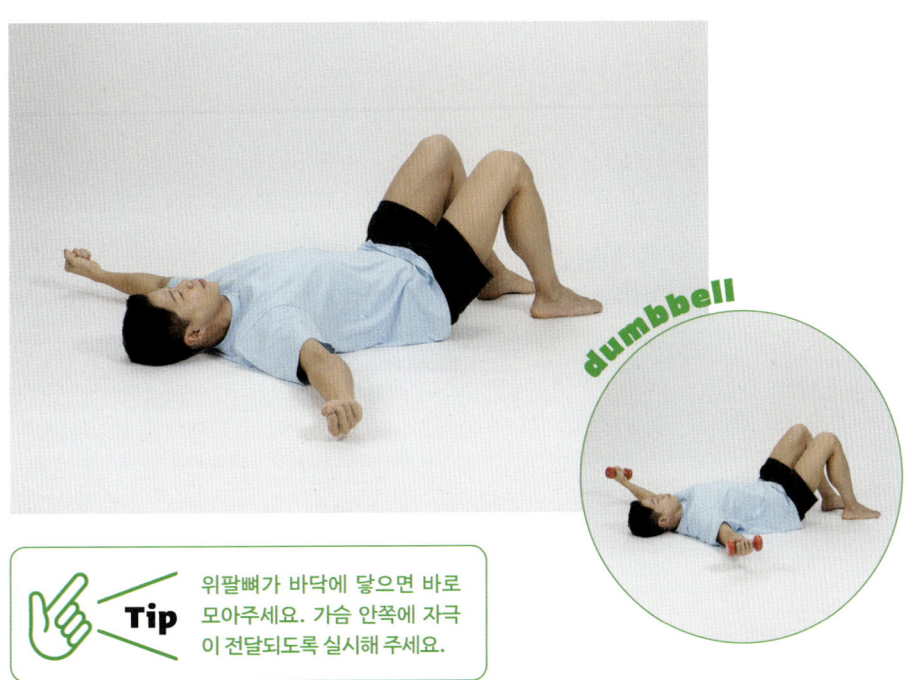

dumbbell

Tip 위팔뼈가 바닥에 닿으면 바로 모아주세요. 가슴 안쪽에 자극이 전달되도록 실시해 주세요.

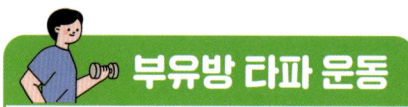

02 덤벨 프레스 Dumbbell Press

덤벨 플라이와 다르게 다중 관절 운동(어깨 관절과 팔꿈치 관절을 동시에 쓰는 식으로 관절을 1개 이상 사용하는 운동)으로 더 큰 힘을 쓸 수 있는 동작이에요. 집에 덤벨이 있다면 같이 진행해 주세요.

자극 부위	운동 횟수	쉬는 시간	소모 열량	주의 사항
 가슴	20회 x 4세트	60초	-35kcal	두 주먹이 수직 상하로 움직이게 실시해 주세요. 팔을 바닥으로 내렸을 때 양 팔꿈치의 각도가 90도가 되도록 주의하세요.

1 하늘을 보고 누워 무릎을 굽히세요.

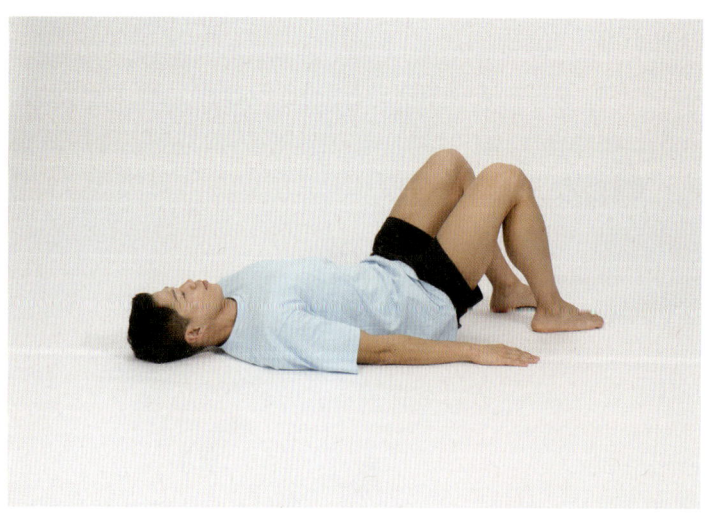

2 양손을 가슴 앞으로 뻗어주세요.

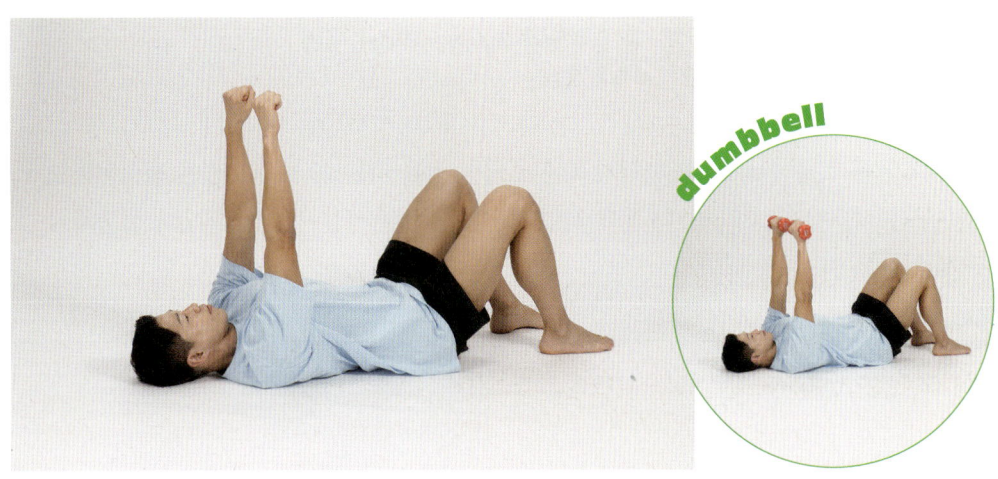

dumbbell

3 양 팔꿈치를 구부려 90도로 만들어 바닥으로 내렸다가 다시 밀어주세요.

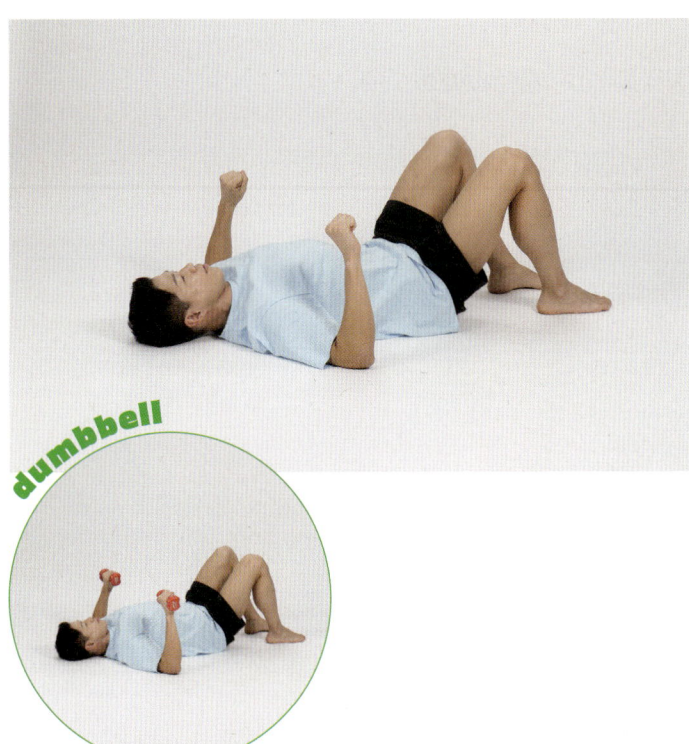

dumbbell

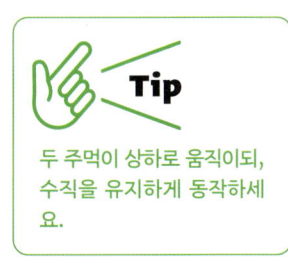

Tip

두 주먹이 상하로 움직이되, 수직을 유지하게 동작하세요.

❌ **잘못된 자세** ———

팔을 내렸을 때 주먹이 하체 쪽을 향하지 않도록 주의하세요.

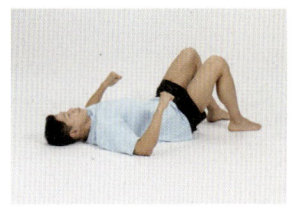

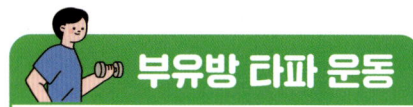
부유방 타파 운동

03 번지 푸시업 Bungee Push-up

내 몸무게를 이용해서 스트레칭하기 때문에 굽은 등을 펴는 데 효과가 좋은 동작이에요. 팔만 굽혔다 펴는 게 아니라, 내 몸이 지면과 닿았다가 멀어지는 몸통 움직임에 집중해 주세요.

자극 부위	운동 횟수	쉬는 시간	소모 열량	주의 사항
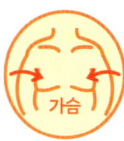 가슴	15회 x 4세트	60초	–35kcal	어깨에 부담이 갈 수 있으니, 부담이 없는 범위까지만 진행해 주세요. 양손을 짚는 너비를 어깨보다 넓게 잡아 주세요.

1 무릎을 구부리고 바닥에 대면서 푸시업 자세를 취하세요.

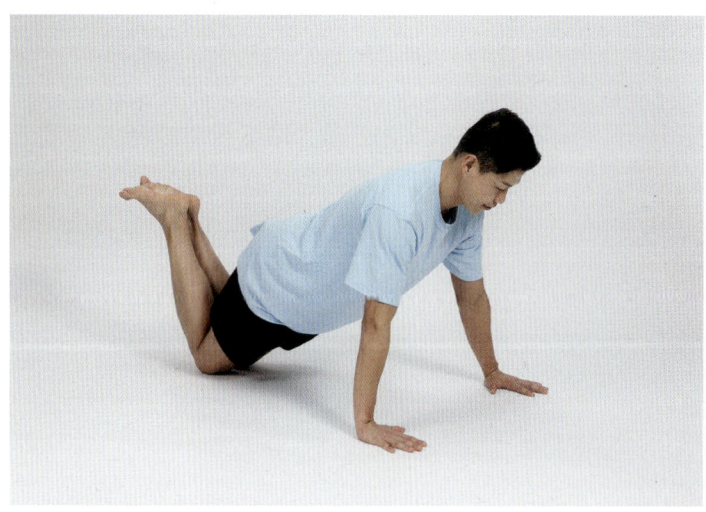

2 양 팔꿈치를 구부려 몸통이 바닥에 닿을 때까지 내려가세요.

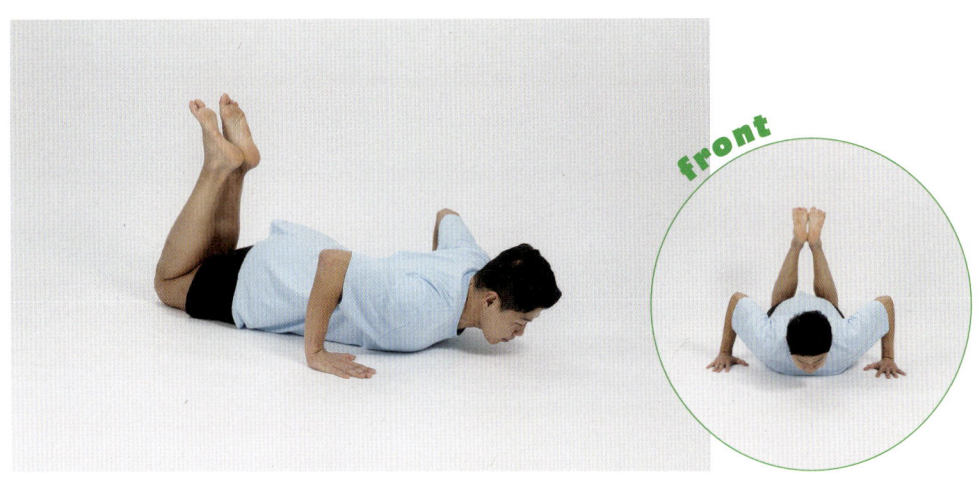

3 천천히 웨이브 타듯 위로 올라오세요.

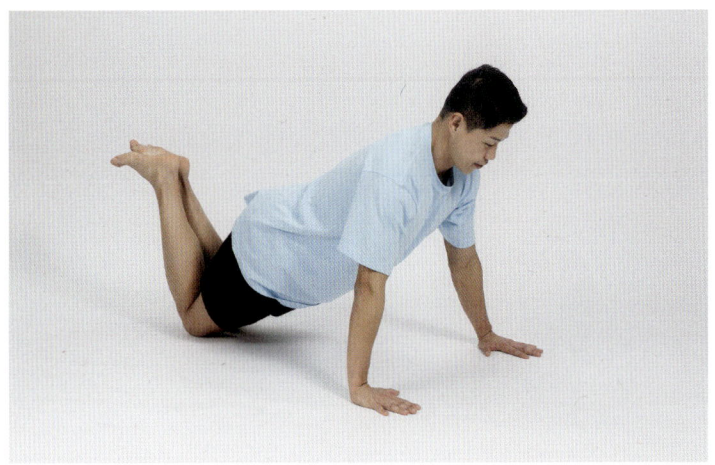

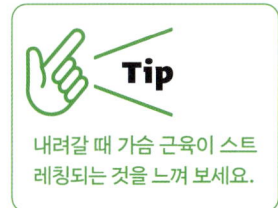

Tip

내려갈 때 가슴 근육이 스트레칭되는 것을 느껴 보세요.

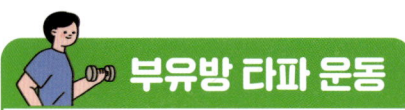

04 디클라인 덤벨 프레스 Decline Dumbbell Press

디클라인 덤벨 프레스는 브리지 동작에서 근력 운동을 진행하기 때문에 가슴 근육 발달과 코어도 한 번에 강화할 수 있는 동작이에요.

자극 부위	운동 횟수	쉬는 시간	소모 열량	주의 사항
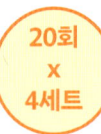 가슴 +코어	20회 x 4세트	60초	-35kcal	동작을 진행할 때 엉덩이가 바닥으로 내려가지 않도록 주의하세요.

1 하늘을 보고 누워 무릎을 굽히세요.

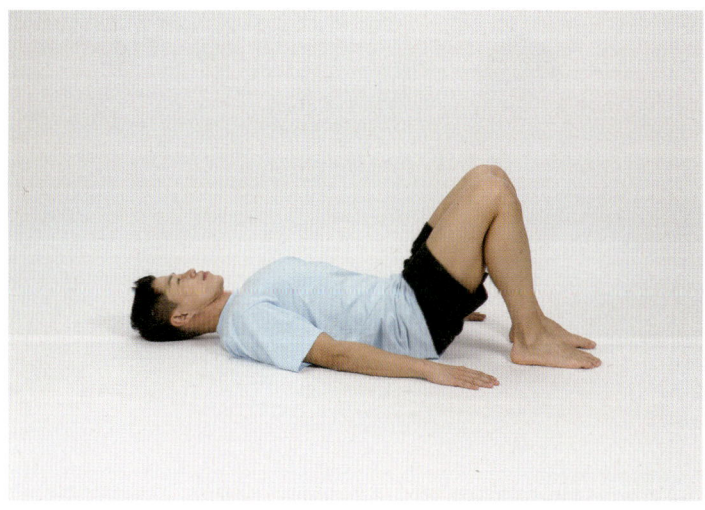

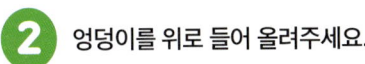
2 엉덩이를 위로 들어 올려주세요.

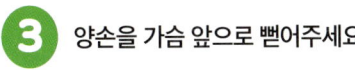
3 양손을 가슴 앞으로 뻗어주세요.

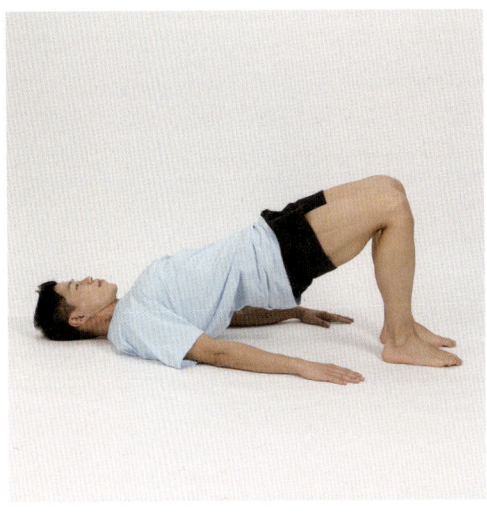

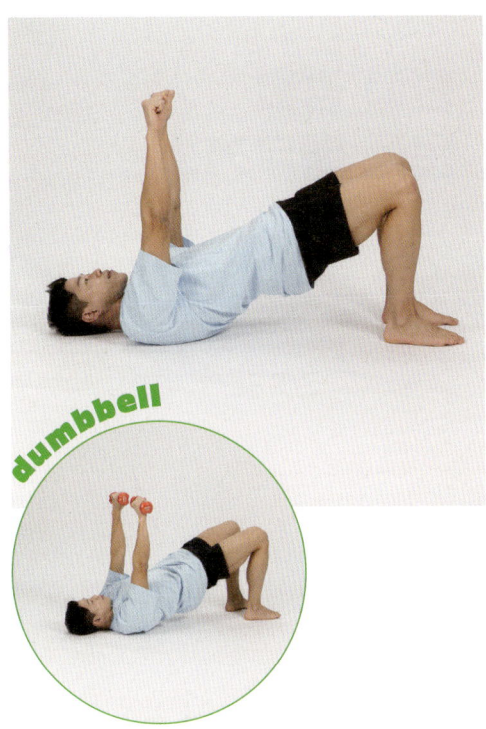
dumbbell

4 두 주먹을 수직으로 내렸다가 다시 밀어 올려주세요.

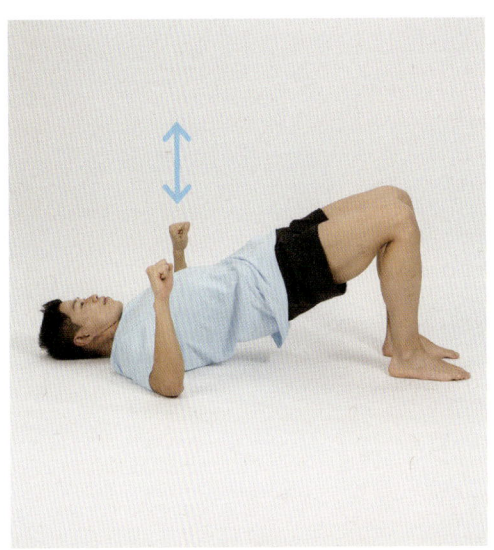

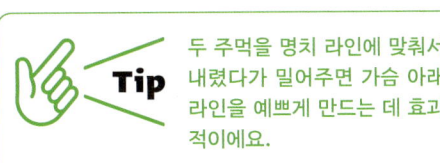
Tip 두 주먹을 명치 라인에 맞춰서 내렸다가 밀어주면 가슴 아래 라인을 예쁘게 만드는 데 효과적이에요.

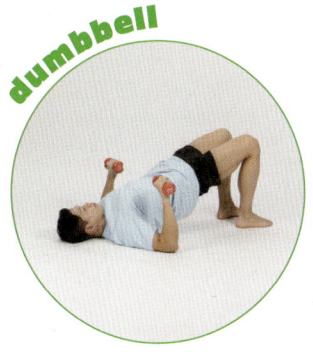
dumbbell

PART 2

탄력 강화
운동 배우기

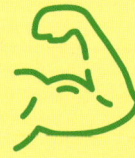

CHAPTER 5

통증 없이 건강미 넘치는 하체 근력 만들기

여러분! 이번 챕터에서는 무릎이나 허리 통증 없이 탄력적인 하체 근육 만드는 운동을 소개할 거예요. 허벅지 근육은 특히 무릎 통증과 당뇨병 등 건강을 나타내는 지표와 관련이 많은 근육인데요. 이런 소중한 근육이 나이를 먹을수록 몸에서 빠져나가는 것도 슬픈데, 조금만 열심히 운동하려고 하면 무릎이나 허리가 아파서 고민인가요? 그래서 이번 챕터에서는 엄마들의 건강지킴이 김쌤과 함께 통증 없이 건강미 넘치는 튼튼 하체 만드는 운동법 배워볼게요. 다 함께 출발~

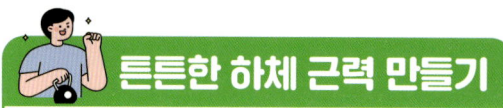

01 의자 스쿼트 Chair Squat

무릎 부담 없이 가장 기본이 되는 스쿼트 동작을 배울 수 있는 운동이에요. 의자에 앉는다고 생각하고 편하게 앉았다가 일어나면서 기초 하체 근력을 기를 수가 있어요.
스쿼트할 때 무릎 통증이 발생하는 이유는 대부분 고관절이 아닌 무릎 관절을 사용하기 때문이에요. 의자 스쿼트를 통해 기본적인 스쿼트 자세를 함께 배워볼게요.

자극 부위	운동 횟수	쉬는 시간	소모 열량
엉덩이 근육 + 허벅지 근육 전체	20회 x 4세트	45 ~ 60초	~35kcal

주의 사항

동작할 때 무릎이 안쪽으로 모이지 않도록 무릎과 발끝 방향을 맞춰주세요. 골반이 뒤로 빠지면서 앉았다가 골반이 다시 올라온다고 생각하면서, 골반 움직임에 집중해서 동작해 보세요.

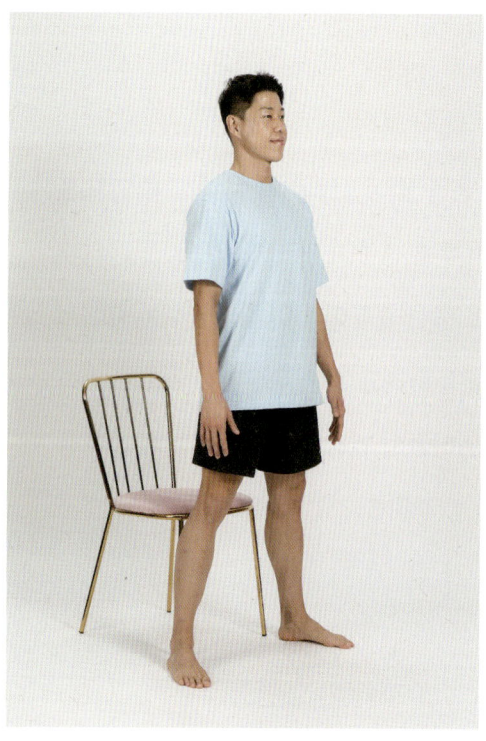

1 의자 앞에 서서 양발 간격을 어깨너비보다 넓게 두고, 발끝이 5~10도쯤 바깥쪽을 바라보도록 자세를 취하세요.

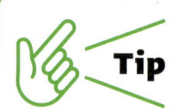 **Tip** 편하게 앉았다가 일어날 수 있는 의자를 준비해 주세요. 소파도 가능합니다.

2 양손은 깍지를 껴서 가슴 앞에 두고, 앉았다
가 다시 일어나세요.

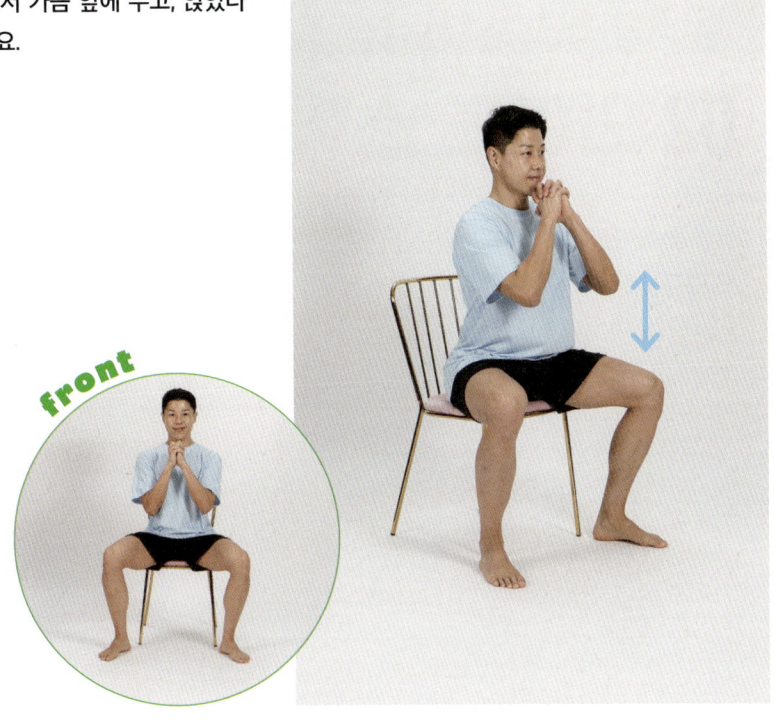

front

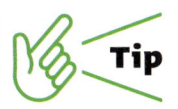

Tip 스쿼트한다고 생각하지 말고,
뒤에 있는 의자에 앉는다고 생각
하고 편하게 앉았다가 일어나 보
세요.

02 와이드 스쿼트 Wide Squat

바깥쪽 허벅지보다 안쪽 허벅지와 엉덩이 근육에 자극을 더 주는 동작으로, 여성에게는 꼭 필요한 운동이에요. 보폭을 넓게 잡으면 스쿼트 진행 시 허벅지 안쪽 근육을 더욱 많이 사용할 수 있어요.

자극 부위	운동 횟수	쉬는 시간	소모 열량
엉덩이 + 허벅지 안쪽 근육 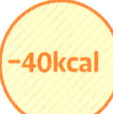	20회 x 4세트	60초	-40kcal

주의 사항

앉을 때 허리가 굽지 않도록 주의하세요. 양발 뒤꿈치에 힘을 주고 진행해 주세요.

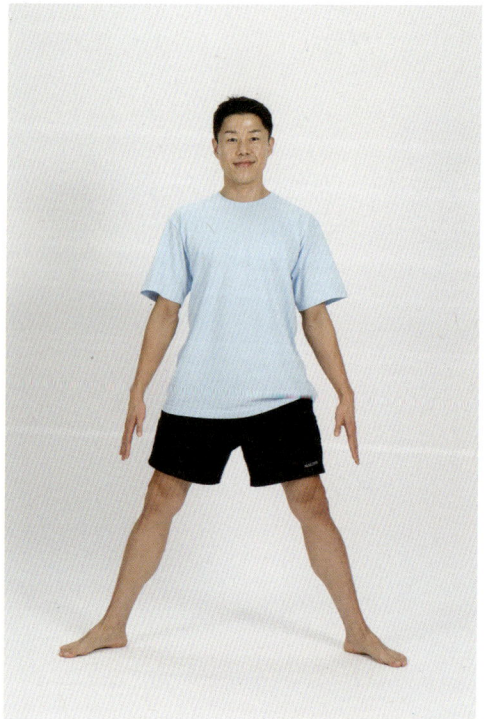

1 양발 간격은 어깨너비보다 넓게 두세요.

2 허벅지 안쪽이 스트레칭되는 것을 느끼면서 허벅지 뼈가 지면과 평평해지는 지점까지 앉았다가 일어나세요.

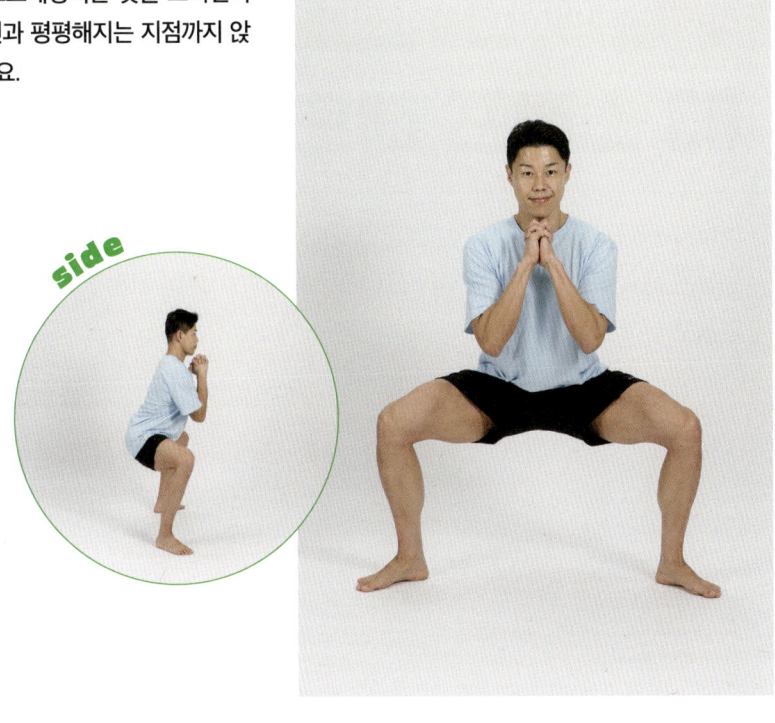

side

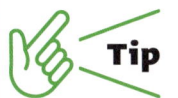

Tip 양발 간격은 앉았을 때 무릎이 발끝 앞으로 튀어나오지 않을 정도로 정하세요.
무릎 움직임에 집중하지 말고 골반을 아래쪽으로 눌렀다가 일어난다고 생각하면서 고관절 움직임에 집중하세요.

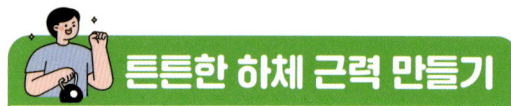
03 스티프 데드리프트 Stiff Deadlift

허벅지 뒤쪽과 엉덩이, 즉 하체 후면사슬이 발달되는 대표적인 동작이에요. 데드리프트 동작은 파워 증가에 큰 도움이 되고 모든 운동의 기본이 되는 자세예요. 중요한 만큼 기본기를 충실하게 배워볼게요.

자극 부위	운동 횟수	쉬는 시간	소모 열량	주의 사항
엉덩이 + 허벅지 뒤쪽 근육	20회 x 4세트	90초	−45kcal	동작할 때 상체가 굽지 않도록 펴고 실시해 주세요.

1 양발 간격은 어깨너비로 두고, 엉덩이를 뒤로 빼면서 상체를 숙이세요.

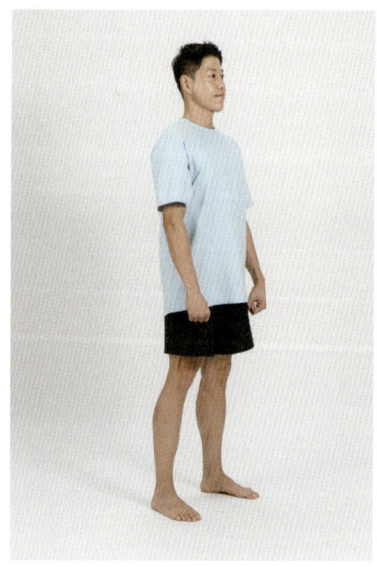

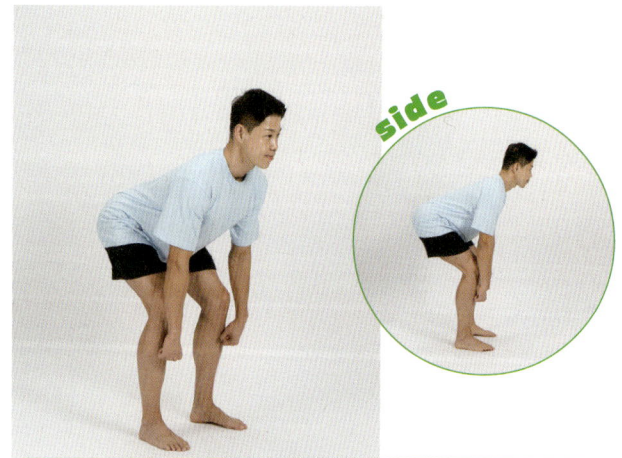

side

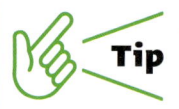
Tip 스쿼트 자세로 앉은 상태에서 엉덩이를 위로 들어주면 허벅지 뒤쪽에 자극이 느껴질 거예요. 자극이 오는 각도를 유지하면서 동작을 진행해 주세요.

2 양발로 지면을 밀어내면서 몸을 폅니다. 동시에 뒤로 뺀 엉덩이를 다시 제자리로 밀어 넣어주세요.

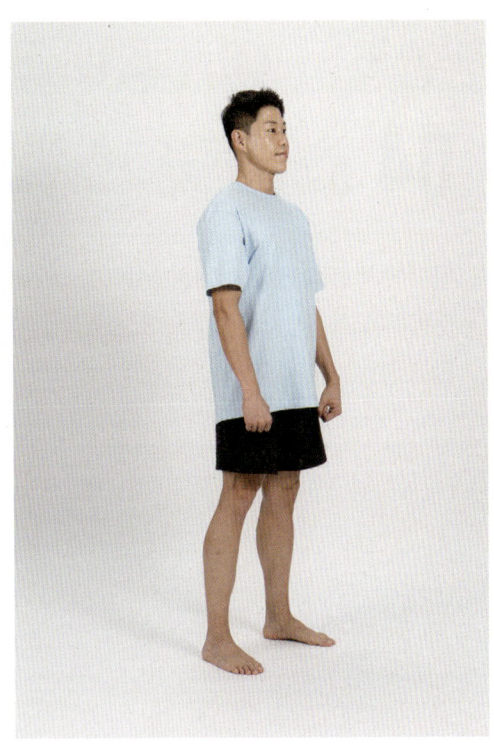

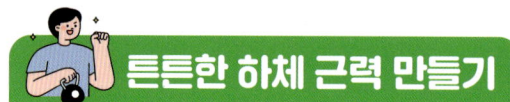
04 스플릿 스쿼트 Split Squat

일반 스쿼트와 달리 비대칭 운동이기 때문에 좌우 힘과 안정성의 차이를 확인할 수 있는 운동이에요. 골반이 많이 틀어진 사람은 자세 잡기가 어려울 수 있으므로, 벽이나 의자를 잡고 진행해 주세요.

자극 부위	운동 횟수	쉬는 시간	소모 열량	주의 사항
하체 근력	15회 (양쪽 각각) x 4세트	90초	-40kcal	앉을 때 허리가 굽지 않도록 주의하세요. 앞발 뒤꿈치에 힘을 주고 진행해 주세요.

1 양발 간격은 어깨너비로 두고 한쪽 다리만 뒤로 빼세요.

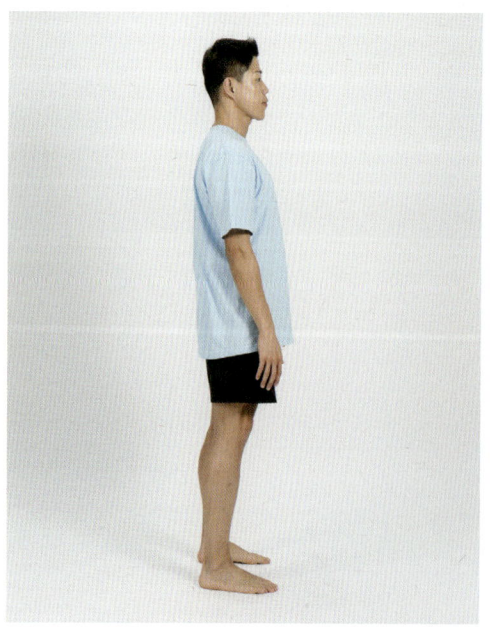
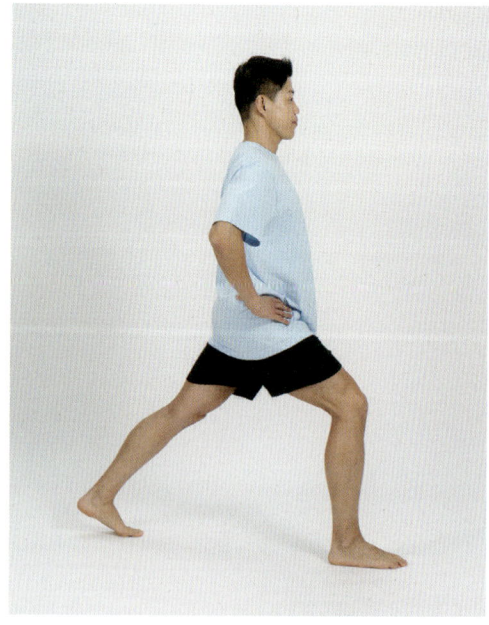

2 앞에 있는 발과 이어진 고관절을 누르면서 그대로 앉았다가 일어나세요. 이 동작을 15회 실시하세요.

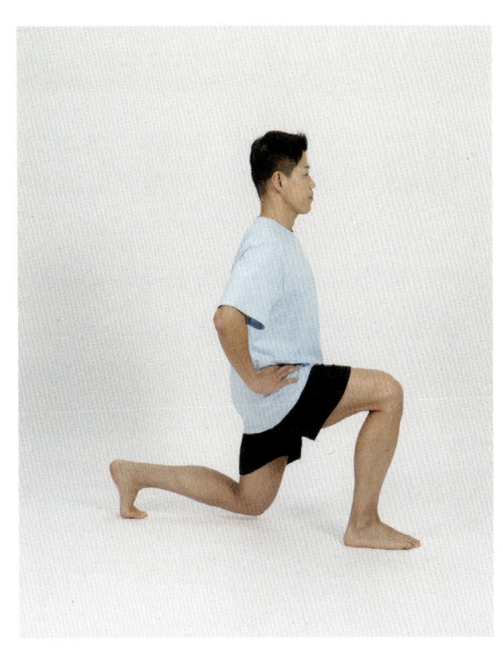

3 반대쪽도 똑같이 실시하세요. 양쪽을 각각 15회씩 동작하면 1세트입니다.

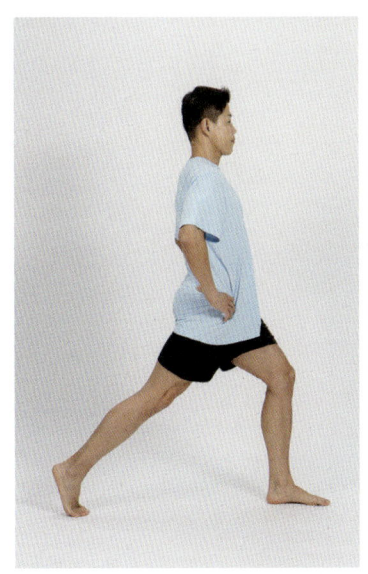

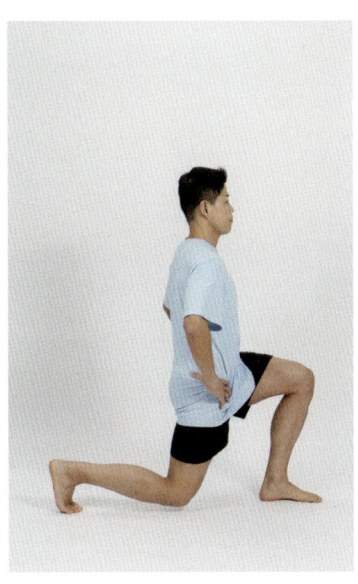

❌ **잘못된 자세**

앉을 때 앞발 무릎이 발끝보다 나오지 않도록 주의하세요.

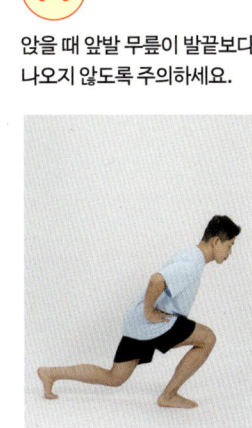

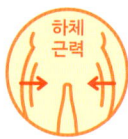
05 터치 백 런지 Touch Back Lunge

터치 백 런지 동작은 하체 근력 발달에 좋으며 무릎에 부담을 덜 주면서 런지 자세를 완벽하게 따라 할 수 있는 운동이에요. 손으로 복숭아뼈를 터치하면 자연스럽게 일반 런지 동작보다 가동 범위가 크게 나오기 때문에 높은 운동 효과를 볼 수 있어요.

자극 부위	운동 횟수	쉬는 시간	소모 열량	주의 사항
 하체 근력	15회 x 4세트	90초	~45kcal	앞발의 무릎이 발끝보다 앞으로 나오지 않도록 주의하세요.

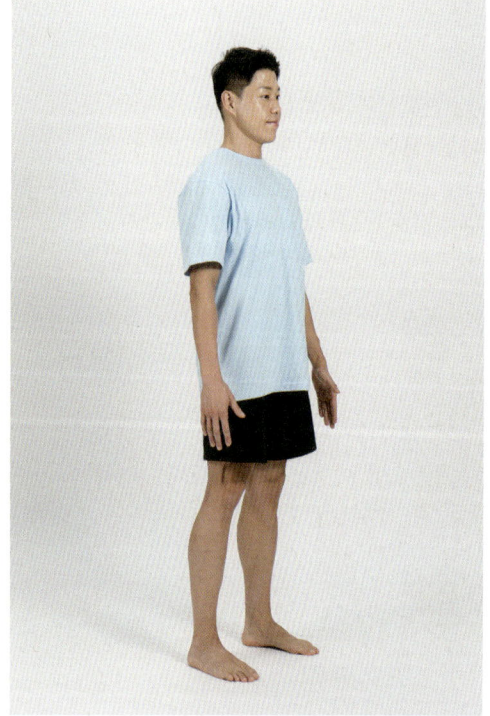

1 양발 간격은 어깨너비로 두세요.

2 한쪽 다리를 뒤로 빼면서 앞에 위치한 발의 복숭아뼈를 손으로 터치해 주세요.

3 앞발 뒤꿈치에 힘을 주어 일어나면서 제자리로 돌아오세요.

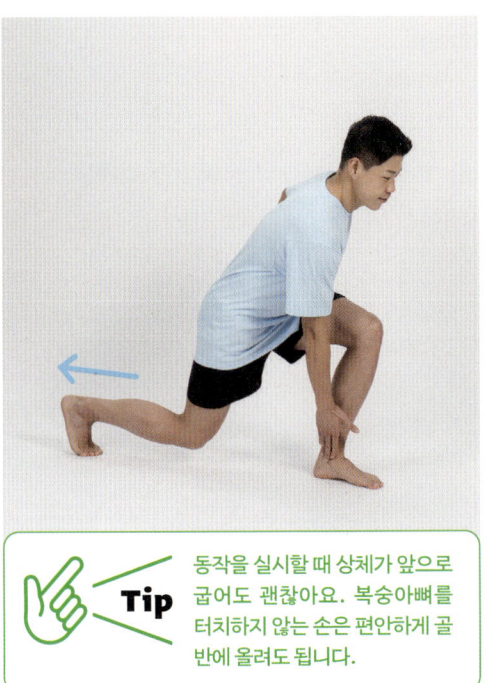

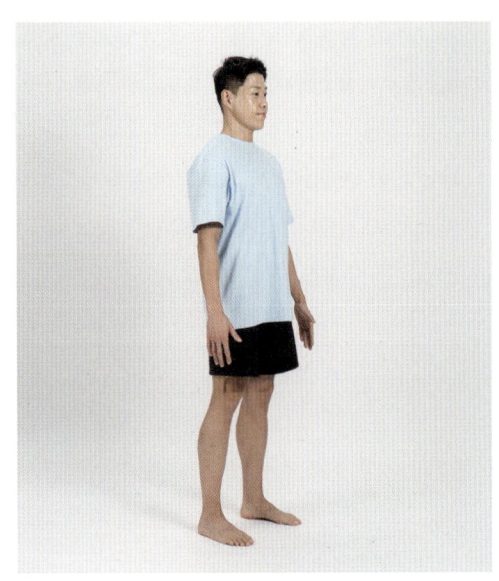

Tip 동작을 실시할 때 상체가 앞으로 굽어도 괜찮아요. 복숭아뼈를 터치하지 않는 손은 편안하게 골반에 올려도 됩니다.

4 반대쪽도 똑같이 실시하세요. 양쪽을 한 번씩 동작하면 1회입니다

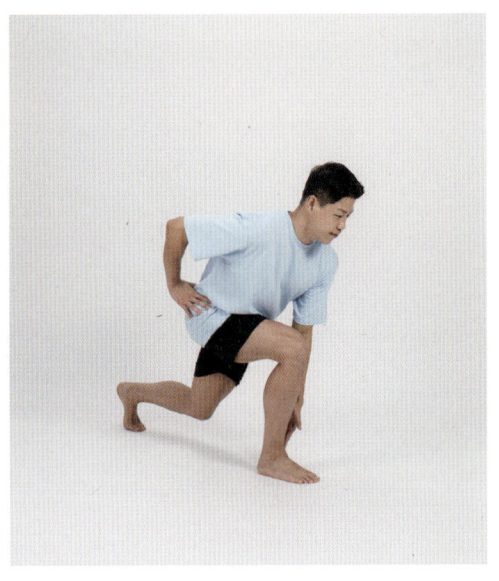

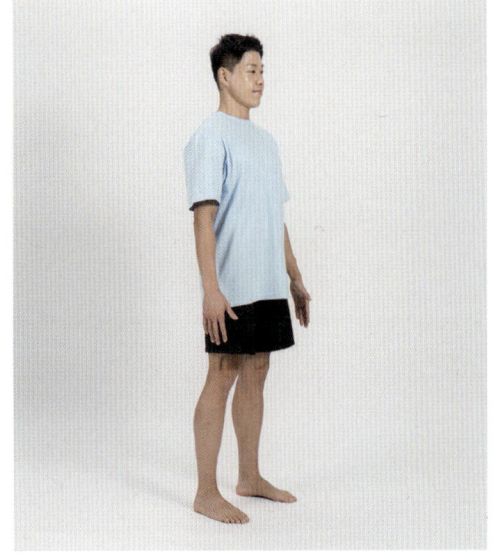

06 컬시 런지 Curtsy Lunge

불안정한 상황에서 스스로 중심을 잡으며 운동할 수 있는 근력 + 기능성 운동이에요. 허벅지 전체 근육과 힙업에 효과가 좋으며 다리가 대각선 뒤로 빠지기 때문에 기능적으로도 큰 도움이 되는 동작이에요.

자극 부위	운동 횟수	쉬는 시간	소모 열량	주의 사항
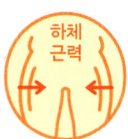 하체 근력	15회 x 4세트	90초	~45kcal	앉을 때는 앞발 무릎이 발끝 앞으로 나오지 않도록 주의하세요.

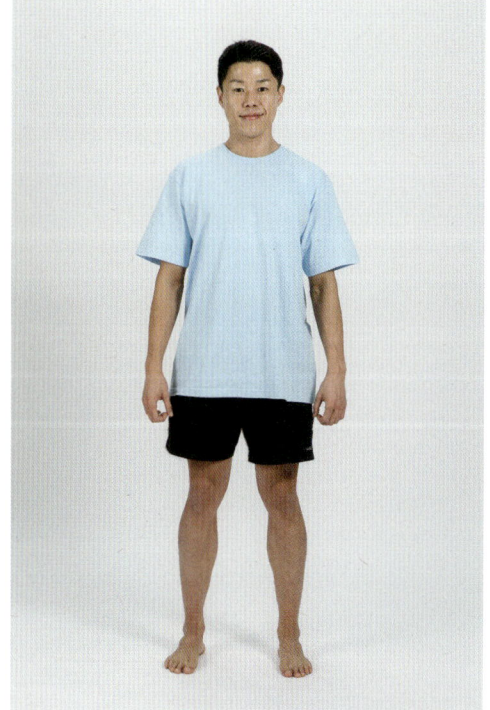

1 양발 간격은 어깨너비로 두세요.

2 한쪽 다리를 대각선 뒤로 빼세요. 골반은 정면을 보도록 만들고, 골반이 수직이 되는 방향으로 앉았다가 제자리로 돌아오세요.

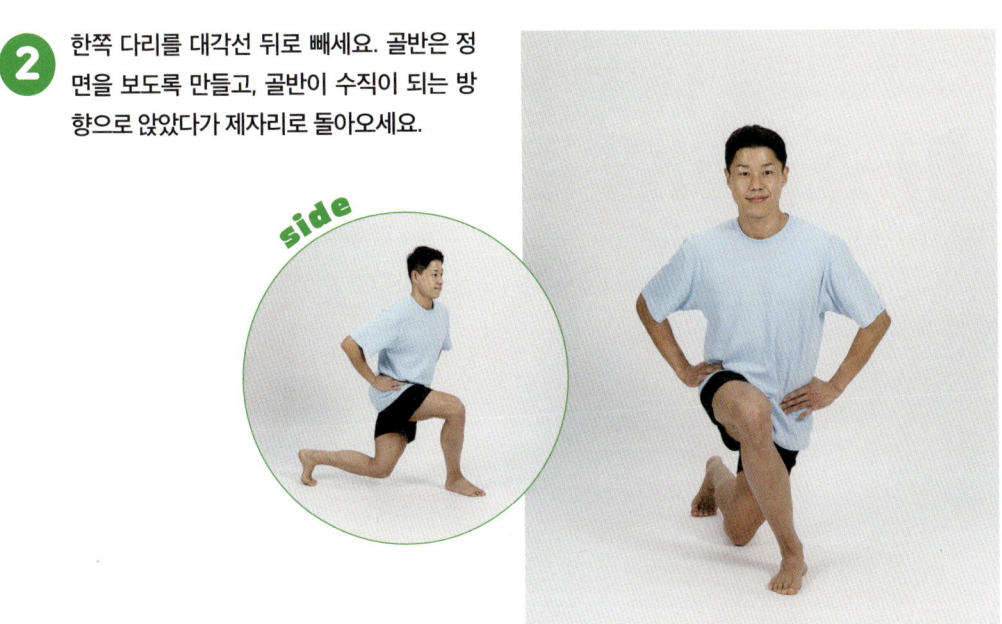

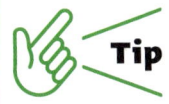

Tip 앉을 때 앞발의 엉덩이 쪽이 스트레칭되는 걸 의식하세요. 동작할 때 상체를 세우면 뒷발의 앞쪽 허벅지가 스트레칭되는 느낌을 받을 수 있고, 상체를 살짝 숙이면 앞발의 엉덩이 쪽이 스트레칭되는 느낌을 받을 수 있어요. 내려가는 동작에서 골반이 틀어지지 않도록 정면을 바라보고 진행하시면 체형 교정 효과도 볼 수 있어요.

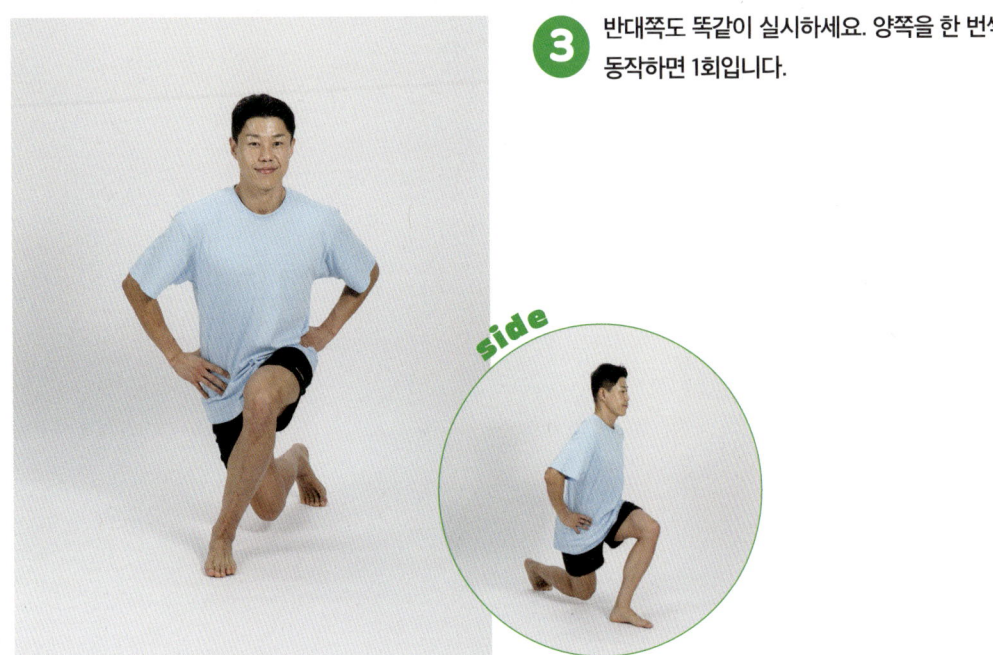

3 반대쪽도 똑같이 실시하세요. 양쪽을 한 번씩 동작하면 1회입니다.

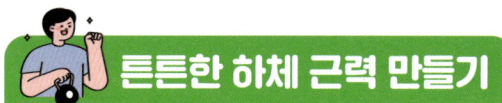
07 스케이팅 런지 Skating Lunge

사이드 런지 기본 동작으로 제자리에서 무게중심을 좌우로 이동하면서 근육 수축과 이완을 동시에 체험하는 동작이에요.

자극 부위	운동 횟수	쉬는 시간	소모 열량
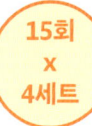 하체 근력 + 힙업	15회 x 4세트	90초	~45kcal

주의 사항
수축하는 다리의 무릎이 발끝보다 앞으로 나오지 않도록 뒤로 눌러 앉아 주세요.

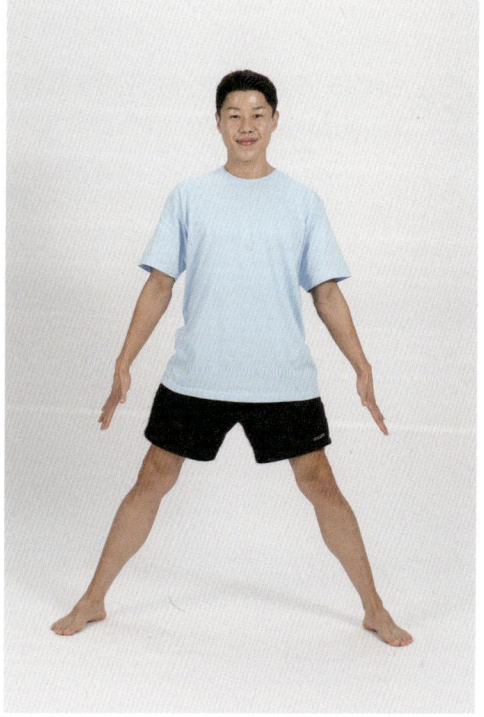

1 양발 간격은 어깨너비보다 넓게 두세요.

2 다리에 무게중심을 한쪽으로 이동하면서 고
관절을 수축하며 앉았다 일어나세요.

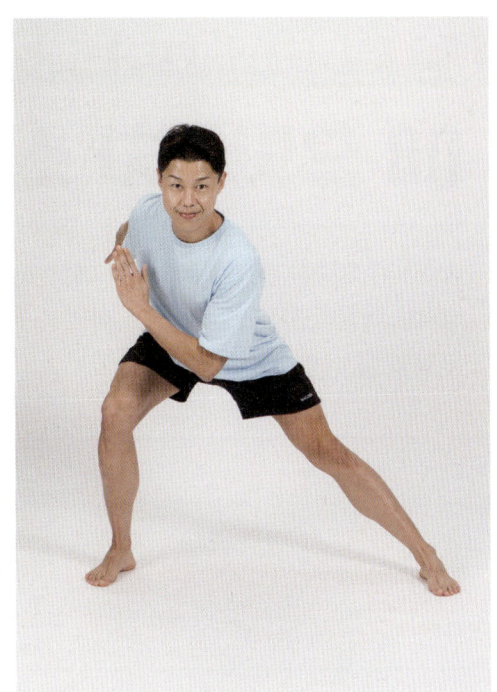

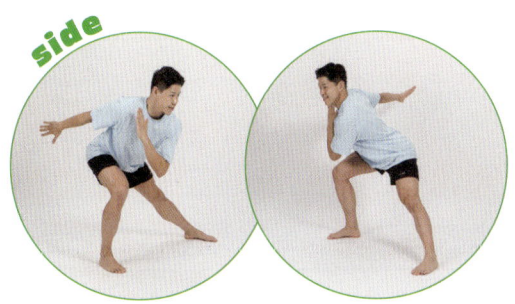

3 반대쪽도 똑같이 실시하세요. 양쪽을 한 번씩 동
작하면 1회입니다.

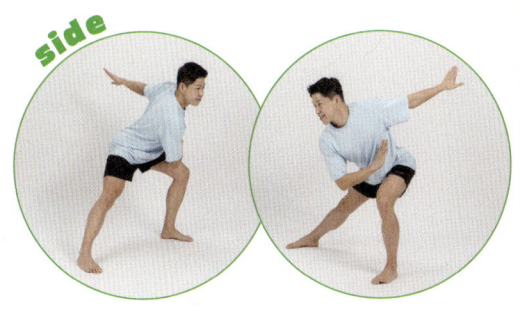

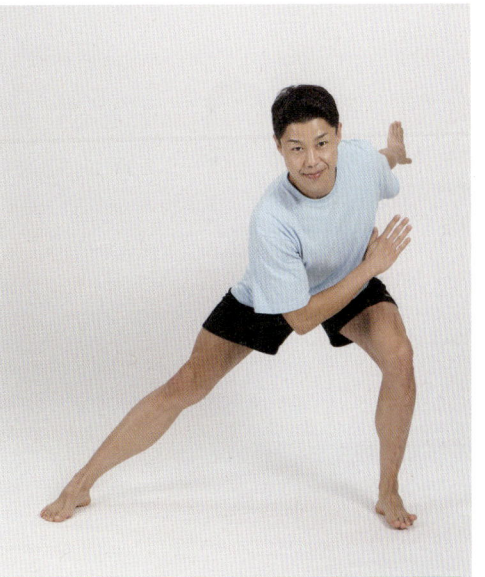

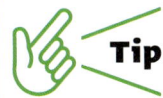 **Tip** 수축하는 다리는 허벅지 전체와 엉덩이 근육의 자극을 느끼고, 반대쪽 다리는 안쪽 허벅지 근육
이 스트레칭 되는지 느껴 보세요. 동작을 진행할 때 머릿속으로는 스피드 스케이팅 선수들이 타
는 장면을 상상하면 동작이 더욱 자연스럽게 될 거예요.

튼튼한 하체 근력 만들기

08 으랏차차 스쿼트 ^{Squat}

스쿼트와 스내치 동작이 합쳐져서 전신의 근육을 골고루 발달시키는 운동이에요. 손으로 바닥을 터치하면서 앉을 때 평소 하던 스쿼트 자세보다도 깊이 앉게 되므로 힙업 효과도 두 배가 될 수 있어요.

자극 부위	운동 횟수	쉬는 시간	소모 열량	주의 사항
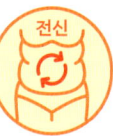 전신	20회 x 4세트	90초	-45kcal	앉을 때 허리가 굽지 않도록 조심하세요.

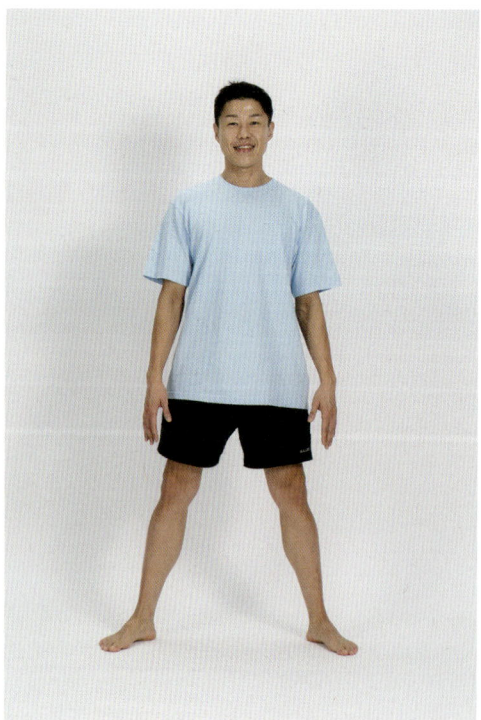

1 양발 간격은 어깨너비보다 넓게 두세요.

2 엉덩이를 뒤로 빼면서 양손으로 바닥을 터치
하고 일어나세요.

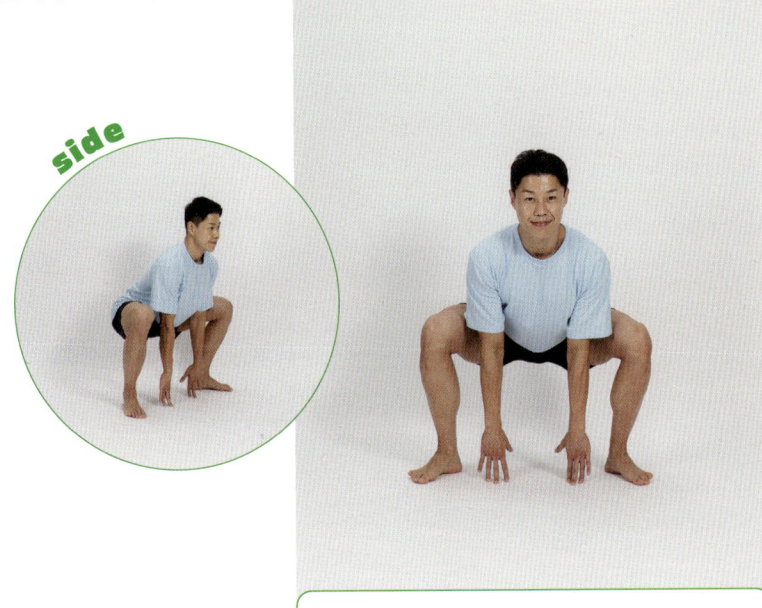

side

동작을 실시할 때 무릎이 X자로
모이지 않도록 무릎과 발끝 방
향을 같게 맞춰 주세요.

Tip

3 양손을 머리 위로 뻗으세요.

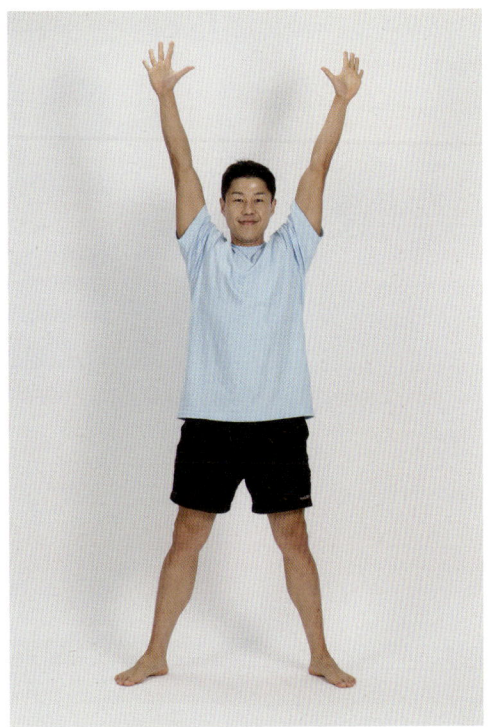

PART 3

나의 체형 바로 알기

CHAPTER 1

플랭크 자세로
골반 불균형 확인하기

여러분! 외출했다가 집에 돌아왔을 때 치마 앞뒤가 돌아간 경험이 있나요? 이러한

현상은 골반 불균형 때문인데요. 이번 챕터에서는 플랭크 자세 하나로 내 골반이

어떻게 틀어졌는지 확인하고 교정할 수 있는 솔루션 스트레칭법과 교정 운동 알려

드릴게요. 촬영을 도와줄 사람이 필요하니 가족과 함께하거나, 혼자이신 분들은

삼각대를 이용해 보세요.

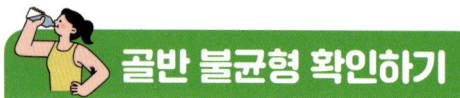
01 플랭크 Plank

플랭크 동작을 시작하고 20초 이상 지났을 때 사진을 촬영해서 자기 골반 정렬을 확인해 주세요. 골반이 오른쪽으로 돌아가 있으면 오른쪽 허벅지 외측과 내측 근육이 타이트한 것이고, 반대로 왼쪽으로 돌아가 있으면 왼쪽 허벅지 외측과 내측 근육이 타이트한 거예요.

주의 사항
골반이 잘 보이는 의상을 준비해 주세요.

1 바닥에 무릎을 꿇고 팔을 어깨와 일직선이 되게 놓아주세요.

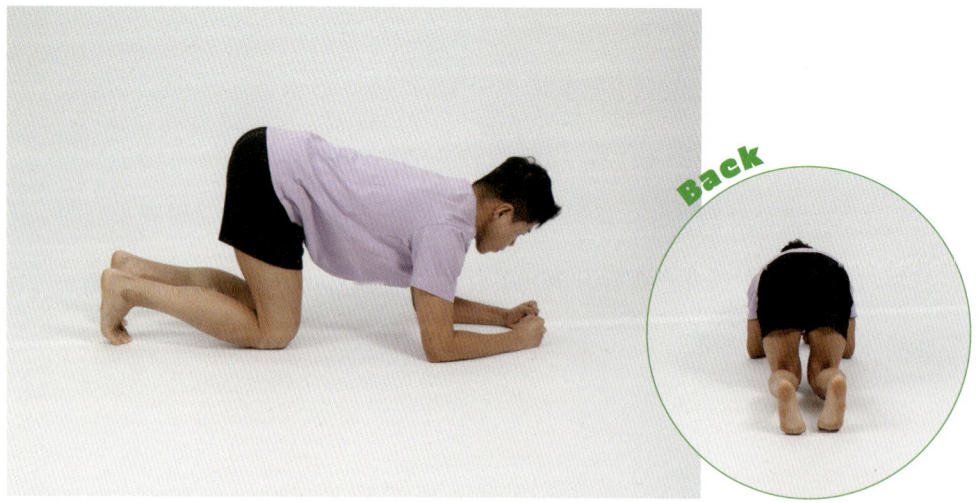

Back

2 무릎을 바닥에서 들어 올리면서 몸통과 일자가 되게 만들어 주세요.
골반이 내려가지 않도록 30초 동안 자세를 유지해 주세요.

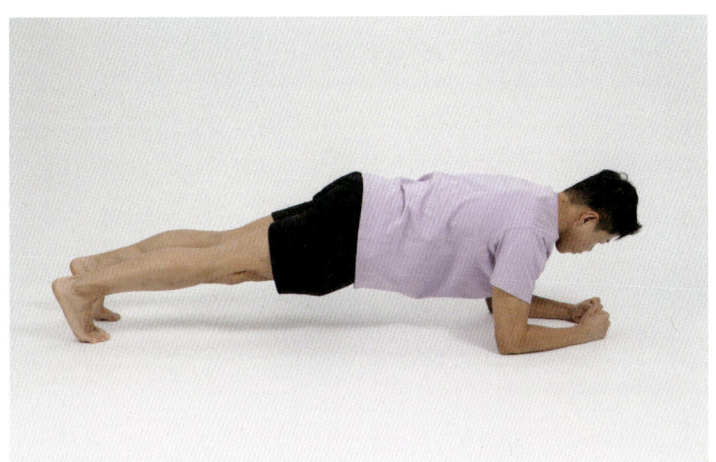

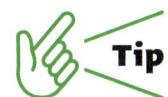 **Tip**

사진 혹은 동영상을 촬영할 때 골반이 잘 보이도록 딱 붙는 의상을 착용하고 진행해 주세요. 혼자 할 때는 삼각대를 이용해 동영상으로 촬영해서 체크해 주세요.

3 플랭크를 시작한 지 20초 이상 지났을 때 뒤쪽에서 골반이 나오도록 사진을 촬영하세요.

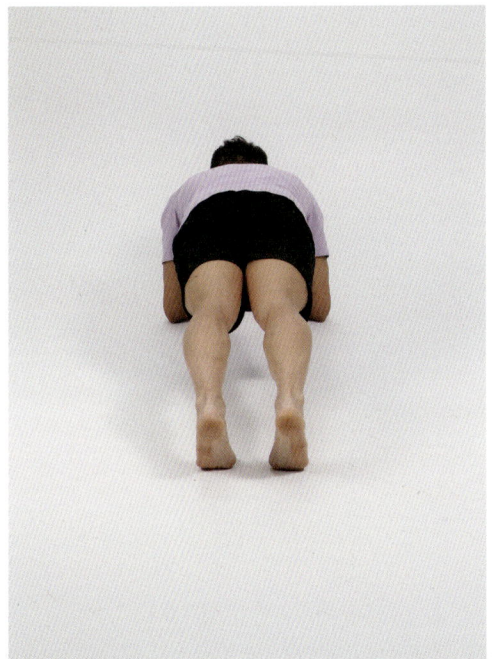

 잘못된 자세 ───────

골반이 왼쪽으로 돌아가면 왼쪽 근육들이 타이트하고, 오른쪽으로 돌아가면 오른쪽 근육이 타이트하다고 봅니다. 보통 자주 꼬는 쪽 다리의 근육이 타이트해지니, 균형을 맞추기 위해 한 번씩 체크하세요.

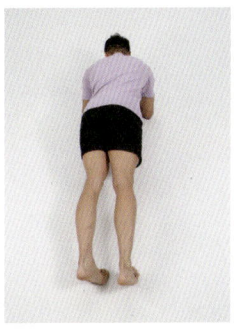

01 고관절 외회전 스트레칭

골반이 한쪽으로 틀어지는 이유는 틀어진 쪽 다리의 바깥쪽, 안쪽 근육들이 짧아져 있기 때문이에요. 고관절 외회전 스트레칭은 짧아진 바깥쪽, 안쪽 근육들을 스트레칭하는 데 아주 좋은 동작이에요.

자극 부위	운동 횟수	주의 사항
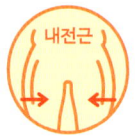 내전근	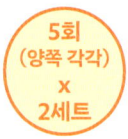 5회 (양쪽 각각) x 2세트	뻗은 다리의 발끝이 앞쪽으로 무너지지 않도록 주의하세요.

1 한쪽 발을 엉덩이 밑에 넣어주고, 반대쪽 발은 쭉 펴고 앉아주세요.

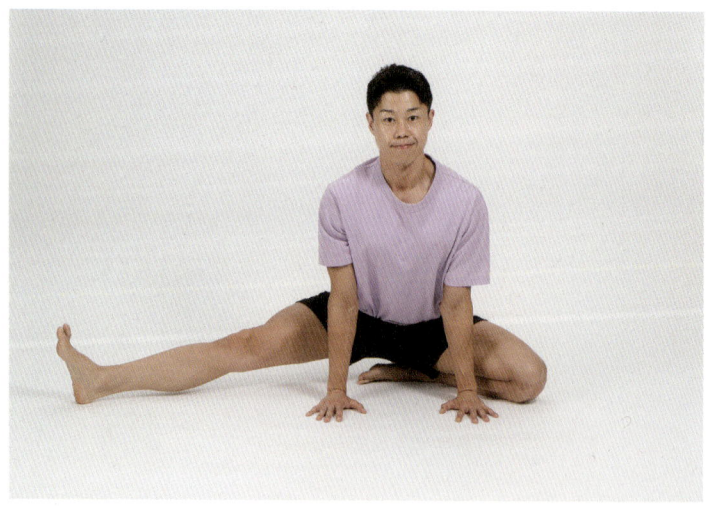

2 뻗고 있는 다리의 발끝을 몸쪽으로 잡아 당겨주세요.

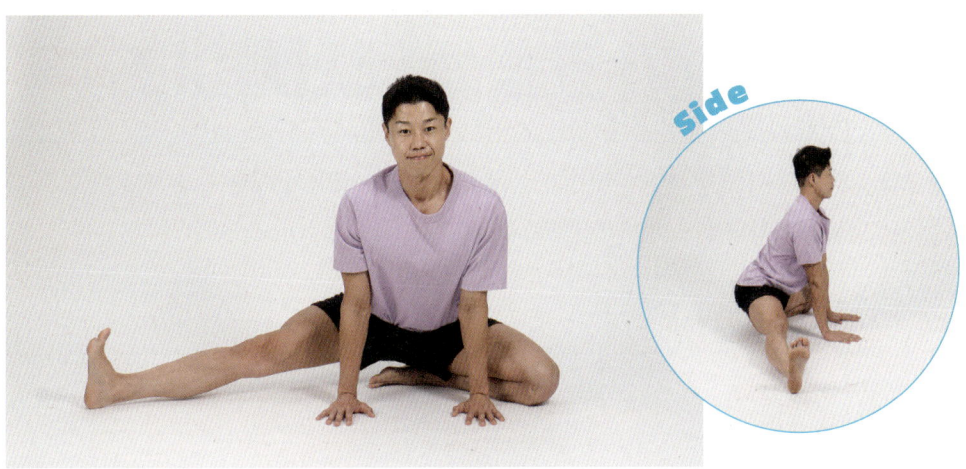

3 손으로 바닥을 짚으며 앞으로 이동했다가 제 자리로 돌아오세요.

4 반대쪽도 똑같이 실시하세요. 양쪽을 한 번씩 동작하면 1회입니다.

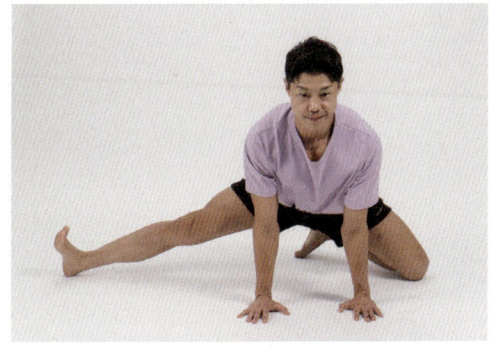

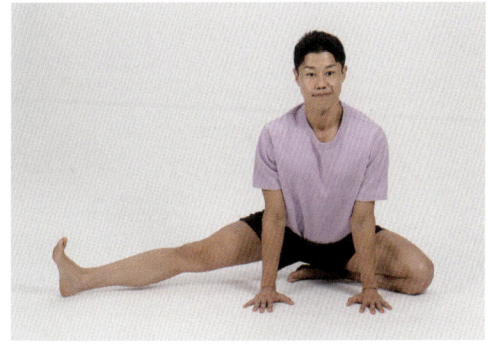

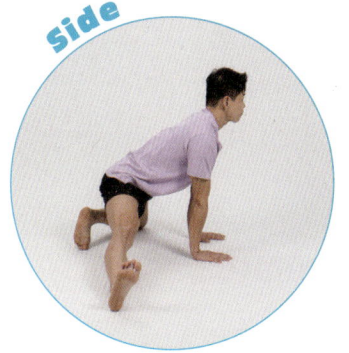

Tip 동작을 진행하면서 몸통과 허리가 굽지 않도록 집중 해 주세요. 앞으로 이동했다가 돌아올 때 골반도 함께 움직여 주세요.

02 네발 기기 크램셸 엑서사이즈 Clamshell Exercise

중둔근을 강화해 주는 효율적인 운동이에요. 중둔근만을 사용하기 때문에, 동작을 크게 하기보다는 엉덩이에 자극을 느끼면서 진행해 주세요.

자극 부위

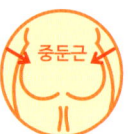

중둔근

운동 횟수

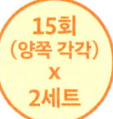

15회
(양쪽 각각)
x
2세트

주의 사항

네발 기기 자세를 만들 때 양쪽 발끝을 세워주세요.

1 바닥에 무릎을 꿇고 네발 기기 자세를 취해 주세요.

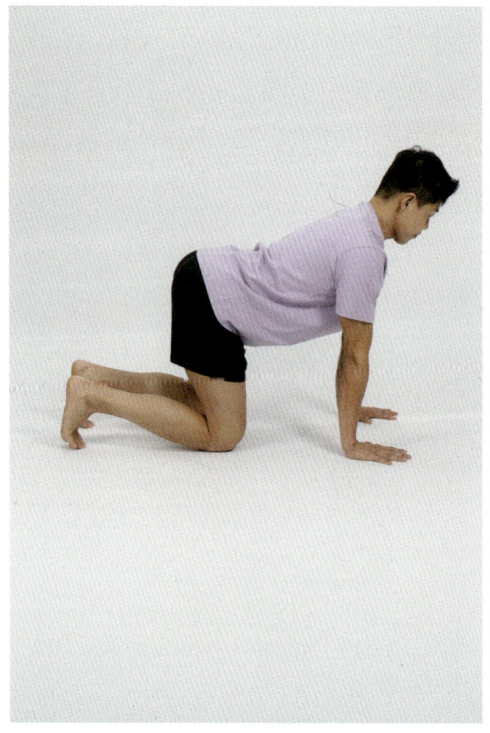

2 한쪽 다리를 옆으로 들어 올린 후 바로 내리세요.

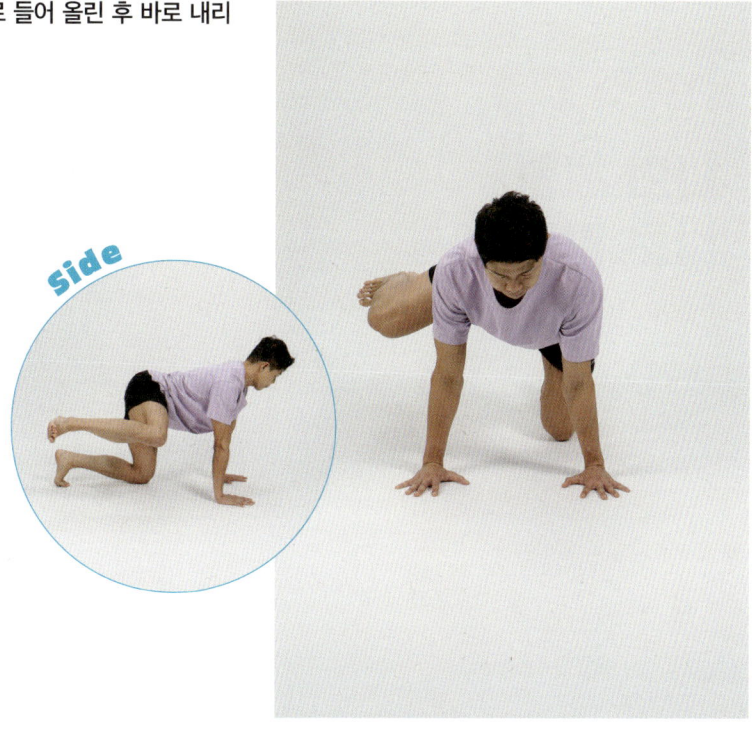

side

3 반대쪽도 똑같이 실시하세요. 양쪽을 한 번씩 동작하면 1회입니다.

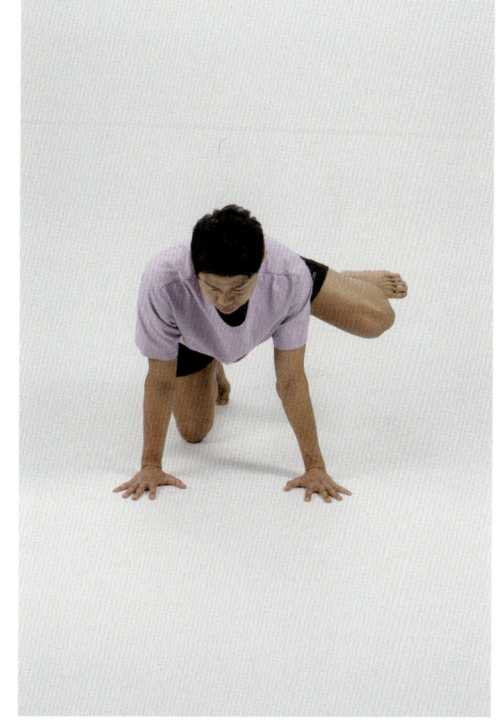

 **Tip** 가만! 이 자세 어디서 많이 봤죠? 맞아요! 강아지가 소변보는 모습과 비슷합니다. 강아지가 소변보는 모습을 상상하면서 허벅지 뼈를 옆으로 들어 올리세요. 다리를 내릴 때는 천천히 움직이세요.

PART 3

나의 체형 바로 알기

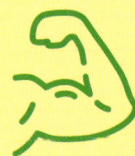

CHAPTER 2

굽은 등·라운드 숄더
한눈에 확인하기

여러분! 이번 챕터에서는 두 번 들어본 사람은 있어도 한 번도 안 들어본 사람은 없을 정도로 유명한 자세를 알아봐요. 현대인에게는 아주 흔한 체형, 굽은 등과 라운드 숄더 자세를 체크하고 솔루션 스트레칭과 운동법을 배워 볼게요. 김쌤만 믿고 따라와~! 자세 체크를 위해 촬영할 가족이나 친구가 있으면 좋아요. 혼자 있을 땐 삼각대를 활용해 보세요.

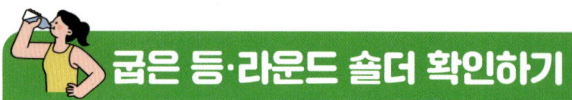
01 옆 모습 사진 촬영하기

서있는 사람의 귀와 어깨 라인이 보이도록 옆모습을 촬영해 주세요.

주의 사항

사진 촬영을 의식하지 말고 평소처럼 서서 자세를 잡고 촬영해 주세요.

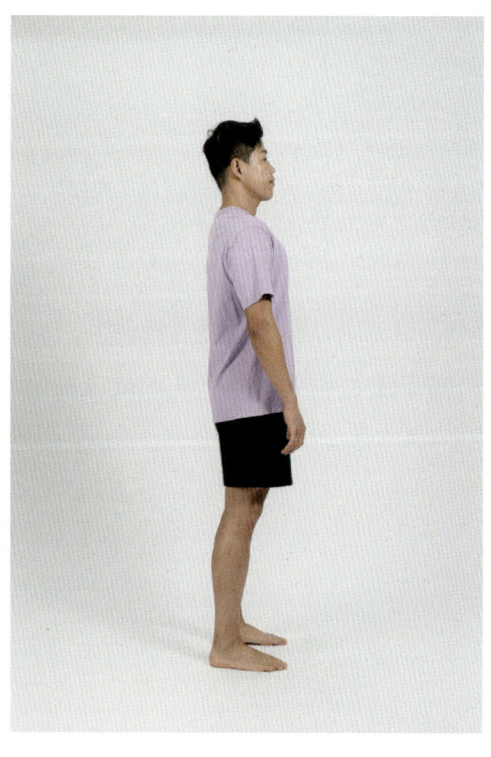

1 몸에서 긴장을 빼고 편안하게 선 다음 좌우 옆모습을 촬영해 주세요.

2 내 귀를 기준으로 두고 앞으로 더 말려 있는지 체크해 보세요. 더 말려 있을수록 등, 어깨가 굽은 거예요.

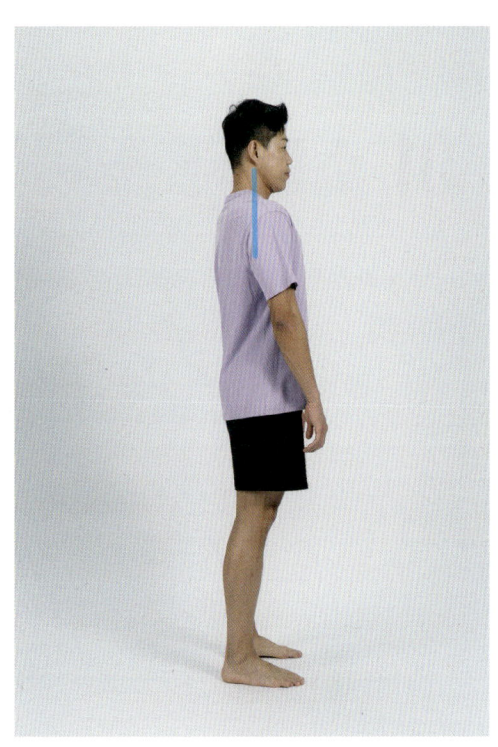

01 소흉근 스트레칭

굽은 등과 라운드 숄더를 유발하는 가장 큰 원인이 되는 근육 소흉근을 스트레칭해 주는 동작이에요.

자극 부위	운동 횟수	주의 사항
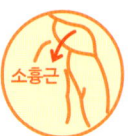 소흉근	15회 (양쪽 각각) x 2세트	팔뼈가 어깨선보다 위에 오도록 자세를 잡고, 힘으로 누르지 말고 당기는 느낌이 들면 호흡을 유지해 주세요.

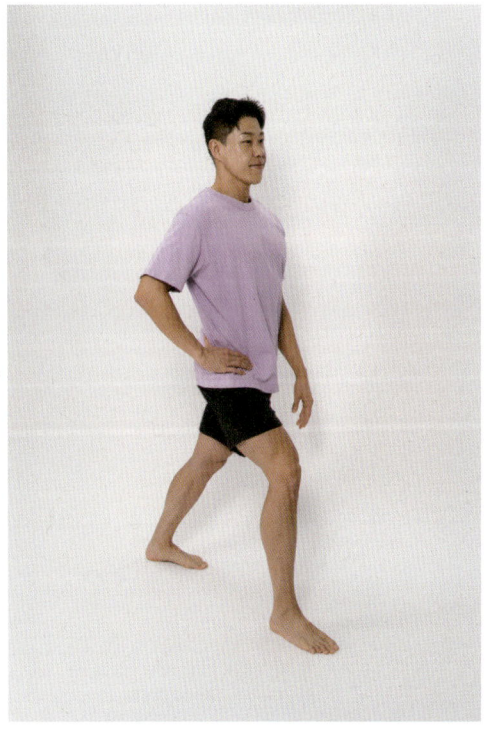

1 몸통과 시선은 정면을 바라보고, 다리를 앞뒤로 벌려서 런지 자세를 취하세요.

한쪽 팔을 벽에 대고 앞으로 밀어주세요.

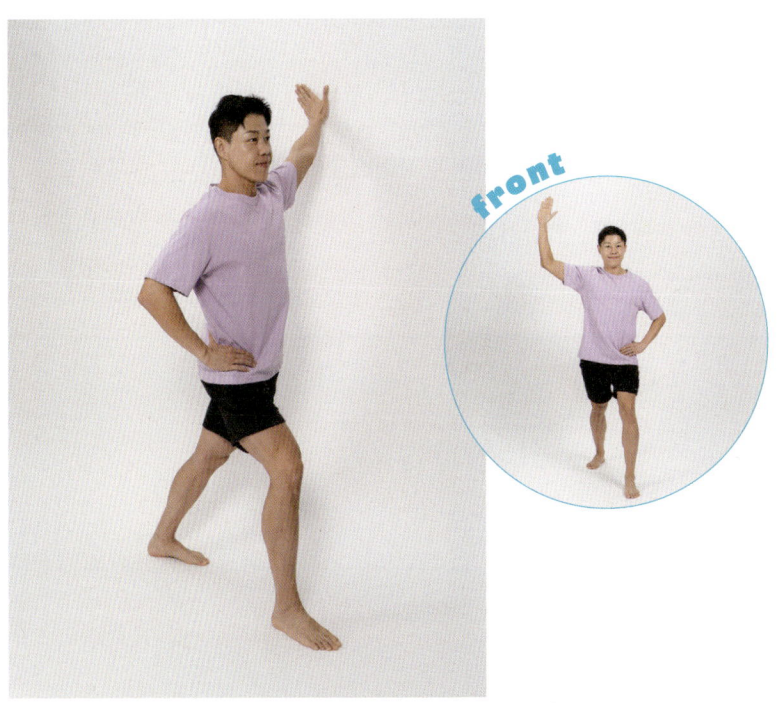

front

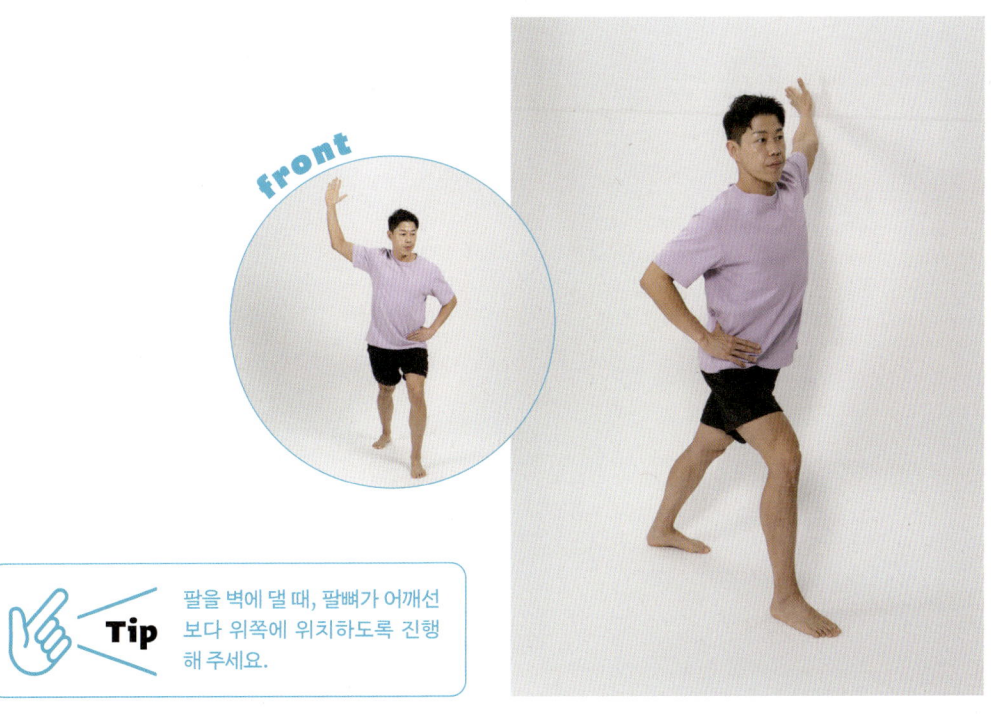

front

Tip 팔을 벽에 댈 때, 팔뼈가 어깨선 보다 위쪽에 위치하도록 진행 해 주세요.

02 Y레이즈 Y-Raise

Y레이즈 동작은 굽어 있는 체형을 펴는 데 효과적인 동작이에요.

자극 부위

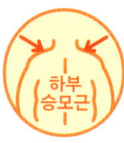
하부 승모근

운동 횟수

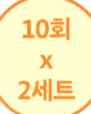
10회 x 2세트

주의 사항

이 동작을 진행할 때는 허리가 앞으로 꺾이지 않도록 주의하세요.

1 벽에 등을 붙이고 서서 양발 간격은 어깨너비로 두세요.

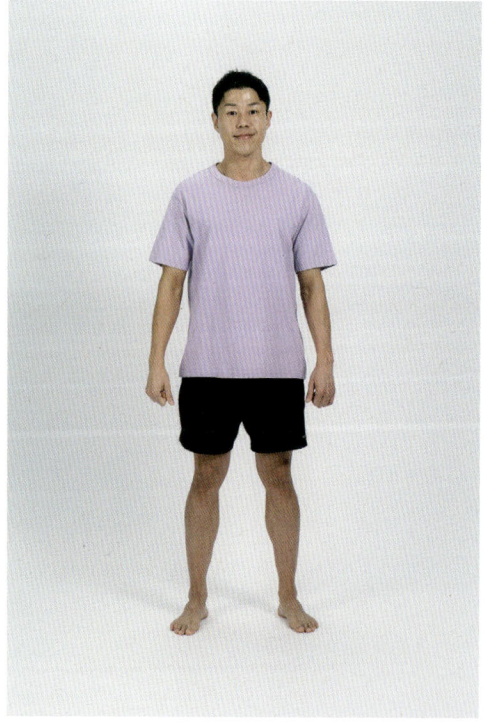

2 엄지손가락은 펴고 나머지 손가락은 접으세요.

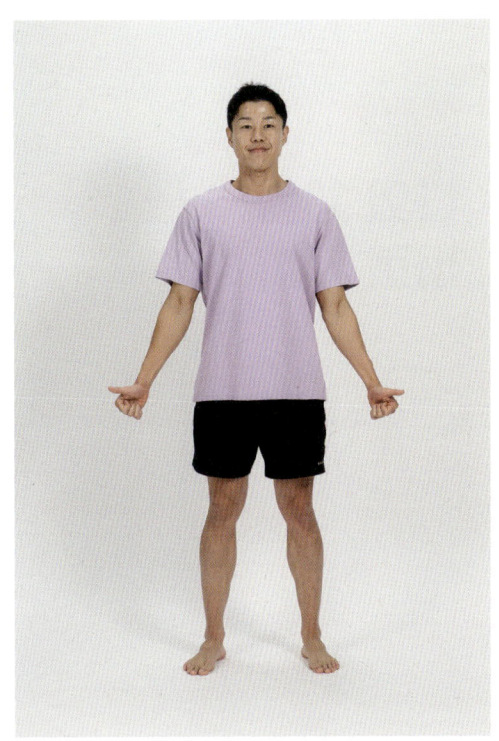

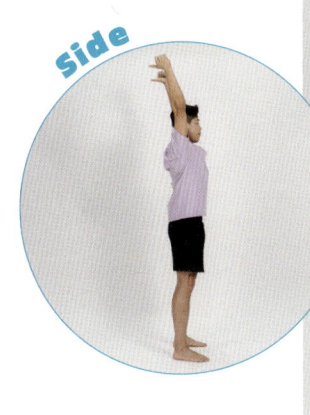 **3** 엄지손가락으로 벽을 터치한다고 생각하면서 양팔을 들어 올려주세요.

side

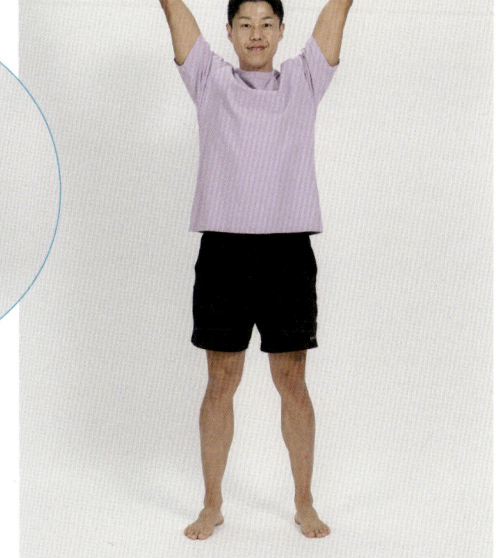

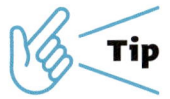 **Tip** 동작할 때는 한 번에 벽을 터치하려 하지 말고, 천천히 움직임의 범위를 키워주세요.

PART 3

나의 체형
바로 알기

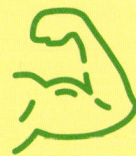

CHAPTER 3

허리 통증 잡아주는 Best3 운동법

여러분! 이번 챕터에서는 유튜브 댓글창에서 가장 많이 등장했던 통증 키워드!

허리 통증을 알아볼 거예요. 허리 통증이 생기는 원인은 허리 위쪽의 흉추 관절과

허리 아래에 있는 고관절을 잘못 사용한 것이 큽니다. 원인을 알았으니 가벼운 스

트레칭과 교정 운동 해볼게요.

01 네발 기기 자세 흉추 풀기

흉추 가동성이 나빠지면 허리 통증을 유발할 수 있어요. 흉추를 풀어줌으로써 허리 통증을 예방하는 운동이에요.

자극 부위	운동 횟수	주의 사항
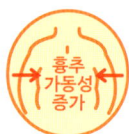 흉추 가동성 증가	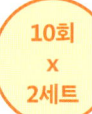 10회 x 2세트	동작을 실시할 때 팔꿈치가 굽지 않도록 주의해 주세요.

1 바닥에 무릎을 꿇고 네발 기기 자세를 만들어 주세요.

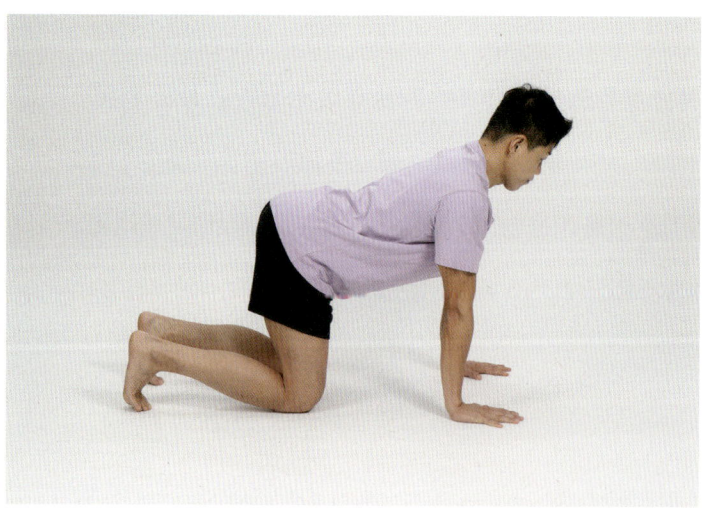

팔꿈치를 쭉 펴고 가슴을 앞으로 내밀었다가 등이 말리도록 뒤로 밀어주세요.

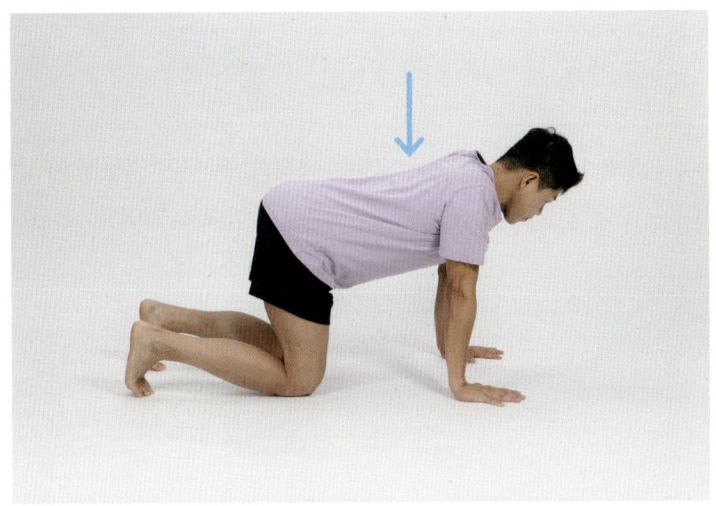

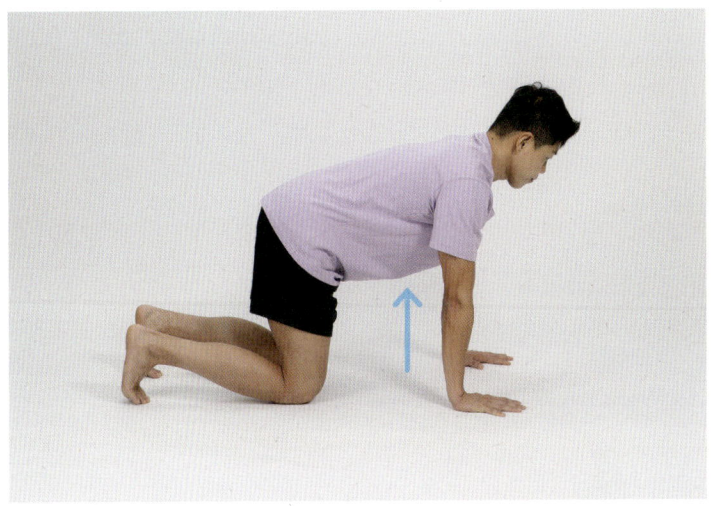

 잘못된 자세

가슴을 내밀 때 팔꿈치가 굽지 않도록 진행해 주세요.

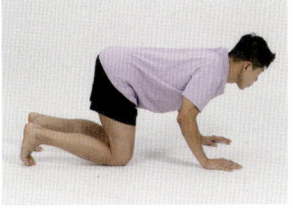

02 복횡근, 골반 기저근 수축

복횡근과 골반 기저근은 몸속 심부에 위치한 코어 근육이에요. 움직임보다는 안정성을 담당하는 근육이므로, 이 두 가지 근육 운동을 꾸준히 하면 허리 통증을 예방할 수 있어요.

자극 부위

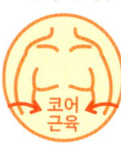

코어
근육

운동 횟수

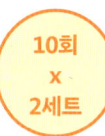

10회
×
2세트

주의 사항

동작을 천천히 따라해 주세요. 너무 빠르게 하면 몸속(안정성) 근육보다 몸 바깥쪽(움직임) 근육이 많이 사용되어 효율성이 떨어질 수 있어요.

1 하늘을 보고 누워 무릎을 굽혀주세요.

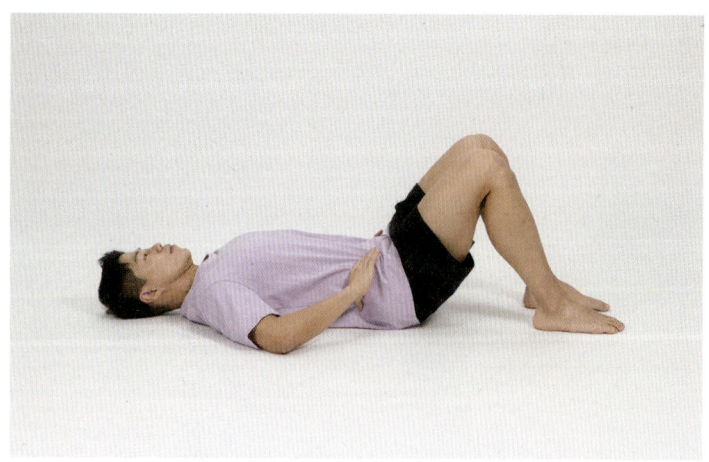

2 화장실이 급할 때 참는다고 생각하고 힘을 주어, 골반 아래쪽 근육에 힘이 들어가는 것을 느껴 보세요.

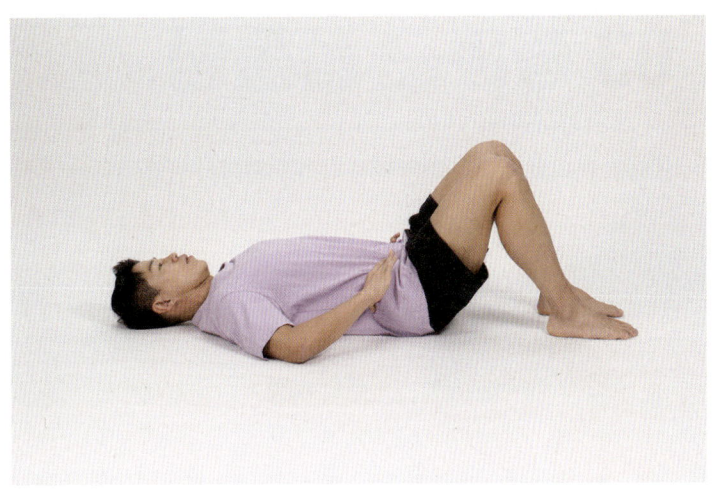

3 골반 아래 근육의 긴장감을 유지하고 배꼽을 바닥 쪽으로 당겨주세요.

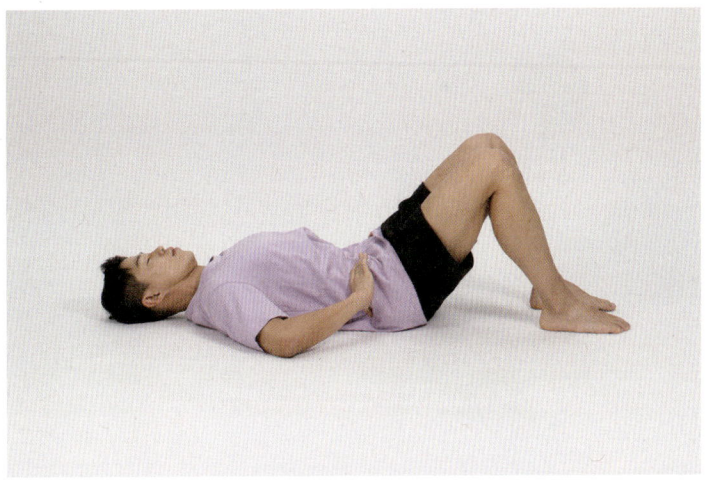

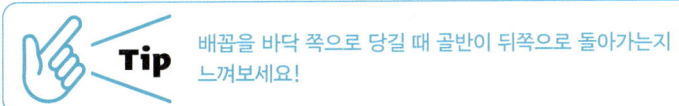

Tip 배꼽을 바닥 쪽으로 당길 때 골반이 뒤쪽으로 돌아가는지 느껴보세요!

03 중둔근 폼롤링

엉덩이 근육의 긴장을 이완시켜 허리를 편안히 만들어 주는 운동이에요.

자극 부위	운동 횟수	주의 사항
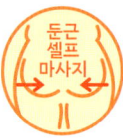 둔근 셀프 마사지	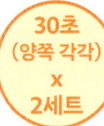 30초 (양쪽 각각) x 2세트	한 번에 너무 오래 하지 말고 조금씩 자주 실시해 주세요.

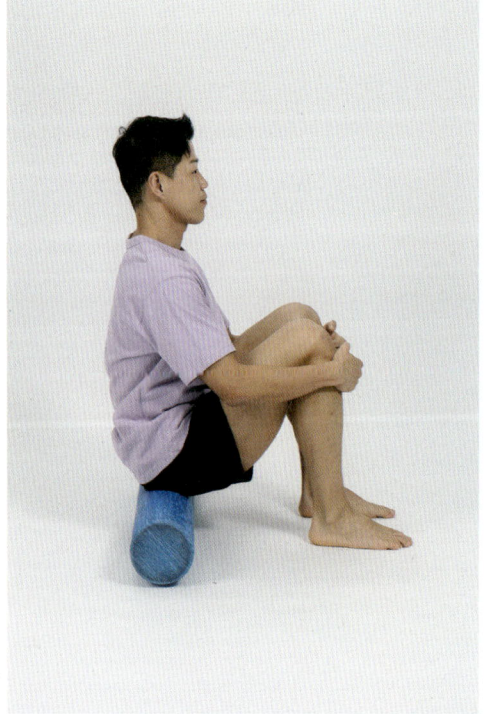

1 폼롤러 위에 앉아주세요.

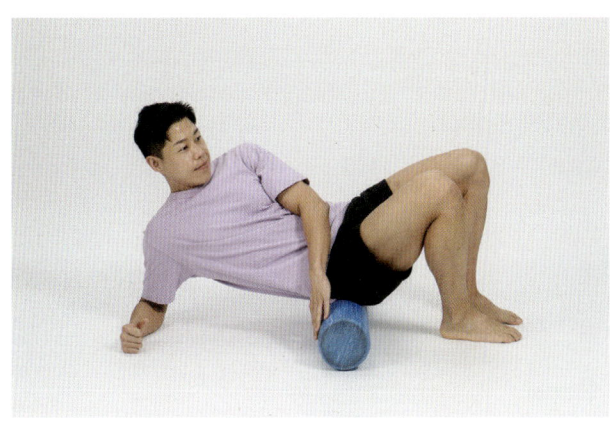

2 아픈 쪽 허리 중둔근 위치에 폼 롤러를 대고 누워주세요.

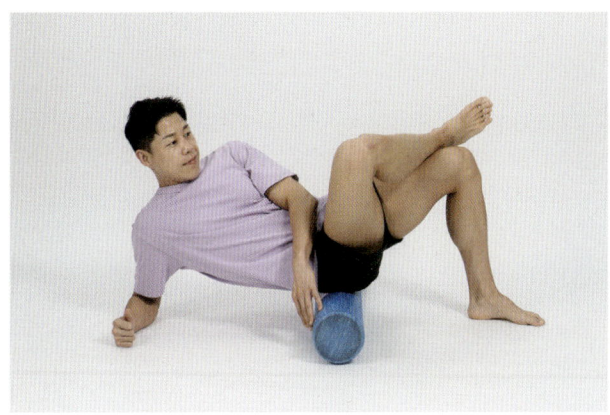

3 바닥에 기대어 누운 쪽 발을 반 대쪽 다리 위로 올려주세요.

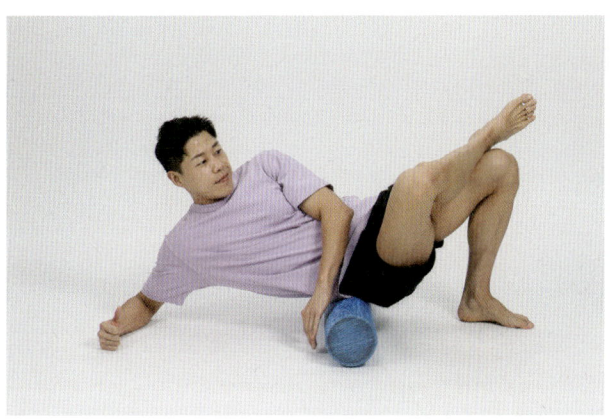

4 팔로 지면을 밀면서 폼롤링을 해 주세요. 반대쪽도 똑같이 실시해 주세요. 양쪽을 각각 30초씩 동 작하면 1세트입니다.

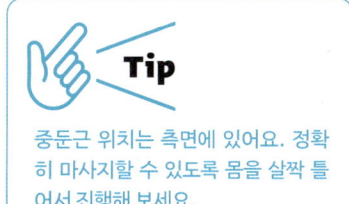

중둔근 위치는 측면에 있어요. 정확 히 마사지할 수 있도록 몸을 살짝 틀 어서 진행해 보세요.

하루 10분, 10kg 빠지는 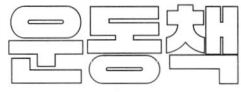운동책

초판 발행 · 2025년 9월 19일

지은이 · 김영진
발행인 · 이종원
발행처 · (주)도서출판 길벗
출판사 등록일 · 1990년 12월 24일
주소 · 서울시 마포구 월드컵로 10길 56(서교동)
대표전화 · 02) 332-0931 | **팩스** · 02) 323-0586
홈페이지 · www.gilbut.co.kr | **이메일** · gilbut@gilbut.co.kr

기획 및 책임편집 · 민보람(brmin@gilbut.co.kr) | **제작** · 이준호, 손일순

마케팅 · 정경원, 김진영, 박민주, 류효정 | **유통혁신** · 한준희 | **영업관리** · 김명자 | **독자지원** · 윤정아

사진 촬영 · 내부순환스튜디오 김지훈 | **촬영 진행** · 김소영

디자인 · 곰곰사무소 | **교정** · 한진영 | **CTP 출력** · **인쇄** · 교보피앤비 | **제본** · 신정문화사

ISBN 979-11-407-1567-1(13510)
(길벗 도서번호 020259)

정가 22,000원

독자의 1초까지 아껴주는 정성 길벗출판사

(주)도서출판 길벗 | IT단행본&교재, 성인어학, 교과서, 수험서, 경제경영, 교양, 자녀교육, 취미실용 www.gilbut.co.kr
길벗스쿨 | 국어학습, 수학학습, 주니어어학, 어린이단행본, 학습단행본 www.gilbutschool.co.kr